本书由"体育教育与健康促进湖北省优势学科群"资助

临床医学基础

主　编　贺兰湘

副主编　李　睿　　李春艳

华中科技大学出版社
http://www.hustp.com
中国·武汉

图书在版编目(CIP)数据

临床医学基础/贺兰湘主编.—武汉:华中科技大学出版社,2018.5(2024.8重印)
ISBN 978-7-5680-3738-9

Ⅰ.①临… Ⅱ.①贺… Ⅲ.①临床医学-教材 Ⅳ.①R4

中国版本图书馆 CIP 数据核字(2018)第 074388 号

临床医学基础
Linchuang Yixue Jichu

贺兰湘 主编

策划编辑:倪 非 袁 冲
责任编辑:狄宝珠
封面设计:杨玉凡
责任监印:朱 玢

出版发行:华中科技大学出版社(中国·武汉)　　　电话:(027)81321913
　　　　　武汉市东湖新技术开发区华工科技园　　　邮编:430223

录　排:武汉正风天下文化发展有限公司
印　刷:武汉邮科印务有限公司
开　本:787mm×1092mm　1/16
印　张:15
字　数:352 千字
版　次:2024 年 8 月第 1 版第 11 次印刷
定　价:39.00 元

编 委 名 单

主　　编：贺兰湘（武汉体育学院）

副 主 编：李　睿（武汉体育学院）

　　　　　李春燕（武汉体育学院）

本书由"体育教育与健康促进湖北省优势学科群"资助

前言

QIAN YAN

目前全国有二十余所高校(主要是体育院校)开设了运动人体科学、运动康复学等本科专业。这些专业是体育和医学的交叉学科,是为了适应社会对健康和康复的需求而设立的。培养的学生不仅要掌握运动科学知识,还需要掌握生物学和医学相关知识,因此学生的培养计划应包括运动、中医和西医的相关课程的学习。其中,临床医学基础(西医)课程涉及诊断学、内科学、外科学、传染病学、妇产科学、儿科学等多个学科,内容繁杂,在医学院校需要500多学时来完成,而在非医学院校,该课程安排的学时数有限,大多是72学时,因此编写一本适应这些专业特点的临床医学基础知识的教材是非常有必要的。

本教材是在综合分析现有相关教材的基础上,结合运动相关专业的特点对临床医学知识进行了精选,包括四篇内容:诊断学基础、传染病学基础、内科学基础、外科学基础。诊断学基础篇重点介绍常见症状和常用的检查方法;传染病学基础篇精选了六个疾病,包括流感、疟疾、病毒性肝炎、艾滋病、狂犬病和肺结核,这些传染病正严重危害着人类的健康和生命;内科学基础篇重点介绍常见病多发病,尤其是可以从运动中获益的慢性疾病,比如糖尿病、高血压等;外科学基础篇重点介绍感染、麻醉、疼痛等相关基础知识,尤其是慢性疼痛的治疗。

本书适合运动人体科学、运动康复学等非临床医学专业的学生使用。结合这些学生的特点,本教材在每个系统疾病的介绍之前都增加一个重要内容,即生理和解剖学特点,通过简述该系统与疾病发生的相关的生理特点和解剖特点,方便学生学习和理解。由于这些专业的学生不具备申请临床医师的资格,因此在疾病防治方面,重点介绍原则、治疗适应证和禁忌证等。

参编者均为武汉体育学院健康科学学院运动人体科学专业的教师,长期从事相关课程的教学,对学生及其专业的特点比较熟悉。然而,编者能力有限,时间紧迫,书中错漏在所难免,恳请指正。

贺兰湘

2017-12-12

目录

MULU

第一篇　诊断学基础

第二篇　传染病学基础

第三篇　内科学基础

第四篇 外科学基础

第一篇　诊断学基础

　　诊断学是运用医学基础理论、基础知识和基本技能对疾病进行诊断的一门学科,是临床医学的基础,其主要内容包括问诊采集病史,全面系统地掌握患者的症状;通过体格检查,仔细了解患者的体征,并进行一些必要的实验室检查,如血液学检查、生物化学检查和病原学检查,以及心电图、X线、超声、CT 等辅助检查,来揭示患者的整个临床表现,并提出可能的诊断,为临床医生制定治疗方案提供重要依据。

　　本篇主要介绍诊断学的基础知识,包括问诊、常见症状(发热、头痛、咳嗽和咳痰、心悸、腹痛、腹泻、便秘、呼吸困难、晕厥、惊厥和抽搐、意识障碍等)、体格检查的基本方法(视诊、触诊、叩诊、听诊、嗅诊)、实验室检查中的三大常规检查(血常规、尿常规、大便常规)。

第一章 问 诊

医生通过交谈或询问从患者的陈述中获得更多更重要的信息,此即问诊。通过问诊不仅可以了解患者的主要症状,还可以了解和这些症状相关的信息,包括疾病的发生、发展和诊治经过,既往健康状况和曾患疾病的情况等。通过整理记录下来即为病史。

一个有丰富临床经验的医生,常常通过问诊就可对某些患者做出准确的诊断。特别是在某些疾病的早期,机体只是处于功能或病理生理改变的阶段,尚缺乏器质性或组织、器官形态学方面的改变,而患者却可以陈述出某些特殊的感受,如头晕、乏力、食欲改变、疼痛、失眠、焦虑等症状。在此阶段,体格检查、实验室检查,甚至特殊检查均无阳性发现,问诊所得资料却能更早地作为诊断依据。在临床工作中有些疾病的诊断仅通过问诊即可基本确定,如感冒、支气管炎、心绞痛、癫痫、疟疾、胆道蛔虫症等。相反,忽视问诊,必然使病史资料残缺不全,病情了解不够详细准确,往往会造成临床工作中的漏诊或误诊。对病情复杂而又缺乏典型症状和体征的病例,深入、细致的问诊就更为重要。

第一节 问诊的内容

(1) 一般项目:姓名、性别、年龄、籍贯、出生地、民族、婚姻、通信地址、电话号码、工作单位、职业、入院日期、记录日期、病史陈述者及可靠程度等。

(2) 主诉:为患者感受最主要的痛苦或最明显的症状或(和)体征,也就是本次就诊最主要的原因及其持续时间。确切的主诉可初步反映病情轻重与缓急,并提供对某系疾患的诊断线索。主诉应用一两句话加以概括,并同时注明主诉自发生到就诊的时间,如"咽痛、高热1天","畏寒、发热、咳嗽2天,加重伴右胸痛3天","活动后心慌气短1年,加重伴双下肢水肿2周"。记录主诉要简明,应尽可能用病人自己描述的症状,如"多饮、多食、多尿、消瘦1年"或"心悸、气短2年"等,而不是医生对患者的诊断用语,如"患糖尿病1年"或"心脏病2年"。然而,病程较长、病情比较复杂的病例,由于症状、体征较多,或由于病人诉说太多,不容易简单地将病人所述的主要不适作为主诉,而应该结合整个病史,综合分析以归纳出更能反映其患病特征的主诉。有时对病情没有连续性的情况,可以灵活掌握,如"20年前发现心脏杂音,1个月来心悸、气短"。对当前无症状,诊断资料和入院目的又十分明确的患者,也可以用以下方式记录主诉。如"患白血病3年,经检验复发10天","2周前超声检查发现胆囊结石"。

(3) 现病史:是病史中的主体部分,记述患者患病后的全过程,即发生、发展、演变和诊治经过。

（4）既往史：包括患者既往的健康状况和曾经患过的疾病、外伤手术、预防注射、过敏，特别是与目前所患疾病有密切关系的情况。例如风湿性心瓣膜病患者应询问过去是否反复发生过咽痛、游走性关节痛等；对肝大的患者，应了解过去是否有过黄疸；对慢性冠状动脉粥样硬化性心脏病和脑血管意外的患者应询问过去是否有过高血压病。在记述既往史时应注意不要和现病史发生混淆，如目前所患肺炎则不应把数年前也患过肺炎的情况写入现病史。而对消化性溃疡患者，则可把历年发作情况记述于现病史中。此外，对居住或生活地区的主要传染病和地方病史，外伤、手术史，预防接种史，以及对药物、食物和其他接触物的过敏史等，也应记录于既往史中。记录顺序一般按年月的先后排列。

（5）系统回顾：系统回顾由一系列直接提问组成，用以作为最后搜集病史资料的方法，避免问诊过程中患者或医生所忽略或遗漏的内容。它可以帮助医师在短时间内扼要地了解患者除现在所患疾病以外的其他系统是否发生目前尚存在或已痊愈的疾病，以及这些疾病与本次疾病之间是否存在着因果关系。主要情况应分别记录在现病史或既往史中。

（6）个人史：①患者的出生地、居住地区和居留时间（尤其是疫源地和地方病流行区）、受教育程度、经济生活和业余爱好等；②患者的职业及工作条件包括工种、劳动环境、对工业毒物的接触情况及时间；③患者的习惯与嗜好：起居与卫生习惯、饮食的规律与质量，烟酒嗜好时间与摄入量，以及其他异嗜物和麻醉药品、毒品等。

（7）婚姻史：未婚或已婚、结婚年龄、配偶健康状况等。

（8）月经史与生育史：月经初潮的年龄、月经周期和经期天数，经血的量和颜色，经期症状，有无痛经与白带，末次月经日期，闭经日期，绝经年龄。妊娠与生育次数，人工或自然流产的次数，有无死产、手术产、围生期感染、计划生育、避孕措施等。对男性患者应询问是否患过影响生育的疾病。

（9）家族史：询问双亲与兄弟、姐妹及子女的健康与疾病情况，特别应询问是否有与患者同样的疾病，有无与遗传有关的疾病，如血友病、白化病、遗传性球形红细胞增多症、遗传性出血性毛细血管扩张症、家族性甲状腺功能减退症、糖尿病、精神病等。

第二节　问诊的方法与技巧

问诊的方法技巧与获取病史资料的数量和质量有密切的关系，涉及一般交流技能、收集资料、医患关系、医学知识、仪表礼节，以及提供咨询和教育病人等多个方面。

（1）问诊开始，医生应该从礼节性的交谈开始，缓解患者的紧张情绪。

（2）让患者充分地陈述和强调他认为重要的情况和感受，只有在患者的陈述离病情太远时，才需要根据陈述的主要线索灵活地把话题转回，切不可生硬地打断患者的叙述。

（3）追溯首发症状开始的确切时间，直至目前的演变过程。如有几个症状同时出现，必须确定其先后顺序。

（4）在问诊的两个项目之间使用过渡语言，即向病人说明将要讨论的新话题及其理由，让病人不会困惑为什么要改变话题以及为什么要询问这些情况。如过渡到家族史之前可说明有些疾病有遗传倾向或在一个家庭中更容易患病,因此我们需要了解这些情况。

（5）提问时要注意系统性和目的性。杂乱无章的重复提问会降低患者对医生的信心和期望。例如:在收集现病史时已获悉病人的一个姐姐和一个弟弟也有类似的头痛症状,如再问病人有无兄弟姐妹,则表明询问者未注意倾听。

（6）避免医学术语。在选择问诊的用语和判断病人的叙述时应注意,病人对各种医学词汇的理解有较大的差异。与病人交谈,必须用常人易懂的词语代替难懂的医学术语。不要因为病人偶尔用了一两个医学术语,就以为他有专业的医学知识水平。

（7）仪表、礼节和友善的举止,有助于发展与病人的和谐关系,使病人感到温暖亲切,获得病人的信任,甚至能使病人讲出原想隐瞒的敏感事情。适当的时候应微笑或赞许地点头示意。问诊时记录要尽量简单、快速,不要只埋头记录,不顾与病人必要的视线接触。交谈时采取前倾姿势以表示正注意倾听。

第二章 症 状 学

症状(symptom)是患者病后对机体生理功能异常的自身体验和感觉,如头痛、发热、恶心、呕吐等。

第一节 发 热

【概述】

发热(fever)是指机体在致热源作用下或各种原因引起体温调节中枢的功能障碍时,体温升高超出正常范围。

正常人的体温受体温调节中枢所调控,并通过神经、体液因素使产热和散热过程呈动态平衡,保持体温在相对恒定的范围内。正常人体温一般为 37 ℃左右。在 24 h 内下午体温较早晨稍高,剧烈运动、劳动或进餐后体温也可升高,但一般波动范围不超过 1 ℃。妇女月经前及妊娠期体温略高于正常。老年人因代谢率偏低,体温相对低于青壮年。

在正常情况下,人体的产热和散热保持动态平衡。由于各种原因导致产热增加或散热减少,则出现发热。

【病因与分类】

发热的病因很多,临床上可分为感染性与非感染性两大类,而以前者多见。

1. 感染性发热

各种病原体如病毒、细菌、支原体、立克次体、螺旋体、真菌、寄生虫等引起的感染,不论是急性、亚急性或慢性,局部性或全身性,均可出现发热。

2. 非感染性发热

非感染性发热包括血液病、结缔组织疾病、内分泌与代谢疾病、颅内疾病、恶性肿瘤等引起的发热。

(1)无菌性坏死物质的吸收:由于组织细胞坏死、组织蛋白分解及坏死产物的吸收,所致的无菌性炎症,常可引起发热。

① 机械性、物理或化学性损害,如大手术后组织损伤、内出血、大血肿、大面积烧伤等。

② 因血管栓塞或血栓形成而引起的心、肺、脾等内脏梗死或肢体坏死。

③ 组织坏死与细胞破坏,如癌、白血病、淋巴瘤、溶血反应等。

(2)抗原-抗体反应:如风湿热、血清病、药物热、结缔组织病等。

（3）内分泌与代谢疾病：如甲状腺功能亢进等。

（4）皮肤散热减少：如广泛性皮炎、鱼鳞癣及慢性心力衰竭等而引起发热，一般为低热。

（5）体温调节中枢功能失常：有些致热因素不通过内源性致热源而直接损害体温调节中枢，使体温调节中枢功能异常，造成产热大于散热，体温升高，称为中枢性发热。

① 物理性：如中暑。

② 化学性：如重度安眠药中毒。

③ 机械性：如脑出血、脑震荡、颅骨骨折等。

上述各种原因可直接损害体温调节中枢，致使其功能失常而引起发热，高热无汗是这类发热的特点。

（6）自主神经功能紊乱：由于自主神经功能紊乱，影响正常的体温调节过程，使产热大于散热，体温升高，多为低热，常伴有自主神经功能紊乱的其他表现，属功能性发热范畴。

① 原发性低热：由于自主神经功能紊乱所致的体温调节障碍或体质异常，低热可持续数月甚至数年之久，热型较规则，体温波动范围较小，多在 0.5 ℃ 以内。

② 感染后低热：由于病毒、细菌、原虫等感染致发热后，低热不退，而原有感染已愈。此系体温调节功能仍未恢复正常所致，但必须与因机体抵抗力降低导致潜在的病灶（如结核）活动或其他新感染所致的发热相区别。

③ 夏季低热：低热仅发生于夏季，秋凉后自行退热，每年如此反复出现，连续数年后多可自愈。多见于幼儿，因体温调节中枢功能不完善，夏季身体虚弱，且多见于营养不良或脑发育不全者。

④ 生理性低热：如精神紧张、剧烈运动后均可出现低热。月经前及妊娠初期也可有低热现象。

【临床表现】

1. 发热的分度

以口腔温度为标准，可将发热分为：低热 37.3～38 ℃、中等度热 38.1～39 ℃、高热 39～41 ℃、超高热 41 ℃ 以上。

2. 发热的分期

（1）体温上升期：常有疲乏无力、肌肉酸痛、皮肤苍白、畏寒或寒战等现象。皮肤苍白是因体温调节中枢发出的冲动经交感神经而引起皮肤血管收缩，浅层血流减少所致，甚至伴有皮肤温度下降。由于皮肤散热减少刺激皮肤的冷觉感受器并传至中枢引起畏寒。中枢发出的冲动再经运动神经传至运动终板，引起骨骼肌不随意的周期性收缩，发生寒战及竖毛肌收缩，使产热增加。该期产热大于散热，使体温上升。

体温上升有以下两种方式。

① 骤升型：体温在几小时内达 39～40 ℃ 或以上，常伴有寒战。小儿易发生惊厥。见于疟疾、大叶性肺炎、败血症、流行性感冒、急性肾盂肾炎、输液或某些药物反应等。

② 缓升型：体温逐渐上升在数日内达高峰，多不伴寒战。如伤寒、结核病、布氏杆菌病等所致的发热。

（2）高热期：体温上升达高峰之后保持一定时间，持续时间的长短可因病因不同而有差异。如疟疾可持续数小时，大叶性肺炎、流行性感冒可持续数天，伤寒则可为数周。在此期间体温已达到或略高于上移的体温调定点水平，体温调节中枢不再发出寒战冲动，故寒战消失；皮肤血管由收缩转为舒张，使皮肤发红并有灼热感；呼吸加快变深；开始出汗并逐渐增多，使产热与散热过程在较高水平保持相对平衡。

（3）体温下降期：由于病因的消除，致热源的作用逐渐减弱或消失，体温中枢的体温调定点逐渐降至正常水平，产热相对减少，散热大于产热，使体温降至正常水平。此期表现为出汗多、皮肤潮湿。

体温下降有两种方式：体温于数小时内迅速下降至正常叫骤降，常见于疟疾、急性肾盂肾炎、大叶性肺炎及输液反应等；体温在数天内逐渐降至正常叫渐降，如伤寒、风湿热等。

3. 热型及临床意义

发热患者在不同时间测得的体温数值分别记录在体温单上，将各体温数值点连接起来成体温曲线，该曲线的不同形态（形状）称为热型。不同的病因所致发热的热型也常不同。临床上常见的热型有以下几种。

（1）稽留热：体温恒定地维持在 39～40 ℃以上的高水平，达数天或数周，24 h 内体温波动范围不超过 1 ℃。常见于大叶性肺炎、伤寒高热期。

（2）弛张热：体温常在 39 ℃以上，波动幅度大，24 h 内波动范围超过 2 ℃，但都在正常水平以上。常见于败血症、重症肺结核及化脓性炎症等。

（3）间歇热：体温骤升达高峰后持续数小时，又迅速降至正常水平，无热期可持续 1 天至数天，如此高热期与无热期反复交替出现。常见于疟疾、急性肾盂肾炎等。

（4）波状热：体温逐渐上升达 39 ℃或以上，数天后又逐渐下降至正常水平，持续数天后又逐渐升高，如此反复多次。常见于风湿病、布氏杆菌病。

（5）回归热：体温急剧上升至 39 ℃或以上，持续数天后又骤然下降至正常水平。高热期与无热期各持续若干天后规律性交替一次。可见于回归热、霍奇金病等。

（6）不规则热：发热的体温曲线无一定规律，可见于结核病、风湿热、支气管肺炎、渗出性胸膜炎等。

4. 伴随症状

（1）寒战：常见于大叶性肺炎、败血症、急性胆囊炎、急性肾盂肾炎、流行性脑脊髓膜炎、疟疾、钩端螺旋体病、药物热、急性溶血或输血反应等。

（2）结膜充血：常见于麻疹、流行性出血热、斑疹伤寒、钩端螺旋体病等。

（3）单纯疱疹：口唇单纯疱疹多出现于急性发热性疾病，常见于大叶性肺炎、流行性脑脊髓膜炎、间日疟、流行性感冒等。

（4）淋巴结肿大：常见于传染性单核细胞增多症、风疹、淋巴结结核、局灶性化脓性感染、丝虫病、白血病、淋巴瘤、转移癌等。

（5）肝脾肿大：常见于传染性单核细胞增多症、病毒性肝炎、肝及胆道感染、布氏杆菌病、疟疾、结缔组织病、白血病等。

（6）出血：皮肤黏膜出血可见于重症感染及某些急性传染病，如流行性出血热、病毒性肝炎、斑疹伤寒、败血症等。

(7)关节肿痛:常见于败血症、猩红热、布氏杆菌病、风湿热、结缔组织病、痛风等。

(8)皮疹:常见于麻疹、猩红热、风疹、水痘、斑疹伤寒、药物热等。

(9)昏迷:先发热后昏迷者常见于流行性乙型脑炎、斑疹伤寒、流行性脑脊髓膜炎、中毒性菌痢、中暑等;先昏迷后发热者见于脑出血、巴比妥类药物中毒等。

第二节　心　　悸

【概述】

心悸(palpitation)是一种自觉心脏跳动的不适感或心慌感。当心率加快时感到心脏跳动不适,心率缓慢时感到搏动有力。心悸时,心率可快,可慢,也可有心率失常,心率和心律正常者也可以有心悸。

【病因】

(1)心脏搏动增强:心脏收缩力增强引起的心悸,可为生理性或病理性。

① 生理性心悸:健康人在剧烈运动或精神过度紧张时,在饮用酒、浓茶、咖啡后,或者应用了某些药物(如肾上腺素、麻黄碱、咖啡因、阿托品)等状态下可能出现心悸。

② 病理性心悸:包括高血压性心脏病、主动脉瓣关闭不全、二尖瓣关闭不全等引起的左心室肥大,心脏收缩力增强。甲状腺功能亢进,是由于基础代谢与交感神经兴奋性增高,导致心率加快、心脏搏动增强。贫血时血液携氧量减少,器官及组织缺氧,机体为保证氧的供应,通过增加心率,提高排出量来代偿,心率加快导致心悸。发热时基础代谢率增高,心率加快、心排血量增加,也可引起心悸。

(2)心律失常:心动过速、过缓或其他心律失常时,均可出现心悸。

① 心动过速:各种原因引起的窦性心动过速、阵发性室上性或室性心动过速等,均可发生心悸。

② 心动过缓:高度房室传导阻滞、窦性心动过缓,由于心率缓慢,舒张期延长,心室充盈度增加,心搏强而有力,引起心悸。

③ 其他心律失常:期前收缩、心房扑动或颤动等,由于心脏跳动不规则或有一段间歇,使病人感到心悸,甚至有停跳感觉。

(3)心力衰竭:各种原因引起的心力衰竭均可出现心悸。

(4)心脏神经官能症:由自主神经功能紊乱所引起,心脏本身并无器质性病变,多见于女性。

【发生机制】

心悸发生机制尚未完全清楚,一般认为心脏活动过度是心悸发生的基础,常与心率及心搏出量改变有关。

【伴随症状】

(1) 伴心前区痛:见于冠状动脉粥样硬化性心脏病(如心绞痛、心肌梗死)、心肌炎、心包炎,亦可见于心脏神经官能症等。

(2) 伴发热:见于急性传染病、风湿热、心肌炎、心包炎、心内膜炎等。

(3) 伴晕厥或抽搐:见于窦性停搏、高度房室传导阻滞、阵发性室性心动过速、病态窦房结综合征等。

(4) 伴贫血:见于各种原因引起的急性失血。慢性贫血者,心悸多在劳累后较明显。

(5) 伴呼吸困难:见于急性心肌梗死、心肌炎、心包炎、心力衰竭、重症贫血等。

(6) 伴消瘦及出汗:见于甲状腺功能亢进症。

第三节　咳嗽与咳痰

【概述】

咳嗽(cough)、咳痰(expectoration)是临床最常见的症状之一。咳嗽是一种反射性防御动作,通过咳嗽可以清除呼吸道分泌物及气道内异物,但是咳嗽也有不利的一面,例如咳嗽可使呼吸道内感染扩散,剧烈的咳嗽可导致呼吸道出血,甚至诱发自发性气胸等。如果频繁的咳嗽影响工作与休息,则为病理状态。痰是气管、支气管的分泌物或肺泡内的渗出液,借助咳嗽将其排出称为咳痰。

【发生机制】

咳嗽是由于延髓咳嗽中枢受刺激引起。来自耳、鼻、咽、喉、支气管、胸膜等感受区的刺激传入延髓咳嗽中枢,该中枢再将冲动传向运动神经,即喉下神经、膈神经和脊髓神经,分别引起咽肌、膈肌和其他呼吸肌的运动来完成咳嗽动作,表现为深吸气后,声门关闭,继以突然剧烈的呼气,冲出狭窄的声门裂隙产生咳嗽动作和发出声音。

咳痰是一种病态现象。正常支气管黏膜腺体和杯状细胞只分泌少量黏液,以保持呼吸道黏膜的湿润。当呼吸道发生炎症时,黏膜充血、水肿、黏液分泌增多,毛细血管壁通透性增加,浆液渗出。此时含红细胞、白细胞、巨噬细胞、纤维蛋白等的渗出物与黏液、吸入的尘埃和某些组织破坏物等混合而成痰,随咳嗽动作排出。呼吸道感染和肺寄生虫病患者的痰中可查到病原体。另外,在肺淤血和肺水肿时,肺泡和小支气管内有不同程度的浆液漏出,也可引起咳痰。

【病因】

1. 呼吸道疾病

当鼻咽部至小支气管整个呼吸道黏膜受到刺激时,均可引起咳嗽。刺激效应以喉部构状间隙和气管分叉部黏膜最敏感。当肺泡内有分泌物、渗出物、漏出物进入小支气管即可引起咳嗽,或某些化学刺激物刺激分布于肺的 C 纤维末梢亦可引起咳嗽。如咽喉炎、喉结核、喉癌等可引起干咳,气管-支气管炎、支气管扩张、支气管哮喘、支气管内膜结核及各种物理(包括异物)、化学、过敏因素对气管、支气管的刺激,肺部细菌、结核菌、真菌、病毒、支原体或寄生虫感染,以及肺部肿瘤均可引起咳嗽和(或)咳痰,而呼吸道感染是引起咳嗽、咳痰最常见的原因。

2. 胸膜疾病

各种原因所致的胸膜炎、胸膜间皮瘤、自发性气胸或胸腔穿刺等均可引起咳嗽。

3. 心血管疾病

二尖瓣狭窄或其他原因所致左心衰竭引起肺淤血或肺水肿时,因肺泡及支气管内有浆液性或血性渗出物,可引起咳嗽。另外,右心或体循环静脉栓子脱落造成肺栓塞时也可引起咳嗽。

4. 中枢神经因素

从大脑皮质发出冲动传至延髓咳嗽中枢,可随意引起咳嗽反射或抑制咳嗽反射。如皮肤受冷刺激或三叉神经分布的鼻黏膜及舌咽神经支配的咽峡部黏膜受刺激时,可反射性引起咳嗽。脑炎、脑膜炎时也可出现咳嗽。

5. 其他因素

如服用血管紧张素转化酶抑制剂后咳嗽、胃食管反流病所致咳嗽和习惯性及心理性咳嗽等。

【临床表现】

(1)咳嗽的性质:咳嗽无痰或痰量极少,称为干性咳嗽。干咳或刺激性咳嗽常见于急性或慢性咽喉炎、喉癌、急性支气管炎初期、气管受压、支气管异物、支气管肿瘤、胸膜疾病、原发性肺动脉高压以及二尖瓣狭窄等。咳嗽伴有咳痰称为湿性咳嗽,常见于慢性支气管炎、支气管扩张、肺炎、肺脓肿和空洞型肺结核等。

(2)咳嗽的时间与规律:突发性咳嗽常由于吸入刺激性气体或异物、淋巴结或肿瘤压迫气管或支气管分叉处而引起。发作性咳嗽可见于百日咳、支气管内膜结核以及以咳嗽为主要症状的支气管哮喘(变异性哮喘)等。长期慢性咳嗽,多见于慢性支气管炎、支气管扩张、肺脓肿及肺结核。夜间咳嗽常见于左心衰竭和肺结核患者,引起夜间咳嗽的原因,可能与夜间肺淤血加重及迷走神经兴奋性增高有关。

(3)咳嗽的音色:①咳嗽声音嘶哑,多为声带的炎症或肿瘤压迫喉返神经所致;②鸡鸣样咳嗽,表现为连续阵发性剧咳伴有高调吸气回声,多见于百日咳、会厌、喉部疾患或气管受压;③金属音咳嗽,常见于因纵隔肿瘤、主动脉瘤或支气管癌直接压迫气管所致的咳嗽;④咳嗽声音低微或无力,见于严重肺气肿、声带麻痹及极度衰弱者。

(4)痰的质量:痰的性质可分为黏液性、浆液性、脓性和血性等。黏液性痰多见于急性支气管炎、支气管哮喘及大叶性肺炎的初期,也可见于慢性支气管炎、肺结核等;浆液性痰见于肺水肿;脓性痰见于化脓性细菌性下呼吸道感染;血性痰是由于呼吸道黏膜受侵害、损害毛细血管或血液渗入肺泡所致。上述各种痰液均可带血。健康人很少有痰,急性呼吸道炎症时痰量较少,痰量增多常见于支气管扩张、肺脓肿和支气管胸膜瘘,且排痰与体位有关,痰量多时静置后可出现分层现象:上层为泡沫,中层为浆液或浆液脓性,下层为坏死物质。恶臭痰提示有厌氧菌感染;铁锈色痰为典型肺炎球菌肺炎的特征;黄绿色或翠绿色痰,提示铜绿假单胞菌感染;痰白黏稠且牵拉成丝难以咳出,提示有真菌感染;大量稀薄浆液性痰中含粉皮样物,提示棘球蚴病(包虫病);粉红色泡沫痰是肺水肿的特征。日咳数百至上千毫升浆液泡沫痰还需考虑肺泡癌的可能。

【伴随症状】

(1)咳嗽伴发热:多见于急性上、下呼吸道感染、肺结核、胸膜炎等。

(2)咳嗽伴胸痛:常见于肺炎、胸膜炎、支气管肺癌、肺栓塞和自发性气胸等。

(3)咳嗽伴呼吸困难:见于喉水肿、喉肿瘤、支气管哮喘、慢性阻塞性肺病、重症肺炎、肺结核、大量胸腔积液、气胸、肺淤血、肺水肿及气管或支气管异物。

(4)咳嗽伴咯血:常见于支气管扩张、肺结核、肺脓肿、支气管肺癌、二尖瓣狭窄、支气管结石、肺含铁血黄素沉着症等。

(5)咳嗽伴大量脓痰:常见于支气管扩张、肺脓肿、肺囊肿合并感染和支气管胸膜瘘。

(6)咳嗽伴有哮鸣音:多见于支气管哮喘、慢性喘息性支气管炎、心源性哮喘、弥漫性泛细支气管炎、气管与支气管异物等。当支气管肺癌引起气管与支气管不完全阻塞时可出现呈局限性分布的吸气性哮鸣音。

(7)咳嗽伴有杵状指(趾):常见于支气管扩张、慢性肺脓肿、支气管肺癌和脓胸等。

第四节 呼 吸 困 难

【概述】

呼吸困难(dyspnea)是指患者主观感到空气不足、呼吸费力,客观上表现呼吸运动用力,严重时可出现张口呼吸、鼻翼煽动、端坐呼吸,甚至发绀、呼吸辅助肌参与呼吸运动,并且可有呼吸频率、深度、节律的改变。

【病因】

引起呼吸困难的原因繁多,主要为呼吸系统和心血管系统疾病。

1. 呼吸系统疾病

(1)气道阻塞:如喉、气管、支气管的炎症、水肿、肿瘤或异物所致的狭窄或阻塞及支气管哮喘、慢性阻塞性肺疾病等。

(2)肺部疾病:如肺炎、肺脓肿、肺结核、肺不张、肺淤血、肺水肿、弥漫性肺间质疾病、肺癌等。

（3）胸壁、胸廓、胸膜腔疾病：如胸壁炎症、严重胸廓畸形、胸腔积液、自发性气胸、广泛胸膜粘连、结核、外伤等。

（4）神经肌肉疾病：如脊髓灰质炎病变累及颈髓、急性多发性神经根神经炎和重症肌无力累及呼吸肌，药物导致呼吸肌麻痹等。

（5）膈运动障碍：如膈麻痹、大量腹腔积液、腹腔巨大肿瘤、胃扩张和妊娠末期。

2．循环系统疾病

常见于各种原因所致的心衰、心包压塞、肺栓塞和原发性肺动脉高压等。

3．中毒

系各种中毒所致，如糖尿病酮症酸中毒、吗啡类药物中毒、有机磷杀虫药中毒、氰化物中毒、亚硝酸盐中毒和一氧化碳中毒等。

4．神经精神性疾病

如脑出血、脑外伤、脑肿瘤、脑炎、脑膜炎、脑脓肿等颅脑疾病引起呼吸中枢功能障碍和精神因素所致的呼吸困难，如癔症等。

5．血液病

常见于重度贫血、高铁血红蛋白血症等。

【发生机制及临床表现】

根据发生机制及临床表现特点，将呼吸困难归纳分为以下五种类型。

1．肺源性呼吸困难

肺源性呼吸困难主要是呼吸系统疾病引起的通气、换气功能障碍导致缺氧和（或）二氧化碳潴留引起。临床上常分为三种类型。

（1）吸气性呼吸困难：主要特点表现为吸气显著费力，严重者吸气时可见"三凹征"，表现为胸骨上窝、锁骨上窝和肋间隙明显凹陷，此时亦可伴有干咳及高调吸气性喉鸣。三凹征的出现主要是由于呼吸肌极度用力，胸腔负压增加所致。常见于喉部、气管、大支气管的狭窄与阻塞。

（2）呼气性呼吸困难：主要特点表现为呼气费力、呼气缓慢、呼吸时间明显延长，常伴有呼气期哮鸣音。主要是由于肺泡弹性减弱和（或）小支气管的痉挛或炎症所致。常见于慢性支气管炎（喘息型）、慢性阻塞性肺气肿、支气管哮喘等。

（3）混合性呼吸困难：主要特点表现为吸气期及呼气期均感呼吸费力，呼吸频率增快、深度变浅，可伴有呼吸音异常或病理性呼吸音。主要是由于肺或胸膜腔病变使肺呼吸面积减少导致换气功能障碍所致。常见于重症肺炎、重症肺结核、弥漫性肺间质疾病、大量胸腔积液、气胸、广泛性胸膜增厚等。

2．心源性呼吸困难

（1）左心衰竭引起的呼吸困难：主要原因是肺淤血和肺泡弹性降低，其特点如下：

① 有引起左心衰竭的基础病因，如风湿性心脏病、高血压心脏病、冠状动脉硬化性心脏

病等。

② 呈混合性呼吸困难,活动时呼吸困难出现或加重,休息时减轻或消失,卧位明显,坐位或立位时减轻,故而当病人病情较重时,往往被迫采取半坐位或端坐体位呼吸。

③ 两肺底部或全肺出现湿啰音。

④ 应用强心剂、利尿剂和血管扩张剂改善左心功能后呼吸困难症状随之好转。

急性左心衰竭时,常可出现夜间阵发性呼吸困难,表现为夜间睡眠中突感胸闷气急,被迫坐起,惊恐不安。轻者数分钟至数十分钟后症状逐渐减轻、消失;重者可见端坐呼吸、面色发绀、大汗、有哮鸣音,咳粉红色泡沫痰,两肺底有较多湿啰音,心率加快,可有奔马律。此种呼吸困难称"心源性哮喘"。

(2) 右心衰竭引起的呼吸困难:主要由体循环淤血所致,其发生机制如下:

① 右心房和上腔静脉压升高,刺激压力感受器反射性地兴奋呼吸中枢。

② 血氧含量减少,乳酸、丙酮酸等代谢产物增加,刺激呼吸中枢。

③ 淤血性肝大、腹腔积液和胸腔积液,使呼吸运动受限,肺交换面积减少。临床上主要见于慢性肺心病、某些先心病、心包积液等。其发生呼吸困难的主要机制是大量心包积液致心包压塞或心包纤维性增厚、钙化、缩窄,使心脏舒张受限,引起体循环静脉淤血所致。

3. 中毒性呼吸困难

(1) 代谢性酸中毒:可导致血液中代谢产物增多,刺激颈动脉窦、主动脉体化学感受器或直接刺激呼吸中枢引起呼吸困难。患者有引起代谢性酸中毒的基础病因,如尿毒症、糖尿病酮症等;临床表现为深长而规则的呼吸,可伴有鼾音,称为酸中毒呼吸。

(2) 药物中毒:某些药物(如吗啡类、巴比妥类等中枢抑制药物)和有机磷杀虫药中毒时,可抑制呼吸中枢引起呼吸困难。患者有药物或化学物质中毒史;临床表现为浅而慢的呼吸伴有呼吸节律的改变(如潮式或间停呼吸)。

(3) 化学毒物中毒:一氧化碳、亚硝酸盐和苯胺类、氰化物中毒等均可导致机体缺氧引起呼吸困难,其发生机制分别如下:

① 一氧化碳中毒时,吸入的一氧化碳与血红蛋白结合形成碳氧血红蛋白,失去携带氧的能力导致缺氧而产生呼吸困难;

② 亚硝酸盐和苯胺类中毒时,使血红蛋白变为高铁血红蛋白失去携带氧的能力导致缺氧而产生呼吸困难;

③ 氰化物中毒时,氰离子抑制细胞色素氧化酶的活性,影响细胞呼吸作用,导致组织缺氧引起呼吸困难,严重时引起脑水肿抑制呼吸中枢。

4. 神经精神性呼吸困难

神经性呼吸困难主要是由于呼吸中枢受增高的颅内压和供血减少的刺激,使呼吸变为慢而深,并常伴有呼吸节律的改变,如抽泣样呼吸、呼吸遏制(吸气突然停止)等。临床上常见于重症颅脑疾患,如脑出血、脑炎、脑膜炎、脑脓肿、脑外伤及脑肿瘤等。

精神性呼吸困难主要表现为呼吸频率快而浅,伴有叹息样呼吸或出现手足搐搦。临床上常见于癔症患者,病人可突然发生呼吸困难。其发生机制多为过度通气而发生呼吸性碱中毒所致,严重时也可出现意识障碍。

5．血源性呼吸困难

血源性呼吸困难多由红细胞携氧量减少,血氧含量降低所致。表现为呼吸浅,心率快。临床常见于重度贫血、高铁血红蛋白血症等。此外,大出血或休克时,因缺氧和血压下降,刺激呼吸中枢,也可使呼吸加快。

【伴随症状】

(1)发作性呼吸困难伴哮鸣音:多见于支气管哮喘、心源性哮喘;突发性重度呼吸困难见于急性喉头水肿、气管异物、大面积肺栓塞、自发性气胸等。

(2)呼吸困难伴发热:多见于肺炎、肺结核、胸膜炎、急性心包炎等。

(3)呼吸困难伴一侧胸痛:见于大叶性肺炎、急性渗出性胸膜炎、肺栓塞、自发性气胸、急性心肌梗死、支气管肺癌等。

(4)呼吸困难伴咳嗽、咳痰:见于慢性阻塞性肺疾病、肺部感染、支气管扩张、肺脓肿等;伴大量泡沫痰可见于有机磷中毒;伴粉红色泡沫痰见于急性左心衰竭。

(5)呼吸困难伴意识障碍:见于脑出血、脑膜炎、糖尿病酮症酸中毒、尿毒症、肺性脑病、急性中毒、休克型肺炎等。

第五节 头 痛

【概述】

头痛(headache)是指额、顶、颞及枕部的疼痛。可见于多种疾病,大多无特异性。

【病因】

1．颅脑病变

(1)感染:如脑膜炎、脑炎、脑脓肿等。

(2)血管病变:如蛛网膜下腔出血、脑出血、脑血栓形成、脑栓塞、高血压脑病、脑供血不足、脑血管畸形、风湿性脑脉管炎和血栓闭塞性脑脉管炎等。

(3)占位性病变:如脑肿瘤、颅内转移瘤、颅内囊虫病或包虫病等。

(4)颅脑外伤:如脑震荡、脑挫伤、硬膜下血肿、颅内血肿、脑外伤后遗症。

(5)其他:如偏头痛等。

2．颅外病变

(1)颅骨疾病:如颅骨肿瘤。

(2)颈部疾病:如颈椎病及其他颈部疾病。

(3)神经痛:如三叉神经、舌咽神经及枕神经痛。

(4)其他:如眼、耳、鼻和牙齿疾病所致的头痛。

3．全身性疾病

（1）急性感染：如流感、伤寒、肺炎等发热性疾病。

（2）心血管疾病：如高血压病、心力衰竭。

（3）中毒：如铅、酒精、一氧化碳、有机磷、药物（如颠茄、水杨酸类）等中毒。

（4）其他：尿毒症、低血糖、贫血、肺性脑病、系统性红斑狼疮、中暑等。

4．神经症

如神经衰弱及癔症性头痛。

【发生机制】

（1）血管因素：各种原因引起的颅内外血管的收缩、扩张以及血管受牵引或伸展（颅内占位性病变对血管的牵引、挤压）。

（2）脑膜受刺激或牵拉。

（3）具有痛觉的脑神经（5、9、10 三对脑神经）和颈神经被刺激、挤压或牵拉。

（4）头、颈部肌肉的收缩。

（5）五官和颈椎病变引起。

（6）生化因素及内分泌紊乱。

（7）神经功能紊乱。

【临床表现】

头痛的表现，往往根据病因不同而有其不同的特点。

1．发病情况

急性起病并有发热者常为感染性疾病所致。急剧的头痛，持续不减，并有不同程度的意识障碍；无发热者，提示颅内血管性疾病（如蛛网膜下腔出血）。长期的反复发作头痛或搏动性头痛，多为血管性头痛（如偏头痛）或神经官能症。慢性进行性头痛并有颅内压增高的症状（如呕吐、视神经乳头水肿）应注意颅内占位性病变。青壮年慢性头痛，但无颅内压增高，常因焦急、情绪紧张而发生，多为肌紧张性头痛。

2．头痛部位

了解头痛的部位对病因的诊断有重要价值。如偏头痛及丛集性头痛多在一侧。颅内病变的头痛常为深在性且较弥散，颅内深部病变的头痛部位不一定与病变部位相一致，但疼痛多向病灶同侧放射。高血压引起的头痛多在额部或整个头部。全身性或颅内感染性疾病的头痛，多为全头部痛。蛛网膜下腔出血或脑脊髓膜炎除头痛外尚有颈痛。眼源性头痛为浅在性且局限于眼眶、前额或颞部。鼻源性或牙源性也多为浅表性疼痛。

3．头痛的程度与性质

头痛的程度一般分轻、中、重三种，但与病情的轻重并无平行关系。三叉神经痛、偏头痛及脑膜刺激的疼痛最为剧烈。脑肿瘤的痛多为中度或轻度。有时神经功能性头痛也颇剧烈。高血压性、血管性及发热性疾病的头痛，往往带搏动性。神经痛多呈电击样痛或刺痛，肌肉收缩性头痛多为重压感、紧箍感或钳夹样痛。

4．头痛出现的时间与持续时间

某些头痛可发生在特定时间,如颅内占位性病变往往清晨加剧,鼻窦炎的头痛也常发生于清晨或上午,丛集性头痛常在晚间发生,女性偏头痛常与月经期有关。脑肿瘤的头痛多为持续性疼痛,可有长短不等的缓解期。

5．加重、减轻头痛的因素

咳嗽、打喷嚏、摇头、俯身可使颅内高压性头痛、血管性头痛、颅内感染性头痛及脑肿瘤性头痛加剧。丛集性头痛在直立时可缓解。颈肌急性炎症所致的头痛可因颈部运动而加剧;慢性或职业性的颈肌痉挛所致的头痛,可因活动按摩颈肌而逐渐缓解。偏头痛在应用麦角胺后可缓解。

【伴随症状】

(1)头痛伴剧烈呕吐者为颅内压增高,头痛在呕吐后减轻者见于偏头痛。

(2)头痛伴眩晕者见于小脑肿瘤、椎-基底动脉供血不足。

(3)头痛伴发热者常见于感染性疾病,包括颅内或全身性感染。

(4)慢性进行性头痛出现精神症状者应注意颅内肿瘤。

(5)慢性头痛突然加剧并有意识障碍者提示可能发生脑疝。

(6)头痛伴视力障碍者可见于青光眼或脑肿瘤。

(7)头痛伴脑膜刺激征者提示有脑膜炎或蛛网膜下腔出血。

(8)头痛伴癫痫发作者可见于脑血管畸形、脑内寄生虫病或脑肿瘤。

(9)头痛伴神经功能紊乱症状者可能是神经功能性头痛。

第六节 晕 厥

【概述】

晕厥(syncope)亦称昏厥,是由于一时性广泛性脑供血不足所致的短暂意识丧失状态,发作时病人因肌张力消失不能保持正常姿势而倒地。一般为突然发作,迅速恢复,很少有后遗症。

【病因】

(1)血管舒缩障碍:见于单纯性晕厥、直立性低血压、颈动脉窦综合征、排尿性晕厥、咳嗽性晕厥及疼痛性晕厥等。

(2)心源性晕厥:见于严重心律失常、心脏排血受阻及心肌缺血性疾病等,如阵发性心动过速、阵发性心房颤动、病态窦房结综合征、高度房室传导阻滞、主动脉瓣狭窄、某些先天性心脏病、心绞痛与急性心肌梗死、原发性肥厚型心肌病等,最严重的为阿-斯综合征。

（3）脑源性晕厥：见于脑动脉粥样硬化、短暂性脑缺血发作、偏头痛等。

（4）血液成分异常：见于低血糖、通气过度综合征、重症贫血及高原晕厥等。

【发生机制与临床表现】

1. 血管舒缩障碍

1）单纯性晕厥

（1）发生机制：由于各种刺激通过迷走神经反射，引起短暂的血管扩张，回心血量减少、心输出血量减少、血压下降导致脑供血不足所致。

（2）临床表现：多见于年轻体弱女性，发作常有明显诱因（如疼痛、恐惧等），在天气闷热、疲劳、空腹、失眠及妊娠等情况下更易发生。晕厥前期有头晕、眩晕、恶心、上腹不适、面色苍白、肢体发软、坐立不安和焦虑等，持续数分钟后突然意识丧失，常伴有血压下降、脉搏微弱，持续数秒或数分钟后可自然苏醒，无后遗症。

2）直立性低血压（体位性低血压）

（1）发生机制：可能是由于下肢静脉张力低，血液蓄积于下肢（体位性）、周围血管扩张淤血（服用亚硝酸盐药物）或血循环反射调节障碍等因素，使回心血量减少、心输出量减少、血压下降导致脑供血不足所致。

（2）临床表现：在体位骤变，主要由卧位或蹲位突然站起时发生晕厥。可见于某些长期站立于固定位置及长期卧床者；或者是服用了某些药物，如氯丙嗪、胍乙啶、亚硝酸盐类等。

3）颈动脉窦综合征

（1）发生机制：由于颈动脉窦附近病变，如局部动脉硬化、动脉炎、颈动脉窦周围淋巴结炎或淋巴结肿大、肿瘤以及瘢痕压迫或颈动脉窦受刺激，致迷走神经兴奋、心率减慢、心输出量减少、血压下降致脑供血不足。

（2）临床表现：发作性晕厥或伴有抽搐。常见的诱因有用手压迫颈动脉窦、突然转头、衣领过紧等。

4）排尿性晕厥

（1）发生机制：可能为综合性的，包括自身自主神经不稳定，体位骤变（夜间起床），排尿时屏气动作或通过迷走神经反射致心输出量减少、血压下降、脑缺血。

（2）临床表现：在排尿中或排尿结束时发作，持续1～2分钟，自行苏醒，无后遗症。多见于青年男性。

5）咳嗽性晕厥

（1）发生机制：可能是剧咳时胸腔内压力增加，静脉血回流受阻，心输出量降低、血压下降、脑缺血所致，亦有认为剧烈咳嗽时脑脊液压力迅速升高，对大脑产生震荡作用所致。

（2）临床表现：剧烈咳嗽后发生晕厥。可见于患慢性肺部疾病者。

6）其他因素

如剧烈疼痛、下腔静脉综合征（晚期妊娠和腹腔巨大肿物压迫）、食管、纵膈疾病、胸腔疾病、胆绞痛、支气管镜检时由于血管舒缩功能障碍或迷走神经兴奋，导致发作晕厥。

2．心源性晕厥

（1）发生机制：由于心脏病心排血量突然减少或心脏停搏，导致脑组织缺氧而发生。

（2）临床表现：在心搏停止5～10秒出现晕厥，停搏15秒以上可出现抽搐，偶有大小便失禁。

3．脑源性晕厥

（1）发生机制：由于脑部血管或主要供应脑部血液的血管发生循环障碍，导致一时性广泛性脑供血不足所致。如脑动脉硬化引起血管腔变窄，高血压病引起脑动脉痉挛，偏头痛及颈椎病时基底动脉舒缩障碍，各种原因所致的脑动脉微栓塞、动脉炎等病变均可出现晕厥。

（2）临床表现：短暂性脑缺血发作可表现为多种神经功能障碍症状。由于损害的血管不同而表现多样化，如偏瘫、肢体麻木、语言障碍等。

4．血液成分异常

1）低血糖综合征

（1）发生机制：由于血糖低而影响大脑的能量供应所致。

（2）临床表现：头晕、乏力、饥饿感、恶心、出汗、震颤、神志恍惚、晕厥甚至昏迷。

2）通气过度综合征

（1）发生机制：由于情绪紧张或癔症发作时，呼吸急促、通气过度，二氧化碳排出增加，导致呼吸性碱中毒、脑部毛细血管收缩、脑缺氧。

（2）临床表现：头晕、乏力、颜面四肢针刺感，并因可伴有血钙降低而发生手足搐搦。

3）贫血

由于血氧低下而在用力时发生晕厥。

【伴随症状】

（1）伴有明显的自主神经功能障碍（如面色苍白、出冷汗、恶心、乏力等）者，多见于单纯性晕厥或低血糖性晕厥。

（2）伴有面色苍白、发绀、呼吸困难，见于急性左心衰竭。

（3）伴有心率和心律明显改变，见于心源性晕厥。

（4）伴有抽搐者，见于中枢神经系统疾病、心源性晕厥。

（5）伴有头痛、呕吐、视听障碍者提示中枢神经系统疾病。

（6）伴有发热、水肿、杵状指者提示心肺疾病。

（7）伴有呼吸深而快、手足发麻、抽搐者见于通气过度综合征、癔症等。

第七节　抽搐与惊厥

【概述】

抽搐(tic)是指全身或局部成群骨骼肌非自主的抽动或强烈收缩，常可引起关节运动和强直。当肌群收缩表现为强直性和阵挛性时,称为惊厥(convulsion)。惊厥表现的抽搐一般为全身性、对称性、伴有或不伴有意识丧失。

【病因】

抽搐与惊厥的病因可分为特发性与症状性。特发性常由于先天性脑部不稳定状态所致。症状性病因有如下几点。

1. 脑部疾病

(1)感染:如脑炎、脑膜炎、脑脓肿、脑结核瘤、脑灰质炎等。

(2)外伤:如产伤、颅脑外伤等。

(3)肿瘤:包括原发性肿瘤、脑转移瘤。

(4)血管疾病:如脑出血、蛛网膜下腔出血、高血压脑病、脑栓塞、脑血栓形成、脑缺氧等。

(5)寄生虫病:如脑型疟疾、脑血吸虫病、脑包虫病、脑囊虫病等。

(6)其他:先天性脑发育障碍、原因未明的大脑变性等。

2. 全身性疾病

(1)感染:如急性胃肠炎、中毒型菌痢、链球菌败血症、中耳炎、百日咳、狂犬病、破伤风等。小儿高热惊厥主要由急性感染所致。

(2)中毒。

① 内源性:如尿毒症、肝性脑病。

② 外源性:如酒精、苯、铅、砷、汞、氯喹、阿托品、樟脑、白果、有机磷等中毒。

(3)心血管疾病:如高血压脑病或阿斯综合征等。

(4)代谢障碍:如低血糖、低钙及低镁血症等。

(5)风湿病:如系统性红斑狼疮、脑血管炎等。

【发生机制】

抽搐与惊厥发生机制尚未完全明了,认为可能是由于运动神经元的异常放电所致。这种病理性放电主要是神经元膜电位的不稳定引起,并与多种因素相关,可由代谢、营养、脑皮质肿物或瘢痕等激发,与遗传、免疫、内分泌、微量元素、精神因素等有关。

【临床表现】

由于病因不同,抽搐和惊厥的临床表现形式也不一样,通常可分为全身性和局限性两种。

1. 全身性抽搐

以全身骨骼肌痉挛为主要表现,典型者为癫痫大发作(惊厥),表现为患者突然意识模糊或丧失,全身强直、呼吸暂停,继而四肢发生阵挛性抽搐,呼吸不规则,大小便失控,发绀,发作约半分钟自行停止,也可反复发作或呈持续状态。发作时可有瞳孔散大,对光反射消失或迟钝、病理反射阳性等。发作停止后不久意识恢复。由破伤风引起者为持续性强直性痉挛,伴肌肉剧烈疼痛。

2. 局限性抽搐

以身体某一局部连续性肌肉收缩为主要表现,大多见于口角、眼睑、手足等。而手足搐搦症则表现间歇性双侧强直性肌疼挛,以上肢手部最典型。

【伴随症状】

（1）伴发热,多见于小儿的急性感染,也可见于胃肠功能紊乱、重度失水等。但须注意,惊厥也可引起发热。

（2）伴血压增高,可见于高血压病、肾炎、子痫、铅中毒等。

（3）伴脑膜刺激征,可见于脑膜炎、脑膜脑炎、蛛网膜下腔出血等。

（4）伴瞳孔扩大与舌咬伤,可见于癫痫大发作。

（5）惊厥发作前有剧烈头痛,可见于高血压、急性感染、蛛网膜下腔出血、颅脑外伤、颅内占位性病变等。

（6）伴意识丧失,见于癫痫大发作、重症颅脑疾病等。

第八节　意识障碍

【概述】

意识障碍(disturbance of consciousness)是指人对周围环境及自身状态的识别和觉察能力出现障碍。多由于高级神经中枢功能活动受损所引起,可表现为嗜睡、意识模糊和昏睡,严重的意识障碍为昏迷。

【病因】

（1）重症急性感染:如败血症、肺炎、中毒型菌痢、伤寒、斑疹伤寒、恙虫病和颅脑感染等。

（2）颅脑非感染性疾病:如脑血管疾病(脑缺血、脑出血、蛛网膜下腔出血、脑栓塞、脑血栓形成、高血压脑病等)、脑占位性疾病(如脑肿瘤、脑脓肿)、颅脑损伤(脑震荡、脑挫裂伤、外伤性颅内血肿、颅骨骨折等)、癫痫。

（3）内分泌与代谢障碍:如尿毒症、肝性脑病、肺性脑病、甲状腺危象、甲状腺功能减退、糖尿病性昏迷、低血糖、妊娠中毒症等。

（4）水、电解质平衡紊乱:如低钠血症、低氯性碱中毒、高氯性酸中毒等。

（5）外源性中毒:如安眠药、有机磷杀虫药、氰化物、一氧化碳、酒精和吗啡等中毒。

（6）物理性及缺氧性损害:如高温中暑、日射病、触电、高山病等。

【发生机制】

由于脑缺血、缺氧、葡萄糖供给不足、酶代谢异常等因素可引起脑细胞代谢紊乱,从而导致网状结构功能损害和脑功能减退,均可产生意识障碍。意识有两个组成部分,即意识内容及其"开关"系统。意识内容即大脑皮质功能活动,包括记忆、思维、定向力和情感,还有通过视、听、语言和复杂运动等与外界保持紧密联系的能力。意识状态的正常取决于大脑半球功能的完整性,急性广泛性大脑半球损害或半球向下移位压迫丘脑或中脑时,则可引起不同程度的意识障碍。意识的"开关"系统包括经典的感觉传导径路(特异性上行投射系统)及脑干网状结构(非特异性上行投射系统)。意识"开关"系统可激活大脑皮质并使之维持一定水平的兴奋性,使机体处于觉醒状态,从而在此基础上产生意识内容。"开关"系统不同部位与不同程度的损害,可发生不同程度的意识障碍。

【临床表现】

(1)嗜睡:是最轻的意识障碍,是一种病理性倦睡,患者陷入持续的睡眠状态,可被唤醒,并能正确回答和做出各种反应,但当刺激去除后很快又再入睡。

(2)意识模糊:是意识水平轻度下降,较嗜睡为深的一种意识障碍。患者能保持简单的精神活动,但对时间、地点、人物的定向能力发生障碍。

(3)昏睡:是接近于人事不省的意识状态。患者处于熟睡状态,不易唤醒。虽在强烈刺激下(如压迫眶上神经,摇动患者身体等)可被唤醒,但很快又再入睡。醒时答话含糊或答非所问。

(4)昏迷:是严重的意识障碍,表现为意识持续中断或完全丧失。按其程度可分为三阶段:

① 轻度昏迷:意识大部分丧失,无自主运动,对声、光刺激无反应,对疼痛刺激尚可出现痛苦的表情或肢体退缩等防御反应。角膜反射、瞳孔对光反射、眼球运动、吞咽反射等可存在。

② 中度昏迷:对周围事物及各种刺激均无反应,对剧烈刺激可出现防御反射。角膜反射减弱,瞳孔对光反射迟钝,眼球无转动。

③ 深度昏迷:全身肌肉松弛,对各种刺激全无反应。深、浅反射均消失。

此外,还有一种以兴奋性增高为主的高级神经中枢急性活动失调状态,称为谵妄。临床上表现为意识模糊、定向力丧失、感觉错乱、躁动不安、言语杂乱。谵妄可发生于急性感染的发热期间,也可见于某些药物中毒(如颠茄类药物中毒、急性酒精中毒)、代谢障碍(如肝性脑病)、循环障碍或中枢神经疾患等。由于病因不同,有些患者可以康复,有些患者可发展为昏迷状态。

【伴随症状】

(1)伴发热:先发热后有意识障碍,可见于重症感染性疾病;先有意识障碍后有发热,见于脑出血、蛛网膜下腔出血、巴比妥类药物中毒等。

(2)伴呼吸缓慢:是呼吸中枢受抑制的表现,可见于吗啡、巴比妥类、有机磷杀虫药等中毒、银环蛇咬伤等。

(3)伴瞳孔散大:可见于颠茄类、酒精、氰化物等中毒以及癫痫、低血糖状态等。

21

（4）伴瞳孔缩小:可见于吗啡类、巴比妥类、有机磷杀虫药等中毒。

（5）伴心动过缓:可见于颅内高压症、房室传导阻滞以及吗啡类、毒蕈等中毒。

（6）伴高血压:可见于高血压脑病、脑血管意外、肾炎尿毒症等。

（7）伴低血压:可见于各种原因的休克。

（8）伴皮肤黏膜改变:出血点、瘀斑和紫癜等可见于严重感染和出血性疾病;樱红色提示一氧化碳中毒。

（9）伴脑膜刺激征:见于脑膜炎、蛛网膜下腔出血等。

第九节　腹　　痛

【概述】

腹痛(abdominal pain)是由多种原因引起的腹部疼痛感觉。多数由腹部脏器疾病引起,也可由腹腔外疾病及全身性疾病引起。临床上一般将腹痛按起病缓急、病程长短分为急性腹痛和慢性腹痛。

【病因】

1. 急性腹痛

（1）腹腔器官急性炎症:急性胃炎、急性肠炎、急性胰腺炎、急性胆囊炎、急性阑尾炎等。

（2）空腔脏器阻塞:肠梗阻、肠套叠、胆道结石、胆道蛔虫症、泌尿系统结石等。

（3）脏器扭转或破裂:肠扭转、绞窄性肠梗阻、胃肠穿孔、肠系膜或大网膜扭转、卵巢囊肿瘤蒂扭转、肝破裂、脾破裂、异位妊娠破裂等。

（4）腹膜炎症:多由胃肠穿孔引起,少部分为自发性腹膜炎

（5）腹腔内血管阻塞:腹主动脉瘤及门静脉血栓形成等。

（6）腹壁疾病:腹壁挫伤、脓肿及腹壁皮肤带状疱疹。

（7）胸腔疾病所致的腹部牵涉性痛:大叶性肺炎、肺梗死、心绞痛、心肌梗死、急性心包炎、胸膜炎、食管裂孔疝、胸椎结核。

（8）全身性疾病所致的腹痛:腹型过敏性紫癜、糖尿病酮症酸中毒、尿毒症、铅中毒等。

2. 慢性腹痛

（1）腹腔脏器慢性炎症:慢性胃炎、十二指肠炎、慢性胆囊炎及胆道感染、慢性胰腺炎等。

（2）消化道运动障碍:功能性消化不良、肠易激综合征等。

（3）消化性溃疡:胃、十二指肠溃疡。

（4）腹腔脏器扭转或梗阻:慢性胃扭转、肠扭转、慢性肠梗阻等。

（5）脏器包膜的牵张:实质性器官因病变肿胀,导致包膜张力增加而发生的腹痛,如肝淤血、肝炎、肝脓肿、肝癌等。

（6）中毒与代谢障碍：铅中毒、尿毒症等。

（7）肿瘤压迫及浸润：如胃癌、大肠癌、肝癌、胰腺癌、淋巴瘤、卵巢肿瘤等，与肿瘤不断生长、压迫和侵犯感觉神经有关。

【发生机制】

（1）内脏性腹痛：是腹内某一器官的痛觉信号由交感神经传入脊髓引起。其疼痛特点如下：

① 疼痛部位不确切，接近腹中线；

② 疼痛感觉模糊，多为痉挛、不适、钝痛、灼痛；

③ 常伴恶心、呕吐、出汗等其他自主神经兴奋症状。

（2）躯体性腹痛：是由来自腹膜壁层及腹壁的痛觉信号，经体神经传至脊神经根，反映到相应脊髓节段所支配的皮肤引起的疼痛。其特点如下：

① 定位准确，可在腹部一侧；

② 程度剧烈而持续；

③ 可有局部腹肌强直；

④ 腹痛可因咳嗽、体位变化而加重。

（3）牵涉痛：指内脏性疼痛牵涉到身体体表部位，即内脏痛觉信号传至相应脊髓节段，引起该节段支配的体表部位疼痛。其特点如下：

① 定位明确；

② 疼痛剧烈；

③ 有压痛、肌紧张及感觉过敏等。

临床上不少疾病的腹痛涉及多种机制，如急性阑尾炎早期疼痛在脐周或上腹部，常有恶心、呕吐，为内脏性疼痛。随着疾病的进展，持续而强烈的炎症刺激影响相应脊髓节段的躯体传入纤维，出现牵涉痛，疼痛转移至右下腹麦氏点。当炎症进一步发展波及腹膜壁层，则出现躯体性疼痛，程度剧烈，伴以压痛、肌紧张及反跳痛。

【临床表现】

（1）腹痛部位：一般腹痛部位多为病变所在部位。如胃、十二指肠和胰腺疾病，疼痛多在中上腹部；胆囊炎、胆石症、肝脓肿等疼痛多在右上腹部；急性阑尾炎疼痛在右下腹McBumey点；小肠疾病疼痛多在脐周；结肠疾病疼痛多在下腹或左下腹部；膀胱炎、盆腔炎及异位妊娠破裂，疼痛亦在下腹部。弥漫性或部位不定的疼痛见于急性弥漫性腹膜炎、机械性肠梗阻等。

（2）诱发因素：胆囊炎或胆石症发作前常有进食油腻食物史，急性胰腺炎发作前常有酗酒和（或）暴饮暴食史，部分机械性肠梗阻多与腹部手术有关，腹部受暴力作用引起的剧痛并有休克者，可能是肝、脾破裂所致。

（3）腹痛性质和程度：突发的中上腹剧烈刀割样痛或烧灼样痛，多为胃、十二指肠溃疡穿孔；中上腹持续性隐痛多为慢性胃炎或胃、十二指肠溃疡；上腹部持续性钝痛或刀割样疼痛呈阵发性加剧多为急性胰腺炎；持续性、广泛性剧烈腹痛伴腹壁肌紧张或板样强直，提示急性弥漫性腹膜炎。胆石症或泌尿系统结石常为阵发性绞痛,疼痛剧烈,致使患者辗转不安;阵发性剑突下钻顶样疼痛是胆道蛔虫症的典型表现;绞痛多为空腔脏器痉挛、扩张或梗阻引起。

(4)发作时间:餐后疼痛可能由于胆胰疾病、胃部肿瘤或消化不良所致;周期性、节律性上腹痛见于胃、十二指肠溃疡;子宫内膜异位者腹痛与月经来潮相关;卵泡破裂者腹痛发生在月经间期。

(5)与体位的关系:某些体位可使腹痛加剧或减轻。如胃黏膜脱垂患者左侧卧位疼痛可减轻;十二指肠壅滞症患者膝胸位或俯卧位可使腹痛及呕吐等症状缓解;胰腺癌患者仰卧位时疼痛明显,前倾位或俯卧位时减轻。

【伴随症状】

(1)腹痛伴发热、寒战:提示有炎症存在,见于急性胆道感染、胆囊炎、肝脓肿、腹腔脓肿,也可见于腹腔外感染性疾病。

(2)腹痛伴黄疸:可能与肝胆胰疾病有关。急性溶血性贫血也可出现腹痛与黄疸。

(3)腹痛伴休克:同时有贫血者可能是腹腔脏器破裂(如肝、脾或异位妊娠破裂);无贫血者则见于胃肠穿孔、绞窄性肠梗阻、肠扭转、急性出血坏死性胰腺炎等。腹腔外疾病如心肌梗死、大叶性肺炎也可有腹痛与休克,应特别警惕。

(4)腹痛伴呕吐、反酸:提示食管、胃肠病变,呕吐量大提示胃肠道梗阻;伴反酸、嗳气则提示胃十二指肠溃疡或胃炎。

(5)腹痛伴腹泻:提示消化吸收障碍或肠道炎症、溃疡或肿瘤。

(6)腹痛伴血尿:可能为泌尿系疾病,如泌尿系结石。

第十节　腹　　泻

【概述】

腹泻(diarrhea)指排便次数增多,粪质稀薄,或带有黏液、脓血或未消化的食物。如排出液状便,每日 3 次以上,或每天粪便总量大于 200 g,其中粪便含水量大于 80%,则可认为是腹泻。腹泻可分为急性与慢性两种,超过两个月者属慢性腹泻。

【病因】

1. 急性腹泻

(1)肠道疾病:常见的是由病毒、细菌、真菌、原虫、蠕虫等感染所引起的肠炎及急性出血性坏死性肠炎。

(2)急性中毒:食用毒蕈、桐油、河豚、鱼胆及化学物品(如砷、磷、铅、汞等)引起的腹泻。

(3)全身性感染:败血症、伤寒或副伤寒、钩端螺旋体病等引起的腹泻。

（4）其他：如变态反应性肠炎、过敏性紫癜；服用某些药物如氟尿嘧啶、利血平及新斯的明等；某些内分泌疾病，如肾上腺皮质功能减退危象、甲亢危象。

2. 慢性腹泻

1）消化系统疾病

（1）胃部疾病：如慢性萎缩性胃炎、胃大部切除后胃酸缺乏等。

（2）肠道感染：如肠结核、慢性菌痢、慢性阿米巴痢疾、血吸虫病、钩虫病、绦虫病等。

（3）肠道非感染性病变：如 Crohn 病、溃疡性结肠炎、结肠多发性息肉等。

（4）肠道肿瘤：结肠绒毛状腺瘤、肠道恶性肿瘤。

（5）胰腺疾病：慢性胰腺炎、胰腺癌、胰腺切除术后等。

（6）肝胆疾病：肝硬化、胆汁淤积性黄疸、慢性胆囊炎与胆石症。

2）全身性疾病

（1）内分泌及代谢障碍疾病：如甲状腺功能亢进、肾上腺皮质功能减退、胃泌素瘤、血管活性肠肽瘤、类癌综合征及糖尿病性肠病。

（2）其他系统疾病：系统性红斑狼疮、硬皮病、尿毒症、放射性肠炎等。

（3）药物副作用：如利血平、甲状腺素、洋地黄类药物、消胆胺等；某些抗肿瘤药物和抗生素使用亦可导致腹泻。

（4）神经功能紊乱：如肠易激综合征。

【发生机制】

（1）分泌性腹泻：系肠道分泌大量液体超过肠黏膜吸收能力所致。霍乱弧菌外毒素引起的大量水样腹泻即属于典型的分泌性腹泻。肠道非感染或感染性炎症，如阿米巴肠炎、细菌性痢疾、溃疡性结肠炎、Crohn 病、肠结核以及放射性肠炎、肿瘤溃烂等均可使炎症性渗出物增多而致腹泻。胃泌素瘤所致的腹泻也属于分泌性腹泻。

（2）消化功能障碍性腹泻：由消化液分泌减少所引起，如慢性胰腺炎、慢性萎缩性胃炎、胃大部切除术后。胰、胆管阻塞可因胆汁、胰液分泌受阻引起消化功能障碍性腹泻。

（3）渗透性腹泻：是由肠内容物渗透压增高，阻碍肠内水分与电解质吸收而引起，如乳糖酶缺乏，乳糖不能水解即形成肠内高渗，服用盐类泻剂或甘露醇等引起的腹泻亦属此型。

（4）动力性腹泻：由肠蠕动亢进致肠内食糜停留时间缩短，未被充分吸收所致的腹泻，如肠炎、甲状腺功能亢进、糖尿病、胃肠功能紊乱等。

（5）吸收不良性腹泻：由肠黏膜的吸收面积减少或吸收障碍所引起，如小肠大部分切除、吸收不良综合征、小儿乳糜泻、成人脂肪泻等。

【临床表现】

（1）起病及病程：急性腹泻起病骤然，病程较短，多为感染或食物中毒所致；慢性腹泻起病缓慢，病程较长。

（2）腹泻次数及粪便性质：急性感染性腹泻常有不洁饮食史，于进食后 24 h 内发病，每天排便数次甚至数十次，多呈糊状或水样便；少数为脓血便；慢性腹泻表现为每天排便次数增多,可为稀便,亦可带黏液、脓血,见于慢性痢疾、炎症性肠病及结肠、直肠癌等。阿米巴痢疾的粪便呈暗红色或果酱样。粪便中带黏液而无病理成分者常见于肠易激综合征。

(3) 腹泻与腹痛的关系:急性腹泻常有腹痛,尤以感染性腹泻较为明显。小肠疾病的腹泻疼痛常在脐周,便后腹痛缓解不明显;结肠病变疼痛多在下腹,便后疼痛常可缓解。分泌性腹泻往往无明显腹痛。

【伴随症状】

(1) 伴发热:见于急性细菌性痢疾、伤寒或副伤寒、肠结核、肠道恶性淋巴瘤、Crohn 病、溃疡性结肠炎急性发作期、败血症等;

(2) 伴里急后重:提示病变以结肠直肠为主,如痢疾、直肠炎、直肠肿瘤等;

(3) 伴明显消瘦:多提示病变位于小肠,如胃肠道恶性肿瘤、肠结核及吸收不良综合征;

(4) 伴皮疹或皮下出血:见于败血症、伤寒或副伤寒、麻疹、过敏性紫癜、糙皮病等;

(5) 伴腹部包块:见于胃肠恶性肿瘤、肠结核、Crohn 病及血吸虫性肉芽肿;

(6) 伴重度失水:常见于分泌性腹泻,如霍乱、细菌性食物中毒或尿毒症等;

(7) 伴关节痛或关节肿胀:见于溃疡性结肠炎、系统性红斑狼疮、肠结核等。

第十一节 便 秘

【概述】

便秘(constipation)是指大便次数减少,一般每周少于 3 次,伴排便困难、粪便干结。便秘是临床上常见的症状,多长期持续存在,症状扰人,影响生活质量,病因多样,以肠道疾病最为常见。

大便形成及排出的过程:食物在消化道经消化吸收后,剩余的食糜残渣从小肠输送至结肠,在结肠内再将大部分的水分和电解质吸收形成粪团,最后输送至乙状结肠及直肠,粪团在直肠内膨胀所致的机械性刺激,引起便意及排便反射;直肠平滑肌收缩推动粪团下移,肛门内、外括约肌的松弛;腹肌与膈肌收缩使腹压增高,最后将粪便排出体外。

若上述的任何一环节存在缺陷即可导致便秘。

【病因】

1. 功能性便秘

(1) 进食量少或食物缺乏纤维素或水分不足,对结肠运动的刺激减少。

(2) 因工作紧张、生活节奏过快、工作性质和时间变化、精神因素等打乱了正常的排便习惯。

(3) 结肠运动功能紊乱:常见于肠易激综合征,系由结肠及乙状结肠痉挛引起,部分病人可表现为便秘与腹泻交替。

(4) 腹肌及盆腔肌张力不足,排便推动力不足,难于将粪便排出体外。

（5）滥用泻药,形成药物依赖,造成便秘;老年体弱,活动过少,肠痉挛致排便困难;结肠冗长。

2. 器质性便秘

（1）直肠与肛门病变引起肛门括约肌痉挛、排便疼痛造成惧怕排便,如痔疮、肛裂、肛周脓肿和溃疡、直肠炎等。

（2）局部病变导致排便无力:如大量腹水、膈肌麻痹、系统性硬化症、肌营养不良等。

（3）结肠完全或不完全性梗阻:如结肠肿瘤、肠扭转、肠套叠等。

（4）腹腔或盆腔内肿瘤的压迫:如子宫肌瘤。

（5）全身性疾病使肠肌松弛、排便无力:如尿毒症、糖尿病、甲状腺功能低下、脑血管意外、截瘫、多发性硬化、皮肌炎等。

（6）应用吗啡类药、抗胆碱能药、钙通道阻滞剂、神经阻滞药、镇静剂、抗抑郁药以及含钙、铝的制酸剂等,使肠肌松弛引起便秘。

【发生机制】

（1）摄入食物过少,特别是纤维素和水分摄入不足,致肠内的食糜和粪团的量不足以刺激肠道的正常蠕动;

（2）各种原因引起的肠道内肌肉张力减低和蠕动减弱;

（3）肠蠕动受阻致肠内容物滞留而不能下排,如肠梗阻;

（4）排便过程的神经及肌肉活动障碍:从形成粪团到产生便意和排便动作的各个环节,均可因神经系统活动异常、肠平滑肌病变及肛门括约肌功能异常或病变而发生便秘,如排便反射减弱或消失、肛门括约肌痉挛、腹肌及膈肌收缩力减弱等。

【临床表现】

（1）急性便秘:患者多有腹痛、腹胀、恶心、呕吐,多见于各种原因的肠梗阻。

（2）慢性便秘:多无特殊表现,部分病人诉口苦、食欲减退、腹胀或有头晕、头痛、疲乏等神经功能症状,但一般不重。排出粪便坚硬如羊粪,排便时可有左腹部或下腹痉挛性疼痛与下坠感,常可在左下腹触及痉挛之乙状结肠。排便困难严重者可因痔疮加重及肛裂而有大便带血或便血。慢性习惯性便秘多发生于中老年人,尤其是经产妇女,可能与肠肌、腹肌与盆底肌的张力降低有关。

【伴随症状】

（1）伴呕吐、腹胀、肠绞痛等,可能为各种原因引起的肠梗阻。

（2）伴腹部包块者应注意结肠肿瘤、肠结核及 Crohn 病。

（3）便秘与腹泻交替者应注意肠结核、溃疡性结肠炎、肠易激综合征。

（4）伴生活环境改变、精神紧张出现便秘,多为功能性便秘。

第三章 体格检查及实验室检查

第一节 体格检查的基本方法

体征(sign)是患者的体表或内部结构发生可察觉的改变,如皮肤黄染、肝脾肿大、心脏杂音和肺部啰音等。症状和体征可单独出现或同时存在。体征对临床诊断的建立可发挥主导的作用。

体格检查(physical examination)是医生用自己的感官或辅助器具(听诊器、叩诊锤、血压计、体温计等)对患者进行系统的观察和检查,揭示机体正常和异常征象的临床诊断方法。体格检查的基本方法包括视诊、触诊、叩诊、听诊、嗅诊。

一、视诊

视诊(inspection)是医师用眼睛观察病人全身或局部表现的诊断方法。视诊可用于全身一般状态和许多体征的检查,如年龄、发育、营养、意识状态、面容、表情、体位、姿势、步态等。局部视诊可了解病人身体各部分的改变,如皮肤、黏膜、眼、耳、鼻、口、舌、头颈、胸廓、腹形、肌肉、骨骼、关节外形等。特殊部位的视诊需借助于某些仪器如耳镜、鼻镜、检眼镜及内镜等进行检查。

不同部位的视诊内容和方法不同,但它简便易行,适用范围广,常能提供重要的诊断资料和线索,有时仅用视诊就可明确一些疾病的诊断,但视诊又是极易被忽略的诊断和检查方法。只有在丰富医学知识和临床经验的基础上才能减少和避免视而不见的现象;只有反复临床实践,才能深入、细致、敏锐地观察;只有将视诊与其他检查方法紧密结合起来,将局部征象与全身表现结合起来,才能发现并确定具有重要诊断意义的临床征象。

二、触诊

触诊(palpation)是医师通过手接触被检查部位时的感觉来进行判断的一种方法。它可以进一步检查视诊发现的异常征象,也可以明确视诊所不能明确的体征,如体温、湿度、震颤、波动、压痛、摩擦感以及包块的位置、大小、轮廓、硬度、移动度等。触诊的适用范围很广,尤以腹部检查更为重要。由于手指指腹对触觉较为敏感,掌指关节部掌面皮肤对震动较为敏感,手背皮肤对温度较为敏感,因此触诊时多用这些部位。

1. 浅部触诊法

适用于体表浅在病变(关节、软组织、浅部动脉、静脉、神经、阴囊、精索等)的检查和评估。腹部浅部触诊可触及的深度约为 1 cm。

触诊时,将一手放在被检查部位,用掌指关节和腕关节的协同动作以旋转或滑动方式轻压触摸。浅部触诊一般不引起病人痛苦或痛苦较轻,也不引起肌肉紧张,因此有利于检查腹部有无压痛、抵抗感、搏动、包块和某些肿大脏器等。浅部触诊也常在深部触诊前进行,有利于病人做好接受深部触诊检查的心理准备。

2. 深部触诊法

检查时可用单手或双手重叠由浅入深,逐渐加压以达到深部触诊的目的。腹部深部触诊法触及的深度常常在 2 cm 以上,有时可达 4～5 cm,主要用于检查和评估腹腔病变和脏器情况。根据检查目的和手法不同可分为以下几种:

(1) 深部滑行触诊法:检查时嘱病人张口平静呼吸,或与病人谈话以转移其注意力,尽量使腹肌松弛。医师用右手并拢的二、三、四指平放在腹壁上,以手指末端逐渐触向腹腔的脏器或包块,在被触及的包块上作上下左右滑动触摸,如为肠管或索条状包块,应向与包块长轴相垂直的方向进行滑动触诊。这种触诊方法常用于腹腔深部包块和胃肠病变的检查。

(2) 双手触诊法:将左手掌置于被检查脏器或包块的背后部,右手中间三指并拢平置于腹壁被检查部位,左手掌向右手方向托起,使被检查的脏器或包块位于双手之间,并更接近体表,有利于右手触诊检查。用于肝、脾、肾和腹腔肿物的检查。

(3) 深压触诊法:用一个或两个并拢的手指逐渐深压腹壁被检查部位,用于探测腹腔深在病变的部位或确定腹腔压痛点,如阑尾压痛点、胆囊压痛点、输尿管压痛点等。检查反跳痛时,在手指深压的基础上迅速将手抬起,并询问病人是否感觉疼痛加重或察看面部是否出现痛苦表情。

(4) 冲击触诊法:又称为浮沉触诊法。检查时,右手并拢的示、中、环三个手指取 70°～90°角,放置于腹壁拟检查的相应部位,作数次急速而较有力的冲击动作,在冲击腹壁时指端会有腹腔脏器或包块浮沉的感觉。这种方法一般只用于大量腹水时肝、脾及腹腔包块难以触及者。手指急速冲击时,腹水在脏器或包块表面暂时移去,故指端易于触及肿大的肝脾或腹腔包块。冲击触诊会使病人感到不适,操作时应避免用力过猛。

3. 触诊注意事项

(1) 检查前医师要向病人讲清触诊的目的,消除病人的紧张情绪,取得病人的密切配合。

(2) 医师手应温暖,手法应轻柔,以免引起肌肉紧张,影响检查效果。在检查过程中,应随时观察病人表情。

(3) 病人应采取适当体位,才能获得满意检查效果。通常取仰卧位,双手置于体侧,双腿稍曲,腹肌尽可能放松。检查肝、脾、肾时也可嘱病人取侧卧位。

(4) 触诊下腹部时,应嘱病人排尿,以免将充盈的膀胱误认为腹腔包块,有时也须排便后检查。

(5) 触诊时医师应手脑并用,边检查边思索,应注意病变的部位、特点、毗邻关系,以明确病变的性质和来源。

三、叩诊

叩诊（percussion）是用手指叩击身体表面某一部位，使之震动而产生音响，根据震动和声响的特点来判断被检查部位的脏器状态有无异常的一种方法。

叩诊多用于确定肺尖宽度、肺下缘位置、胸膜病变、胸膜腔中液体多少或气体有无、肺部病变大小与性质、纵隔宽度、心界大小与形状、肝脾的边界、腹水有无与多少，以及子宫、卵巢、膀胱有无胀大等情况。另外用手或叩诊锤直接叩击被检查部位，诊察反射情况和有无疼痛反应也属叩诊。

1．叩诊方法

1）直接叩诊法

医师右手中间三手指并拢，用其掌面直接拍击被检查部位，借助于拍击的反响和指下的震动感来判断病变情况的方法称为直接叩诊法。适用于胸部和腹部范围较广泛的病变，如胸膜粘连或增厚、大量胸水或腹水及气胸等。

2）间接叩诊法

医师将左手中指第二指节紧贴于叩诊部位，其他手指稍微抬起，勿与体表接触；右手指自然弯曲，用中指指端叩击左手中指末端指关节处或第二节指骨的远端，因为该处易与被检查部位紧密接触，而且对于被检查部位的震动较敏感。叩击方向应与叩诊部位的体表垂直。叩诊时应以腕关节与掌指关节的活动为主，避免肘关节和肩关节参与运动。叩击动作要灵活、短促、富有弹性。叩击后右手中指应立即抬起，以免影响对叩诊音的判断。在同一部位叩诊可连续叩击 2～3 下，若未获得明确印象，可再连续叩击 2～3 下。应避免不间断地连续地快速叩击，因为这不利于叩诊音的分辨。

为了检查病人肝区或肾区有无叩击痛，医师可将左手手掌平置于被检查部位，右手握成拳状，并用其尺侧叩击左手手背，询问或观察病人有无疼痛感。

2．叩诊音

叩诊时被叩击部位产生的反响称为叩诊音。叩诊音的不同取决于被叩击部位组织或器官的致密度、弹性、含气量及与体表的间距。在临床上分为清音、浊音、鼓音、实音、过清音五种。

（1）清音：是正常肺部的叩诊音。它是一种频率为 100～128 次/秒，振动持续时间较长，音响不甚一致的非乐性音，提示肺组织的弹性、含气量、致密度正常。

（2）浊音：是一种音调较高、音响较弱、振动持续时间较短的非乐性叩诊音。除音响外，板指所感到的振动也较弱。当叩击被少量含气组织覆盖的实质脏器时产生，如叩击心或肝被肺段边缘所覆盖的部分，或在病理状态下如肺炎（肺组织含气量减少）的叩诊音。

（3）鼓音：如同击鼓声，是一种和谐的乐音，音响比清音更强，振动持续时间也较长，在叩击含有大量气体的空腔脏器时出现。正常情况下可见于胃泡区和腹部，病理情况下可见于肺内空洞、气胸、气腹等。

（4）实音：是一种音调较浊音更高，音响更弱，振动持续时间更短的一种非乐性音，如叩击心和肝等实质脏器所产生的音响。在病理状态下可见于大量胸腔积液或肺实变等。

（5）过清音：介于鼓音与清音之间，是属于鼓音范畴的一种变音，音调较清音低，音响较清音强，为一种类乐性音，正常成人是不会出现的一种病态叩击音。临床上常见于肺组织含气量增多、弹性减弱时，如肺气肿。正常儿童可叩出相对过清音。

3．叩诊注意事项

（1）环境应安静，以免影响叩诊音的判断。

（2）根据叩诊部位不同，病人应采取适当体位，如叩诊胸部时，可取坐位或卧位；叩诊腹部时常取仰卧位；确定有无少量腹水时，可嘱病人取肘膝位。

（3）叩诊时应注意对称部位的比较与鉴别。

（4）叩诊时不仅要注意叩诊音响的变化，还要注意不同病灶的震动感差异，两者应相互配合。

（5）叩诊操作应规范，用力要均匀适当，一般叩诊可达到的深度 5～7 cm。叩诊力量应视不同的检查部位、病变组织性质、范围大小或位置深浅等情况而定。病灶或检查部位范围小或位置浅，宜采取轻（弱）叩诊，如确定心、肝相对浊音界及叩诊脾界时；当被检查部位范围比较大或位置比较深时，则需要用中度力量叩诊，如确定心、肝绝对浊音界；若病灶位置距体表达 7 cm 左右时则需用重（强）叩诊。

四、听诊

听诊（auscultation）是医师根据病人身体各部分活动时发出的声音判断正常与否的一种诊断方法。

广义的听诊包括听身体各部分所发出的任何声音，如语声、呼吸声、咳嗽声和呃逆、嗳气、呻吟、啼哭、呼叫发出的声音以及肠鸣音、关节活动音及骨擦音，这些声音有时可对临床诊断提供有用的线索。

1．听诊方法

1）直接听诊法

医师将耳直接贴附于被检查者的体壁上进行听诊，这种方法所能听到的体内声音很弱。这是听诊器出现之前所采用的听诊方法，目前也只有在某些特殊和紧急情况下才会采用。

2）间接听诊法

用听诊器进行听诊的一种检查方法。此法方便，可以在任何体位听诊时应用，听诊效果好，因听诊器对器官活动的声音有一定的放大作用，且能阻断环境中的噪音。应用范围广，除用于心、肺、腹的听诊外，还可以听取身体其他部位发出的声音，如血管音、皮下气肿音、肌束颤动音、关节活动音、骨折面摩擦音等。

2．听诊注意事项

（1）听诊环境要安静，避免干扰；要温暖、避风以免病人由于肌束颤动而出现附加音。

（2）切忌隔着衣服听诊，听诊器体件直接接触皮肤以获取确切的听诊结果。

（3）应根据病情和听诊的需要，嘱病人采取适当的体位。

（4）要正确使用听诊器。听诊器通常由耳件、体件和软管三部分组成。听诊前应注意检查耳件方向是否正确，硬管和软管管腔是否通畅。

钟型体件适用于听取低调声音，如二尖瓣狭窄的隆隆样舒张期杂音，使用时应轻触体表被检查部位，但应注意避免体件与皮肤摩擦而产生的附加音；膜型体件适用于听取高调声音，如主动脉瓣关闭不全的杂音及呼吸音、肠鸣音等，使用时应紧触体表被检查部位。

（5）听诊时注意力要集中，听肺部时要摒除心音的干扰，听心音时要摒除呼吸音的干扰，必要时嘱病人控制呼吸配合听诊。

五、嗅诊

嗅诊（olfactory examination）是通过嗅觉来判断发自病人的异常气味与疾病之间关系的一种方法。

来自病人皮肤、黏膜、呼吸道、胃肠道、呕吐物、排泄物、分泌物、脓液和血液等的气味，根据疾病的不同，其特点和性质也不一样。正常汗液无特殊强烈刺激气味；酸性汗液见于风湿热和长期服用水杨酸、阿司匹林等解热镇痛药物的患者；特殊的狐臭味见于腋臭等患者。正常痰液无特殊气味，若呈恶臭味，提示厌氧菌感染，见于支气管扩张症或肺脓肿；恶臭的脓液可见于气性坏疽；呕吐物出现粪便味可见于长期剧烈呕吐或肠梗阻患者；呕吐物杂有脓液并有令人恶心的烂苹果味，可见于胃坏疽；粪便具有腐败性臭味见于消化不良或胰腺功能不良者；腥臭味粪便见于细菌性痢疾；肝腥味粪便见于阿米巴性痢疾；尿呈浓烈氨味见于膀胱炎，由于尿液在膀胱内被细菌发酵所致。呼吸呈刺激性蒜味见于有机磷杀虫药中毒；烂苹果味见于糖尿病酮症酸中毒者；氨味见于尿毒症。临床工作中，嗅诊可迅速提供具有重要意义的诊断线索，但必须要结合其他检查才能做出正确的诊断。

第二节　实验室检查

实验室检查（laboratory examination）是通过物理、化学和生物学等实验室方法对患者的血液、体液、分泌物、排泄物、细胞取样和组织标本等进行检查，从而获得病原学、病理形态学或器官功能状态等资料，结合病史、临床症状和体征进行全面分析的诊断方法。当实验室检查结果与临床表现不符时，应结合临床慎重考虑或进行必要的复查。实验室检查偶尔阳性或数次阴性的结果，均不能作为肯定或否定临床诊断的依据。

一、血液常规检查

传统的血液常规检测只包括红细胞计数、血红蛋白测定、白细胞计数及其分类计数、血小板计数等。近年来由于血液学分析仪器的广泛应用，血液常规检测的项目增多到20余项。

1. 红细胞计数和血红蛋白的测定

健康人群血红蛋白和红细胞数参考值见表2-1。

表 2-1 健康人群血红蛋白和红细胞数参考值

	血红蛋白	红细胞数
成年男性	120~160 g/L	$4.0 \sim 5.5 \times 10^{12}$/L
成年女性	110~150 g/L	$3.5 \sim 5.0 \times 10^{12}$/L
新生儿	170~200 g/L	$6.0 \sim 7.0 \times 10^{12}$/L

其临床意义具体如下。

1）红细胞及血红蛋白增多

（1）相对性增多：是因血浆容量减少，使红细胞容量相对增加。见于严重呕吐、腹泻、大量出汗、大面积烧伤、慢性肾上腺皮质功能减退、尿崩症、甲状腺功能亢进危象、糖尿病酮症酸中毒等。

（2）绝对性增多：见于真性红细胞增多症。一些引起低氧血症的疾病也可导致红细胞代偿性增加。

2）红细胞及血红蛋白减少

（1）生理性减少：婴幼儿及 15 岁以前的儿童，红细胞及血红蛋白一般比正常成人低10%~20%；妊娠中晚期的孕妇也可出现红细胞及血红蛋白的减少。

（2）病理性减少：见于各种贫血。根据贫血产生的病因和发病机制不同，可将贫血分为红细胞生成减少、红细胞破坏增多、红细胞丢失过多。

2. 白细胞总数及其分类计数

外周血涂片，经瑞氏染色后观察其形态，白细胞可分为下列 5 种类型，即中性粒细胞、嗜酸性粒细胞、嗜碱性粒细胞、淋巴细胞和单核细胞。

白细胞总数参考值：成人$(4 \sim 10) \times 10^9$/L；新生儿$(15 \sim 20) \times 10^9$/L；小儿$(11 \sim 12) \times 10^9$/L。

白细胞正常百分数和绝对值见表 2-2。

表 2-2 白细胞正常百分数和绝对值

细胞类型	百分数/（%）	绝对值/（$\times 10^9$/L）
中性粒细胞（N）		
杆状核（st）	0~5	0.04~0.05
分叶核（sg）	50~70	2~7
嗜酸性粒细胞（E）	0.5~5	0.05~0.5
嗜碱性粒细胞（B）	0~1	0~0.1
淋巴细胞（L）	20~40	0.8~4
单核细胞（M）	3~8	0.12~0.8

其临床意义具体如下：

白细胞总数高于正常值（成人为 $10 \times 10^9 / L$）称白细胞增多，低于正常值（成人为 $4 \times 10^9 / L$）称白细胞减少。白细胞总数的增多或减少主要受中性粒细胞数量的影响。

1）中性粒细胞

中性粒细胞增多常伴随白细胞总数的增多。在生理情况下，比如剧烈运动或劳动后，饱餐或淋浴后，高温或严寒等均可使其暂时性升高。病理性增多常见于急性感染，特别是化脓性球菌（如金黄色葡萄球菌、溶血性链球菌、肺炎链球菌等）感染为最常见的原因。粒细胞白血病时，可出现中性粒细胞明显增多。中性粒细胞减少主要见于革兰阴性杆菌感染（如伤寒、副伤寒杆菌感染）、某些病毒感染（如流感、水痘、风疹病毒感染）以及理化学因素损伤（比如放疗化疗）等。

2）嗜酸性粒细胞

嗜酸性粒细胞增多最常见于过敏性疾病（哮喘、荨麻疹等）、嗜酸性粒细胞白血病等。嗜酸性粒细胞减少常见于伤寒和副伤寒初期、大手术等应激状态或长期应用肾上腺皮质激素后，其临床意义甚小。

3）嗜碱性粒细胞

嗜碱性粒细胞增多常见于过敏性疾病、嗜碱性粒细胞白血病等。嗜碱性粒细胞减少无临床意义。

4）淋巴细胞

淋巴细胞增多主要见于感染性疾病，包括病毒感染，如麻疹、风疹、水痘、流行性腮腺炎、病毒性肝炎、流行性出血热等，也可见于细菌感染，如百日咳杆菌、结核分枝杆菌等的感染。淋巴细胞性白血病、淋巴瘤也会出现淋巴细胞明显增加。淋巴细胞减少主要见于应用肾上腺皮质激素、烷化剂、抗淋巴细胞球蛋白等的治疗以及放射线损伤、免疫缺陷性疾病、丙种球蛋白缺乏症等。

5）单核细胞

单核细胞增多主要见于某些感染性疾病（如感染性心内膜炎、疟疾、黑热病、活动性肺结核等）和某些血液病如单核细胞性白血病。

3. 血小板计数

正常成人血小板参考值为（100～300）$\times 10^9 / L$。

血小板计数的临床意义如下：

（1）血小板减少：低于 $100 \times 10^9 / L$ 称为血小板减少。

① 血小板的生成障碍：见于再生障碍性贫血、放射性损伤、急性白血病、巨幼细胞贫血、骨髓纤维化晚期等。

② 血小板破坏或消耗增多：见于原发性血小板减少性紫癜、恶性淋巴瘤、上呼吸道感染、风疹、新生儿血小板减少症、输血后血小板减少症、DIC。

③ 血小板分布异常：如脾肿大、血液被稀释等。

（2）血小板增多：血小板数超过 $400 \times 10^9 / L$ 为血小板增多。

① 原发性增多：见于骨髓增殖性疾病，如真性红细胞增多症和原发性血小板增多症、骨

髓纤维化早期及慢性粒细胞白血病等;

② 反应性增多:见于急性感染、急性溶血、某些癌症患者,这种增多是轻度的,多在 $500 \times 10^9/L$ 以下。

二、尿液常规检查

1.一般性状检查

1)尿量

正常成人尿量为 $1000 \sim 2000$ mL/24 h。

其临床意义如下。

(1)尿量增多:24 h 尿量超过 2500 mL,称为多尿。暂时性多尿可见于水摄入过多、应用利尿剂和某些药物等。内分泌疾病如糖尿病,尿糖增多引起的溶质性利尿;尿崩症,由于垂体分泌的抗利尿激素(ADH)不足或肾小管对 ADH 反应性降低,影响尿液浓缩导致多尿。肾脏疾病如慢性肾盂肾炎、慢性肾衰早期、急性肾衰多尿期等,均可出现多尿。

(2)尿量减少:成人尿量低于 400 mL/24 h 或 17 mL/h,称为少尿;而低于 100 mL/24 h,则称为无尿。休克、心衰、脱水及其他引起有效血容量减少病症可导致肾小球滤过不足而出现少尿。各种肾脏实质性改变可以导致少尿。因结石、尿路狭窄、肿瘤压迫引起尿路梗阻或排尿功能障碍也可以导致尿量减少。

2)尿液外观

正常新鲜尿液清澈透明。尿液颜色受食物、尿色素、药物等影响,一般呈淡黄色至深黄色。其临床意义如下。

(1)血尿:尿液内含有一定量的红细胞,称为血尿,可呈淡红色云雾状、洗肉水样或混有血凝块。每升尿液中含血量超过 1 mL,即可出现淡红色,称肉眼血尿。如尿液外观变化不明显,离心沉淀后,镜检时每高倍镜视野红细胞平均多于 3 个,称为镜下血尿。血尿多见于泌尿系统炎症、结石、肿瘤、结核、外伤等,也可见于血液系统疾病,如血友病等。

(2)血红蛋白尿及肌红蛋白尿:正常尿液隐血试验为阴性,当血红蛋白和肌红蛋白出现于尿中,可使尿液呈浓茶色、红葡萄酒色或酱油色。血红蛋白尿主要见于严重的血管内溶血,如溶血性贫血、血型不合的输血反应、阵发性睡眠性血红蛋白尿等;肌红蛋白尿常见于挤压综合征、缺血性肌坏死等。正常人剧烈运动后,也可偶见肌红蛋白尿。

(3)胆红素尿:尿内含有大量的结合胆红素,尿液呈豆油样改变,振荡后出现黄色泡沫且不易消失,常见于阻塞性黄疸和肝细胞性黄疸。

(4)脓尿和菌尿:当尿内含有大量的脓细胞、炎性渗出物或细菌时,新鲜尿液呈白色混浊(脓尿)或云雾状(菌尿)。加热或加酸均不能使混浊消失。脓尿和菌尿见于泌尿系统感染如肾盂肾炎、膀胱炎等。

(5)乳糜尿和脂肪尿:尿中混有淋巴液而呈稀牛奶状称为乳糜尿。尿中出现脂肪小滴则称为脂肪尿。用乙醚等有机溶剂抽提乳糜微粒、脂肪小滴,尿液变清,可与其他混浊尿鉴别。乳糜尿可见于丝虫病及肾周围淋巴管梗阻。脂肪尿见于脂肪挤压损伤、骨折和肾病综合征等。

3）气味

正常尿液的气味来自尿中挥发性的酸性物质。其临床意义如下：

（1）尿液长时间放置后，尿素分解可出现氨臭味。

（2）若新鲜尿液即有氨味，见于慢性膀胱炎及尿潴留等。

（3）有机磷中毒者，尿带蒜臭味。

（4）糖尿病酮症酸中毒时尿呈烂苹果味。

（5）苯丙酮尿症者尿有鼠臭味。

4）酸碱反应

正常人尿 pH 值约为 6.5，波动在 4.5～8.0 之间。其临床意义如下：

由于膳食结构的影响，尿液酸碱度可有较大的生理性变化，肉食为主者尿液偏酸性，素食为主者尿液偏碱性。

（1）尿 pH 值降低：见于酸中毒、痛风、糖尿病及口服氯化铵等酸性药物。

（2）尿 pH 值增高：见于碱中毒、尿潴留、膀胱炎、应用利尿剂等。

（3）药物干预：尿 pH 值可作为用药的一个指标，用氯化铵酸化尿液，可促使碱性药物中毒时从尿中排出；而用碳酸氢钠碱化尿液，可促使酸性药物中毒时从尿中排出。

5）尿液比重

尿比重是指在 4 ℃条件下尿液与同体积纯水的重量之比。正常人尿比重为 1.015～1.025，晨尿最高，一般大于 1.020，婴幼儿尿比重偏低。其临床意义如下：

（1）尿比重增高：血容量不足导致的肾前性少尿、糖尿病、急性肾小球肾炎、肾病综合征等；

（2）尿比重降低：大量饮水、慢性肾小球肾炎、慢性肾衰竭、肾小管间质疾病、尿崩症等。

2. 化学检查

1）尿蛋白

正常人尿蛋白定性试验阴性；定量试验 0～80 mg/24 h。尿蛋白定性试验阳性或定量试验超过 150 mg/24 h 尿时，称蛋白尿。其临床意义如下：

（1）生理性蛋白尿：指泌尿系统无器质性病变，尿内暂时出现蛋白质，程度较轻，持续时间短，诱因解除后消失。如机体在剧烈运动、发热、寒冷、精神紧张、交感神经兴奋及血管活性剂等刺激下所致血流动力学改变，肾血管痉挛、充血，导致肾小球毛细血管壁通透性增加而出现的蛋白尿。

（2）病理性蛋白尿：因各种肾脏及肾外疾病所致的蛋白尿，多为持续性蛋白尿。

2）尿糖

正常人尿糖定性试验阴性，定量为 0.56～5.0 mmol/24 h 尿。尿糖定性试验阳性，称为糖尿。其临床意义如下：

（1）血糖增高性糖尿：血糖超过肾糖阈为主要原因，糖尿病最为常见。

（2）血糖正常性糖尿：血糖浓度正常，由于肾小管病变导致葡萄糖的重吸收能力降低所致,即肾阈值下降产生的糖尿,又称肾性糖尿,常见于慢性肾炎、肾病综合征、间质性肾炎和家族性糖尿等。

(3)暂时性糖尿:大量进食碳水化合物或静脉注射大量的葡萄糖后可一时性血糖升高,尿糖阳性。

3)酮体

酮体是β-羟丁酸、乙酰乙酸和丙酮的总称,三者是体内脂肪代谢的中间产物。当体内糖分解代谢不足时,脂肪分解活跃但氧化不完全可产生大量酮体,从尿中排出形成酮尿。正常人尿酮体为阴性。其临床意义如下:

(1)糖尿病性酮尿:常伴有酮症酸中毒,酮尿是糖尿病性昏迷的前期指标,此时多伴有高糖血症和糖尿,而对接受苯乙双胍(降糖灵)等双胍类药物治疗者,虽然出现酮尿,但血糖、尿糖正常。

(2)非糖尿病性糖尿:高热、严重呕吐、腹泻、长期饥饿、禁食、过分节食、妊娠剧吐、酒精性肝炎、肝硬化等,因糖代谢障碍而出现酮尿。

4)尿胆红素与尿胆原

正常人尿胆红素定性阴性,定量≤2 mg/L;尿胆原定性为阴性,定量≤10 mg/L。其临床意义如下:

(1)尿胆红素增高:主要见于急性黄疸性肝炎、阻塞性黄疸。

(2)尿胆原增高主要见于肝细胞性黄疸和溶血性黄疸;尿胆原减少见于阻塞性黄疸。

3. 显微镜检查

尿沉渣检测是用尿液分析仪及尿沉渣自动分析仪,对尿的离心沉淀物中的某些有形成分进行自动检测。

1)红细胞

玻片法平均0~3个/HP,定量检查0~5个 μL。其临床意义如下:

(1)镜下血尿:尿沉渣镜检红细胞>3个/HP。

(2)肾小球源性血尿:多形性红细胞>80%时,常见于急性肾小球肾炎、急进性肾炎、慢性肾炎、紫癜性肾炎、狼疮性肾炎等。

(3)非肾小球源性血尿:多形性红细胞<50%,常见于肾结石、泌尿系统肿瘤、肾盂肾炎、多囊肾、急性膀胱炎、肾结核等。

2)白细胞和脓细胞

玻片法平均0~5个/HP,定量检查0~10个/μL。其临床意义如下:

若有大量白细胞,多为泌尿系统感染如肾盂肾炎、肾结核、膀胱炎或尿道炎。成年女性生殖系统有炎症时,常有阴道分泌物混入尿内,除有成团脓细胞外,并伴有多量扁平上皮细胞。

3)上皮细胞

正常尿中无或偶见移行上皮细胞。其临床意义如下:

在尿中出现肾小管上皮细胞,常提示肾小管病变,在输尿管、膀胱、尿道有炎症时可出现,大量出现应警惕移行上皮细胞癌。尿中大量出现复层扁平上皮细胞或片状脱落且伴有白细胞、脓细胞,见于尿道炎。

4）管型

管型是蛋白质、细胞或碎片在肾小管、集合管中凝固而成的圆柱形蛋白聚体。正常尿液中无管型。其临床意义如下:

（1）透明管型:在运动、重体力劳动、麻醉、用利尿剂、发热时可出现一过性增多。在肾病综合征、慢性肾炎、恶性高血压和心力衰竭时可见增多。

（2）颗粒管型:为肾实质病变崩解的细胞碎片、血浆蛋白及其他有形物凝聚而成。颗粒管型见于慢性肾炎、肾盂肾炎等原因引起的肾小管损伤。

（3）细胞管型:细胞含量超过管型体积的1/3,称为细胞管型。按其所含细胞命名为:①肾小管上皮细胞管型,在各种原因所致的肾小管损伤时出现;②红细胞管型:常与肾小球性血尿同时存在,临床意义与血尿相似;③白细胞管型:常见于肾盂肾炎、间质性肾炎等;④混合管型:同时含有各种细胞和颗粒物质的管型,可见于各种肾小球疾病。

（4）蜡样管型:由颗粒管型、细胞管型在肾小管中长期停留变性或直接由淀粉样变性的上皮细胞溶解后形成,呈质地厚、有切迹或扭曲、折光性强的浅灰或浅黄色蜡烛状。该类管型多提示有严重的肾小管变性坏死,预后不良。

（5）脂肪管型:因管型中含有大小不一、折光性强的椭圆形脂肪小球而得名,常见于肾病综合征、慢性肾小球肾炎急性发作及其他肾小管损伤性疾病。

5）结晶体

尿液经离心沉淀后,在显微镜下观察到形态各异的盐类结晶。结晶体经常出现于新鲜尿中并伴有较多红细胞应怀疑患有肾结石的可能。

三、粪便常规检测

粪便是食物在体内经消化的最终产物。粪便检测对了解消化道及通向肠道的肝、胆、胰腺等器官有无病变,间接判断胃肠、胰腺、肝胆系统的功能状况有重要价值。

1. 一般性状检查

1）量

正常人每日排便1次,为100～300 g,随食物种类、进食量及消化器官功能状态而异。

2）颜色与性状

正常成人的粪便排出时为黄褐色圆柱形软便,婴儿粪便呈黄色或金黄色糊状便。

（1）鲜血便:见于直肠息肉、直肠癌、肛裂及痔疮等。痔疮时常在排便之后有鲜血滴落,而其他疾患则鲜血附着于粪便表面。

（2）柏油样便:稀薄、黏稠、漆黑、发亮的黑色粪便,形似柏油称柏油样便,见于消化道出血。服用活性炭、铋剂等之后也可排出黑便,但无光泽且隐血试验阴性,若食用较多动物血、肝或口服铁剂等也可使粪便呈黑色,隐血试验亦可阳性,应注意鉴别。

（3）白陶土样便:见于各种原因引起的胆管阻塞患者。

（4）脓性及脓血便：当肠道下段有病变，如痢疾、溃疡性结肠炎、局限性肠炎、结肠或直肠癌常表现为脓性及脓血便，脓或血的多少取决于炎症类型及其程度，阿米巴痢疾以血为主，血中带脓，呈暗红色稀果酱样，细菌性痢疾则以黏液及脓为主，脓中带血。

（5）米泔样便：粪便呈白色淘米水样，内含有黏液片块，量大、稀水样，见于重症霍乱、副霍乱患者。

（6）黏液便：正常粪便中的少量黏液与粪便均匀混合不易察觉。小肠炎症时增多的黏液均匀地混于粪便中；大肠病变时因粪便已逐渐形成，黏液不易与粪便混合；来自直肠的黏液则附着于粪便的表面。单纯黏液便的黏液无色透明，稍黏稠，脓性黏液便则呈黄白色不透明，见于各类肠炎、细菌性痢疾、阿米巴痢疾等。

（7）稀糊状或水样便：见于各种感染性和非感染性腹泻。小儿肠炎时粪便呈绿色稀糊状。大量黄绿色稀汁样便，并含有膜状物时见于假膜性肠炎。

（8）细条样便：排出细条样或扁片状粪便，提示直肠狭窄，多见于直肠癌。

（9）乳凝块：乳儿粪便中见有黄白色乳凝块，亦可见蛋花汤样便，常见于婴儿消化不良、婴儿腹泻。

3）气味

正常粪便有臭味因含蛋白质分解产物，如吲哚、粪臭素、硫醇、硫化氢等所致，肉食者味重，素食者味轻。患慢性肠炎、胰腺疾病、结肠或直肠癌溃烂时有恶臭。阿米巴肠炎粪便呈血腥臭味。脂肪及糖类消化或吸收不良时粪便呈酸臭味。

4）寄生虫体

蛔虫、蛲虫及绦虫等较大虫体或其片段肉眼即可分辨。

5）结石

粪便中可见到胆石、胰石、胃石、肠石等，最重要且最常见的是胆石，常见于应用排石药物或碎石术后。

2. 显微镜检查

1）细胞

（1）白细胞：正常粪便中不见或偶见。肠道炎症时增多，其数量多少与炎症轻重及部位有关。小肠炎症时白细胞数量一般<15/HP，细菌性痢疾，可见大量白细胞、脓细胞或小吞噬细胞。过敏性肠炎、肠道寄生虫病时可见较多嗜酸性粒细胞。

（2）红细胞：正常粪便中无红细胞，当下消化道出血、痢疾、溃疡性结肠炎、结肠和直肠癌时，粪便中可见到红细胞。细菌性痢疾时红细胞少于白细胞，散在分布，形态正常。阿米巴痢疾时红细胞多于白细胞，多成堆出现并有残碎现象。

（3）巨噬细胞：为一种吞噬较大异物的单核细胞，含有吞噬颗粒及细胞碎屑。见于细菌性痢疾和溃疡性结肠炎。

（4）肠黏膜上皮细胞：正常粪便中见不到，结肠炎、假膜性肠炎时可见增多。

（5）肿瘤细胞：取乙状结肠癌、直肠癌患者的血性粪便及时涂片染色，可能发现成堆的癌细胞。

2）食物残渣

正常粪便中的食物残渣系已消化的无定形细小颗粒,仅可偶见淀粉颗粒和脂肪小滴等。腹泻者的粪便中易见到淀粉颗粒,慢性胰腺炎、胰腺功能不全时增多。在急、慢性胰腺炎及胰头癌或因肠蠕动亢进、腹泻、消化不良综合征等,脂肪小滴增多。在胃蛋白酶缺乏时粪便中较多出现结缔组织。肠蠕动亢进、腹泻时,肌肉纤维、植物细胞及植物纤维增多。

3）寄生虫和寄生虫卵

肠道寄生虫病时,从粪便中能见到的相应病原体,主要包括阿米巴、鞭毛虫、孢子虫和纤毛虫等。

3. 粪便隐血试验

正常人的粪便隐血试验结果为阴性。其临床意义如下:

隐血试验对消化道出血鉴别诊断有一定意义,消化性溃疡的隐血试验阳性率为40%~70%,呈间歇阳性;消化道恶性肿瘤,阳性率可达95%,呈持续性阳性;急性胃黏膜病变、肠结核、克罗恩病、溃疡性结肠炎、钩虫病及流行性出血热等,均常为阳性。

4. 细菌学检查

粪便中细菌极多,占干重三分之一,多属正常菌群。大肠杆菌、厌氧菌和肠球菌是成人粪便中主要菌群,产气杆菌、变形杆菌、绿脓杆菌多为过路菌,此外还有少量芽孢菌和酵母菌。上述细菌出现均无临床意义。肠道致病菌检测主要通过粪便直接涂片镜检和细菌培养。疑为霍乱、副霍乱,取粪便于生理盐水中作悬滴试验,可见鱼群穿梭样运动活泼的弧菌。

第二篇　传染病学基础

　　传染病是由病原体感染人体后引起的具有传染性的疾病。传染病大流行被古人称为"瘟疫"。从古至今，人类都饱受"瘟疫"之痛。鼠疫、天花、流感等传染病的流行，导致大量人口死亡，甚至改变了人类历史的进程。2002年在我国广东顺德首发的"非典"以及 2009 年在墨西哥暴发的"甲型 H_1N_1 流感"，不仅严重困扰着人们的生活，而且也危害了人们的健康和生命。随着医学科学的发展，人们对各种传染病及其传播的特点有了深入的认识，找到了控制传染病的有效方法，比如抗菌素的使用，大大控制了细菌性传染病（肺结核等）的流行；中医中药在传染病的控制中也发挥了非常重要的作用，2015 年我国学者屠呦呦获得诺贝尔生理学和医学奖，就是因为她研究的中药青蒿素为"疟疾"的治疗做出了巨大贡献。

　　更重要的是，人类在和传染病的抗争中建立了医学免疫学。通过预防接种疫苗，增强了人类对传染病的抗病能力，大大减少了传染病的流行。有些传染病已经被消灭，比如"天花"，而有的传染病依然还在肆虐人类，比如艾滋病、病毒性肝炎。新的传染病也在不断出现，比如"埃博拉出血热"，有些传染病被人类有效控制了，许多年后又卷土重来，比如"结核病"。因此人类在和传染病的抗争中不能有一丝懈怠。

　　传染病有如下一些共同特性。

1．传染病的基本特征

1）有病原体

每种传染病都有其特异的病原体，包括病毒、细菌、真菌、螺旋体、原虫等。

2）有传染性

病原体从宿主排出体外，通过一定方式，到达新的易感染者体内，呈现出一定传染性，其传染强度与病原体种类、数量、毒力、易感者的免疫状态等有关。

3）有流行病的特征

（1）流行性：散发是指传染病在人群中散在发生；流行是指某一地区或某一单位，在某一时期内，某种传染病的发病率，超过了历年同期的发病水平；大流行指某种传染病在一个短时期内迅速传播、蔓延，超过了一般的流行强度；暴发指某一局部地区或单位，在短期内突然出现众多的同一种疾病的病人。

（2）地方性：是指某些传染病，其中间宿主，受地理条件，气温条件变化的影响，常局限于一定的地理范围内发生。如虫媒传染病，自然疫源性疾病。

（3）季节性：指传染病的发病率，在年度内有季节性升高。此与温度、湿度的改变有关。

4）有感染后免疫性

人体感染某个病原体后对同一种病原体及其毒素将产生免疫反应。有的传染病患病一次后可终身免疫，有的还可再感染。

2. 传染病流行的三个基本环节

（1）传染源：指体内带有病原体，并不断向体外排出病原体的人和动物。

（2）传播途径：是病原体从传染源排出体外，经过一定的传播方式，侵入新的易感者的过程，包括经水与食物传播、空气飞沫传播、虫媒传播和接触传播。

（3）易感者：是指人群对某种传染病病原体的易感程度。

三个环节必须同时存在，缺一不可。否则，新的传染不会发生，不可能形成流行。

3. 影响流行过程的因素

（1）自然因素：地理因素与气候因素。大部分虫媒传染病和某些自然疫源性传染病，有较严格的地区和季节性。寒冷季节易发生呼吸道传染病，夏秋季节易发生消化道传染病。

（2）社会因素：主要与人民的生活水平、社会卫生保健事业的发展、预防普及密切相关。生活水平低、卫生条件差，可致机体抗病能力低，增加感染的机会，疾病更容易流行。

本篇重点介绍六个传染病：流行性感冒、病毒性肝炎、艾滋病、狂犬病、肺结核和疟疾。通过对这几个疾病的学习，了解不同传染病的特点及其防治策略。

第四章 病毒性疾病

病毒性疾病是由病毒引起的疾病,人类传染病大多由病毒引起。常见病毒性疾病包括流行性感冒、艾滋病、麻疹、风疹、天花、病毒性肝炎、脊髓灰质炎、流行性乙型脑炎、流行性出血热、埃博拉出血热、SARS 等。

第一节 流行性感冒

【概述】

流行性感冒(influenza)简称流感,是由流感病毒引起的急性呼吸道传染病。该病潜伏期短,传染性强,传播迅速。由于流感病毒致病力强,容易发生变异,也容易引起暴发流行,迄今为止,世界已发生过五次大的流行和若干次小流行,造成数十亿人发病,数千万人死亡,严重影响了人们的社会生活和生产建设。

【病原学】

流感病毒属正黏液病毒科,呈球形或丝状,直径 80～120 nm。三型病毒具有相似的生化和生物学特征。病毒由三层构成,内层为病毒核衣壳,含核蛋白(NP)、P 蛋白和 RNA。NP 是可溶性抗原,具有型特异性,抗原性稳定,P 蛋白可能是 RNA 转录和复制所需的多聚酶;中层为病毒囊膜,由一层类脂体和一层膜蛋白(MP)构成,MP 抗原性稳定,也具有型特异性;外层为两种不同糖蛋白构成的辐射状突起,即血凝素(H)和神经氨酸酶(N)。H 能引起红细胞凝集,是病毒吸附于敏感细胞表面的工具,N 则能水解黏液蛋白,水解细胞表面受体特异性糖蛋白末端的 N-乙酰神经氨酸,是病毒复制完成后脱离细胞表面的工具。H 和 N 均有变异特性,故只有株特异的抗原性,其抗体具有保护作用。

根据 NP 抗原性,将流感病毒分为甲、乙、丙三型。按 H 和 N 抗原不同,同型病毒又分若干亚型。流感病毒的抗原性变异就是指 H 和 N 抗原结构的改变,主要是 H。在亚型内部经常发生小变异(量变),称为抗原漂移。甲型流感病毒的抗原变异较快,2～3 年可发生一次,乙型流感病毒的抗原变异很慢。大的抗原变异出现的亚型(质变)即称抗原转变,其为 H 和(或)N 都发生了大的变异,由此而产生新的亚型,可引起世界性大流行。大流行主要由甲型流感病毒引起;乙型流感多呈局部流行或散发;丙型一般只引起散发。

【发病机制】

流感病毒侵入呼吸道的纤毛柱状上皮细胞内,并在细胞内进行复制。新增殖的病毒颗粒从细胞膜上芽生,借神经氨酸酶的作用而释放出来,再侵入其他上皮细胞。受病毒感染的上皮细胞发生变性、坏死与脱落,露出基底细胞层。突出表现为局部炎症,同时引起全身中毒反应,如发热、全身疼痛和白细胞减少等,但一般不形成病毒血症。约于第 5 病日基底细胞层开始再生,先为未分化的移行上皮,2 周后新的纤毛上皮形成而恢复。

【感染后免疫】

1. 体液免疫

在流感免疫中,除呼吸道局部的 SIgA 抗体起主导作用外,血清中的中和抗体(IgG 和 IgM)也具有保护作用。人体感染流感后主要产生 3 种抗体。

(1)H 抗体:能中和病毒,可防止再感染;H 抗体是主要的保护抗体,具有株特异性,但在抗原漂移时保护作用减弱,抗原转变时则失去保护作用。

(2)N 抗体:可抑制病毒从细胞表面释放再感染其他细胞,减少病毒增殖,因此,在个体保护和限制传播方面有作用;N 抗体也具株的特异性,由于 N 变异较慢,故在一定时期内常有广泛交叉。

(3)NP 抗体:有型特异性,无保护作用,只有感染发病后才升高,疫苗接种后一般不升高。

2. 细胞免疫

机体对流感病毒的细胞免疫,主要是细胞毒性 T 细胞(Tc 细胞)和 γ-干扰素。Tc 细胞主要攻击感染病毒的靶细胞,能减少病灶内的病毒量,对疾病恢复起主要作用。由 Tc 细胞产生 γ-干扰素,协同 Tc 细胞的细胞毒效应使感染细胞溶解,并阻止病毒扩散。

感染病毒后可获 2~4 年的免疫力,但这种特异性免疫常不能抵御因抗原变异所形成新病毒株的再感染,使流感反复多次发生。由于流感病毒经常变异,每次感染的病毒株亦不相同,因此不同人群对流感的免疫状态不一致。

【病理特征】

全肺暗红色,气管与支气管内有血性液体,黏膜充血,纤毛上皮细胞脱落,并有上皮细胞再生现象。粘膜下有灶性出血、水肿和轻度白细胞浸润。肺泡内有纤维蛋白与水肿液,其中混有中性粒细胞。肺下叶肺泡出血,肺间质可增厚,肺泡与肺泡管中可有透明膜形成。如有继发感染,则病变更复杂。

【临床表现】

潜伏期 1~3 日,最短数小时,最长 4 日。各型流感病毒所致症状,虽有轻重不同,但基本表现一致。

1. 单纯型流感

急起高热,全身症状较重,呼吸道症状较轻。明显的头痛、身痛、乏力、咽干及食欲减退等。部分病人有鼻塞、流涕、干咳等。查体可见急性热病容,面颊潮红,眼结膜及咽部充血。肺部可闻及干啰音。发热多于 1~2 日内达高峰,3~4 日内退热,其他症状随之缓解,但上呼吸道症状常持续 1～2 周后才逐渐消失,体力恢复亦较慢。部分轻症者,类似其他病毒性上感,1～2 日即愈,易被忽视。

2. 流感病毒性肺炎(肺炎型流感)

起病时与单纯流感相似,但于发病 1～2 日内病情迅速加重。高热、衰竭、烦躁、剧咳、血性痰、气急、发绀并有心衰。双肺听诊呼吸音低,满布湿鸣、哮鸣音,但无肺实变体征。X 线胸片显示双肺结节状阴影,以肺门处为多。痰培养无致病菌生长,但可分离出流感病毒。抗菌治疗无效。重型流感肺炎患者病情日益加重,多于 5～10 日内死于呼吸与循环衰竭。轻型流感病毒性肺炎患者症状较轻,预后较好。

3. 其他类型

较少见。流感流行期间,病人除具流感的各种症状、体征外,伴有呕吐、腹泻者称胃肠型;伴有惊厥、意识障碍、脑膜刺激征阳性者称脑炎型;原患心血管疾病又染流感者发生心律失常或循环衰竭,心电图显示为心肌炎,称心肌炎型;病人高热、循环功能障碍、血压下降、休克及 DIC 等,称为中毒型。此外,偶有报告流感病毒亦可致急性肌炎、出血性膀胱炎、肾炎和腮腺炎等。

【并发症】

流感患者可能继发各种细菌感染,比如细菌性气管炎、支气管炎和肺炎。

【诊断】

1. 流行病学资料

冬春季节在同一地区,1～2 日内即有大量上呼吸道感染病人发生,或某地区有流行。

2. 临床表现

起病急骤,有发热、头痛、全身酸痛、乏力等全身中毒症状,而呼吸道症状较轻。结合查体及 X 线照片进行诊断。

3. 实验室检查

(1)血常规:白细胞计数正常或减少,分类正常或相对淋巴细胞增多。如有显著白细胞增多,常说明继发细菌性感染。

(2)鼻黏膜印片检查:可在上皮细胞内查见包涵体,做荧光抗体染色阳性率达 90% 以上。

(3)血清学检查,取病后 3 日以内和 2～4 周后双份血清做补体结合试验或血凝抑制试验,效价递升 4 倍或以上者,可以确诊。

(4)分离病毒:可将起病 3 日内咽部含漱液或棉拭子,接种于鸡胚进行病毒分离。

【鉴别诊断】

(1)其他病毒性呼吸道感染:可由鼻病毒、腺病毒、呼吸道合胞病毒、副流感病毒、冠状病毒等引起。可根据临床特点与流行病学资料进行初步鉴别。

（2）肺炎支原体肺炎:起病较缓。咯少量黏痰或血丝痰,病情和缓,预后良好。冷凝集试验及 MG 型链球菌凝集试验效价升高。

【治疗】

1. 一般治疗

隔离病人 1 周或至主要症状消失。卧床休息,多饮水,给予流食或半流质饮食,进食后以温盐水或温开水漱口,保持鼻咽口腔清洁卫生。

2. 对症治疗

有高热烦躁者可予解热镇静剂,酌情选用 APC、安乃近、苯巴比妥等。高热明显者、呕吐剧烈者应予适当补液。

3. 抗生素的应用

适应证:①继发细菌感染;②有风湿病史者;③抵抗力差的年老体弱者。

4. 抗病毒治疗

（1）利巴韦林(病毒唑):对各型流感均有疗效。

（2）金刚烷胺和甲基金刚烷胺:只对甲型流感病毒有效。其机制是抑制病毒增殖,使患者排毒量减少,排毒期和病程缩短。早期用药疗效好。有口干、头晕、嗜睡、失眠和共济失调等副作用。和金刚烷胺比较,甲基金刚烷胺疗效高,半衰期长,副作用小。

【流行环节及预防措施】

1. 管理传染源

传染源主要是病人和隐性感染者。病人自潜伏期末到发病后 5 日内均可有病毒从鼻涕、口涎、痰液等分泌物排出,传染期约 1 周,以病初 2～3 日传染性最强。病人应就地隔离治疗 1 周,或至退热后 2 d。不住院者外出应戴口罩。单位流行应进行集体检疫,并要健全和加强疫情报告制度。

2. 切断传播途径

病毒随咳嗽、喷嚏、说话所致飞沫传播为主,通过病毒污染的茶具、餐具、毛巾等间接传播也有可能。流行期间暂停集会和集体文体活动。到公共场所应戴口罩。不到病人家串门,以减少传播机会。室内应保持空气新鲜,可用食醋或过氧乙酸熏蒸。病人用过的餐具、衣物、手帕、玩具等应煮沸消毒或阳光暴晒 2 h。

3. 保护易感者

人群普遍易感,感染后对同一抗原型可获不同程度的免疫力,型与型之间无交叉免疫性。

（1）药物预防:易感者可服用金刚烷胺或甲基金刚烷胺 0.1 g,每日 1 次(儿童及肾功不全者减量),连服 10～14 日;或病毒唑滴鼻,均有较好的预防效果。

（2）流感疫苗:常用的减毒活疫苗和灭活疫苗,在疫苗株与病毒株抗原一致的情况下,均有肯定的预防效果。但因病毒易发生变异而难以对流行株做有效预防。减毒活疫苗采用鼻腔接种,使之引起轻度上呼吸道感染,从而产生免疫力。每人每次 0.5 mL,在流行季节前 1～3 月喷施双侧鼻腔。老人,孕妇,婴幼儿,患有慢性心、肺、肾等疾患及过敏体质者,不予接种。灭活疫苗采用皮下注射,副作用小,因大量制备较困难,仅用于减毒活疫苗禁忌证者;每次剂量:成人 1 mL,学龄前儿童 0.2 mL,学龄儿童 0.5 mL。

第二节 病毒性肝炎

【概述】

病毒性肝炎(viral hepatitis)是由多种肝炎病毒引起,以肝脏损害为主的一组全身性传染病,分五种类型。甲型和戊型肝炎经粪-口途径传播,乙型、丙型、丁型肝炎主要经血液、体液等途径传播。各型病毒性肝炎的临床表现相似,以疲乏、食欲减退、厌油、右上腹不适、肝大、肝功能异常为主,部分病例出现黄疸。临床上甲型和戊型肝炎表现为急性感染;乙型、丙型、丁型肝炎大多数呈慢性感染,部分病例可发展为肝硬化或肝细胞癌。甲型和乙型肝炎可通过疫苗预防。

【病原学】

(1) 甲型肝炎病毒(HAV):RNA 病毒科嗜肝病毒属。HAV 直径为 27～32 nm,无包膜。HAV 主要在肝细胞胞质内复制,通过胆汁从粪便中排出。HAV 只有一个血清型和一个抗原抗体系统。HAV 对外界抵抗力较强,耐酸碱,室温下可生存 1 周;煮沸 5 min 全部灭活。紫外线、3%甲醛 5 min 可灭活。

(2) 乙型肝炎病毒(HBV):DNA 病毒科嗜肝病毒属。在电镜下可见 3 种病毒颗粒:①Dane 颗粒,又称大球形颗粒,是完整的 HBV 颗粒,直径 42 nm,分为胞膜和核心两部分,包膜上含乙型肝炎表面抗原(HBsAg)。核心部分含环状双股 DNA、DNA 聚合酶(DNAP)和核心抗原(HBcAg),是病毒复制的主体。②小球形颗粒。③管状颗粒。后两者是仅含包膜蛋白的 HBV 缺陷颗粒,无感染性。HBV 的抵抗力很强,能耐 60 ℃ 4 h 及一般浓度的消毒剂;煮沸 10 min、高压蒸气消毒可以灭活。

(3) 丙型肝炎病毒(HCV):HCV 为球形 RNA 病毒。病毒颗粒直径约 55 nm,外有含病毒膜抗原棘突结构的脂质膜,内由核心蛋白及病毒 RNA 组成核衣壳。HCV 基因组为线状单股正链 RNA。HCV 易于变异,是 5 种肝炎病毒中最易发生膜抗原变异的病毒。目前可将 HCV 分为 6 个不同基因型。氯仿(10%～20%)、甲醛(1∶1000) 6 h 以及加热 60 ℃ 10 h 可使 HCV 灭活。

(4) 丁型肝炎病毒(HDV):HDV 是一种缺陷 RNA 病毒,必须有 HBV 辅助才能复制。HDV 为直径 35～37 nm 的球形颗粒,内部含 HDAg 和基因组 HDV RNA,外壳为 HBsAg。

(5) 戊型肝炎病毒(HEV):属未分类病毒。免疫电镜下为球形颗粒,直径 27～38 nm,无包膜。基因组为单股正链 RNA。HEV 主要在肝细胞内复制,通过胆道排出。HEV 对高热、氯仿敏感。

【发病机制】

各型病毒性肝炎的发病机制目前尚未充分阐明。

(1)甲型肝炎:HAV侵入后引起短暂的病毒血症,继而侵入肝脏,在肝细胞内增殖。病毒的增殖不直接引起细胞病变,肝细胞损伤机制主要归因于免疫应答所产生的免疫损害,如细胞毒性T细胞对感染有病毒的肝细胞的攻击。

(2)乙型肝炎:HBV通过注射途径或破损的皮肤、黏膜进入机体后,迅速通过血液到达肝脏和其他器官,引起肝脏及肝外相应组织的病理改变和免疫功能改变,以肝脏病变最为突出。

(3)丙型肝炎:HCV引起肝细胞损伤的机制与HCV的直接致病作用及免疫损伤有关。

(4)丁型肝炎:HDV的外壳是HBsAg,其发病机制类似乙型肝炎,HDAg的抗原性较强,宿主免疫反应参与了肝细胞的损伤。

(5)戊型肝炎:其发病机制研究报道不多,与甲型肝炎类似。

【感染后免疫】

(1)甲型肝炎:感染甲肝病毒后,人体会产生抗甲肝病毒抗体。血清IgM型抗体仅存在于病后3~6个月,是近期感染的标志,具有诊断意义。IgG型抗体出现较晚,可保存多年甚至终生,表示过去感染并具有免疫力。

(2)乙型肝炎:感染乙肝病毒后,人体可产生抗乙肝的表面抗原(HBsAg)的抗体(抗-HBs)、抗e抗原(HBeAg)的e抗体(抗-HBe)以及抗核心抗原(HBcAg)的核心抗体(抗-HBc)。抗-HBs代表过去感染或者疫苗接种后产生了免疫保护;抗-HBc和抗HBe的出现不具备免疫保护作用。

(3)其他:感染丙肝、丁肝和戊肝病毒后,人体可以产生抗丙肝抗体(抗-HCV)、抗丁肝抗体(抗-HDV)和抗戊肝抗体(抗-HEV),但它们都不是保护性抗体。

【临床表现】

潜伏期:甲型肝炎5~45 d,平均30 d;乙型肝炎30~180 d,平均70 d;丙型肝炎15~150 d,平均50 d;丁型肝炎28~140 d;戊型肝炎10~70 d,平均40 d。

甲型和戊型肝炎主要表现为急性肝炎。乙、丙、丁型肝炎除了表现为急性肝炎外,慢性肝炎更常见。5种肝炎病毒之间可出现重叠感染或协同感染,导致病情加重。

1. 急性黄疸型肝炎

(1)黄疸前期:平均5~7 d。

① 病毒血症:畏寒、发热、疲乏及全身不适等。甲型及戊型肝炎起病较急,发热多在38 ℃以上。乙型肝炎起病较缓慢,多无发热或发热不明显。

② 消化道症状:食欲减退、厌油、恶心、呕吐、腹胀、腹痛等。

③ 其他症状:部分乙型肝炎病例可出现荨麻疹、斑丘疹、血管神经性水肿和关节痛等。

（2）黄疸期：可持续 2~6 周。尿色加深如浓茶样,巩膜和皮肤黄染,此时黄疸前期的症状可减轻,但黄疸逐渐加深,约 2 周达到高峰。体检常见肝大,质地软,有轻度压痛及叩击痛。部分患者有轻度脾大。

（3）恢复期：本期平均持续 4 周。上述症状消失,黄疸逐渐消退,肝脾回缩,肝功能逐渐恢复正常。

2. 急性无黄疸型肝炎

较黄疸型肝炎多见。主要表现为消化道症状而无显性黄疸,多较黄疸型肝炎轻。因不易被发现而成为重要传染源。

3. 慢性肝炎

病程超过半年者,称为慢性肝炎。见于乙、丙、丁型肝炎。通常无发热,消化道症状类似急性肝炎。体检见慢性肝病体征：面色晦暗、蜘蛛痣、肝掌和肝脾大。实验室检查血清丙氨酸氨基转移酶（ALT）反复或持续升高,白蛋白（A）降低,球蛋白（G）增高,A/G 比值异常；血清胆红素升高。

4. 重型肝炎

占全部病例 0.2%~0.5%,病死率高达 50%~70%。临床上主要表现为肝衰竭综合征：

（1）黄疸：迅速加深,血清胆红素高于 171 $\mu mol/L$；

（2）肝脏进行性缩小；

（3）出血倾向：凝血酶原活动度（PTA）低于 40%；

（4）腹水：迅速出现；

（5）精神神经症状：早期可出现精神行为异常,烦躁不安,嗜睡等；晚期可发生昏迷；

（6）肝肾综合征：出现少尿、无尿,电解质酸碱平衡紊乱,血尿素氮升高等。

5. 淤胆型肝炎

以肝内胆汁淤积为主要表现,其病程较长。临床表现类似急性黄疸型肝炎,但自觉症状较轻。

6. 肝炎肝硬化

在肝炎基础上进展为肝硬化,表现为肝功能异常及门静脉高压。

【诊断】

1. 流行病学依据

（1）甲、戊型肝炎：主要由胃肠道传播,有进食不卫生食品,未经煮熟的食品尤其是有生食贝壳类食物史,或者饮用过不洁生水者,可能与甲型或戊型肝炎发病有关。与这类肝炎患者有密切日常生活接触者,有受感染的可能,诊断时应充分考虑。

（2）乙、丙、丁型肝炎：以血液、体液途径传播为主。有输血或血制品史,曾被污染针头刺伤,使用过污染的注射器、手术器械等情况,应高度注意感染这些类型肝炎的可能性。

2. 临床诊断依据

（1）症状：起病可急可缓,症状轻重不一,常为非特征性。主要有疲乏、食欲减退、厌油、右上腹不适、恶心呕吐等消化道症状。

（2）体征：巩膜及皮肤黄染、面色晦暗、肝病面容、肝掌与蜘蛛痣、肝大、压痛等。

3. 实验室诊断依据

1）病原学检查

（1）甲型肝炎：血清 IgM 型抗体，是近期感染的标志，具有诊断意义。IgG 型抗体出现较晚，可保存多年甚至终身，表示过去感染并具有免疫力。

（2）乙型肝炎：检查乙肝 5 项或"乙肝两对半"。

HBsAg 阳性通常反映 HBV 现症感染；HBeAg 或 HBV DNA 斑点杂交阳性表示病毒复制，反映血中病毒量较高，荧光定量 PCR 技术可较准确地测定血中 HBV 含量；抗-HBs 代表过去感染或者疫苗接种后产生了免疫保护；IgM 抗-HBc 高滴度阳性常见于急性 HBV 感染。"乙肝大三阳"是指 2 个病毒抗原（HBsAg、HBeAg）和 1 个抗体（抗-HBc）阳性，表示病毒复制活跃，传染性较强；"乙肝小三阳"是指 1 个病毒抗原（HBsAg）和 2 个抗体（抗-HBe、抗-HBc）阳性，一般表示病毒复制少，传染性较小，病情较稳定。

（3）丙型肝炎：抗-HCV 和/或 HCV RNA 阳性均具有诊断价值，用常规试剂盒检出的抗-HCV，说明血液有传染性。

（4）丁型肝炎：常用的指标为抗-HDV、HDAg 和 HDV RNA，是诊断 HDV 感染的依据。

（5）戊型肝炎：抗-HEV 与 HEV RNA 阳性均有助于诊断；患者血清中抗-HEV 阳性率约 85％，IgM 和 IgG 基本上同步出现，IgM 消失较早，IgG 9～12 个月后降到较低水平，两者较高滴度时均为重要诊断标志。

2）肝功能检查

（1）转氨酶：ALT（丙氨酸氨基转移酶）是反映肝细胞炎症与坏死的最敏感的指标。病毒性肝炎肝脏受损时常有 ALT 升高，动态观察 ALT 的改变对了解病情很有价值。AST（天门冬氨酸氨基转移酶）存在于肝细胞线粒体内，反映肝细胞坏死的程度，与病情严重程度正相关。AST/ALT 比值越高，说明肝线粒体受损越重，预后越差。

（2）血清胆红素：升高见于黄疸型患者，血清胆红素水平对评估病情轻重、转归与预后有重要作用。

（3）血清白蛋白与球蛋白：白蛋白只能在肝脏合成，球蛋白总量与肝内库普弗细胞功能有关。病情重、病程长的慢性肝炎和肝硬化患者常有白蛋白下降，球蛋白上升，白蛋白/球蛋白比例下降或倒置。

（4）凝血酶原时间：肝病严重程度与凝血酶原时间密切相关，重型患者凝血酶原时间常显著延长。凝血酶原时间（PT）是诊断重型病毒性肝炎的重要依据之一。

3）超声波检查

肝脾 B 超或彩超检查是诊断的辅助手段，能够提供有关肝脾大小、肝内胆管与肝脏内部和表面结构改变的情况；有助于鉴别阻塞性黄疸、脂肪肝及肝内占位性病变。

4. 病毒性肝炎临床分型诊断要点

（1）急性肝炎：起病较急，疲乏、食欲减退、厌油、右上腹不适，肝大，ALT 上升。依黄疸有无分为急性黄疸型和急性无黄疸型。畏寒发热见于甲肝或戊肝。病程不超过 6 个月。

（2）慢性肝炎：通常只见于乙、丙、丁型肝炎,病程超过 6 个月。按病情轻重分为轻度、中度或重度慢性肝炎,区分的重要依据是 ALT、胆红素、白蛋白和凝血酶原时间的异常程度。临床上可有疲乏、食欲减退、厌油、右上腹不适等症状;肝脾可大;病程长、病情较重者可见面色晦暗、蜘蛛痣或/和肝掌。肝脏生化功能的改变,一般可有 ALT 反复或持续升高,可有血清胆红素反复升高,白蛋白/球蛋白比例下降等。

（3）重型肝炎：以肝衰竭综合征为主要表现。黄疸迅速加深;肝脏缩小;出血倾向及凝酶原时间显著延长;不同程度的肝性脑病;可有肝肾综合征;可出现胆酶分离(血清胆红素明显上升,ALT 反而下降)。依发病急骤程度、原有肝病基础分为急性、亚急性和慢性重肝炎 3 种临床类型。病情危重,病死率高。

（4）淤胆型肝炎：以肝内淤胆为主要临床表现。起病类似急性黄疸型肝炎,自觉症状较轻,黄疸较深,肝大较明显;有皮肤瘙痒、粪便色浅和血清淤胆指示酶升高等特点。

（5）肝炎肝硬化：在慢性病毒性肝炎基础上,经肝纤维化的不断积累进展为肝炎肝硬化。根据肝脏炎症是否活动,分为活动性肝硬化和静止性肝硬化。

（6）无症状病毒携带状态：乙、丙、丁型肝炎可有慢性无症状病毒携带状态。感染后没有肝病症状体征,肝脾不肿大,肝功能正常,没有既往肝炎活动史,但 HBsAg(或 HBV DNA),或 HCV RNA、HDV RNA 持续阳性,6 个月不转阴性者,临床上可考虑诊断为慢性无症状病毒携带者。

【鉴别诊断】

1. 其他原因引起的黄疸

（1）溶血性黄疸：常有药物或感染等诱因,表现为贫血、腰痛、发热、血红蛋白尿、网织红细胞升高,黄疸大多较轻,主要为间接胆红素升高。

（2）肝外梗阻性黄疸：常见病因有胆囊炎、胆石症、胰头癌、壶腹周围癌、肝癌、胆管癌和阿米巴肝脓肿等。有原发病症状、体征,肝功能损害轻,以直接胆红素升高为主。肝内外胆管扩张。

2. 其他原因引起的肝炎

（1）其他病毒所致的肝炎：巨细胞病毒感染、EB 病毒等均可引起肝脏炎症损害。可根据原发病的临床特点和病原学、血清学检查结果进行鉴别。

（2）感染中毒性肝炎：如流行性出血热、恙虫病、伤寒、钩端螺旋体病、阿米巴肝病、急性血吸虫病、华支睾吸虫病等。主要根据原发病的临床特点和实验室检查加以鉴别。

（3）药物性肝损害：有使用伤肝药物的历史,停药后肝功能可逐渐恢复。

（4）酒精性肝病：有长期大量饮酒的历史,可根据个人史和血清学检查综合判断。

（5）自身免疫性肝炎：主要有原发性胆汁性肝硬化和自身免疫性肝病。鉴别诊断主要依靠自身抗体的检测和病理组织检查。

（6）肝豆状核变性(Wilson 病)：先天性铜代谢障碍性疾病。血清铜及铜蓝蛋白降低。

【治疗】

1. 一般治疗原则

合理的饮食,适当休息及控制劳累;以支持、对症治疗为基础,辅以改善肝脏生化功能的药物进行综合治疗。

(1)急性肝炎:如甲型肝炎、戊型肝炎,自限性,可按上述原则进行综合治疗。急性丙型肝炎应尽早使用抗病毒药物,以防慢性化。

(2)慢性肝炎:在综合治疗的基础上,进行抗病毒药物与免疫调控剂治疗。同时要重视抗肝纤维化的治疗。

(3)重型肝炎:加强护理监护,密切观察病情,可应用抑制炎症、促进肝细胞再生的药物。注意各种严重并发症的预防和积极处理。合适的病例,可考虑人工肝支持系统或肝移植治疗。

(4)无症状乙型肝炎病毒携带者:可照常工作,但应定期复查,随访观察。

2. 常用的肝炎治疗药物

(1)抗病毒治疗药物:乙型肝炎可用 α 干扰素或核苷类似物(拉米夫定、阿德福韦酯、恩替卡韦或替比夫定)。丙型肝炎推荐联合应用 α 干扰素和利巴韦林。由于慢性肝炎抗病毒治疗疗程长、费用较高,干扰素有禁忌证和不良反应,口服抗病毒药可诱发病毒耐药,以及抗病毒治疗的确切疗效评估、耐药判断和安全的停药时机不易把握等,建议慢性肝炎的抗病毒治疗应在专科医师的指导下进行。

(2)免疫调节药物:胸腺素、IL-2、转移因子、香菇多糖等。

(3)护肝药物:包括维生素类、还原型谷胱甘肽、氨基酸、肌苷、辅酶 A、磷脂酰胆碱等。

(4)降酶药物:包括五味子类(复方五味子片等)、甘草酸类(甘草酸等)、苦参素类(苦参素胶囊等)。

(5)退黄药物:包括丹参、茵栀黄、门冬氨酸钾镁、前列腺素 E_1、右旋糖酐、山莨菪碱等。作用机制分别为改善肝内微循环,舒张、疏通肝内小胆管,促进胆红素的代谢转化和胆汁的排泌。

【流行环节和预防措施】

1. 控制传染源

肝炎患者和病毒携带者都是传染源。病毒性肝炎急性患者应隔离治疗至病毒消失。慢性患者和携带者可根据病毒复制指标评估传染性大小,复制活跃者尽可能给予抗病毒治疗。感染者不能从事食品加工、饮食服务、托幼保育等工作。对献血员进行严格筛选,不合格者不得献血。

2. 切断传播途径

(1)甲型和戊型肝炎:通过粪-口途径传播。因此应搞好环境卫生和个人卫生,加强粪便、水源和食物管理,做好食具消毒等工作,防止"病从口入"。

（2）乙、丙、丁型肝炎：主要通过血液和体液途径传播。提倡使用一次性注射用具。对带血或体液的污染物应严格消毒处理。阳性血液不得使用。采取主动和被动免疫阻断母婴传播。理发、美容、洗浴等用具应按规定进行消毒处理。

3. 保护易感人群

1）甲型肝炎

IgG 型抗 HAV 阴性者可接种甲型肝炎减毒活疫苗以获得主动免疫，主要用于幼儿、学龄前儿童及其他高危人群。接种后免疫期至少五年。对近期有与甲型肝炎患者密切接触的易感者，可用人免疫球蛋白注射以获得被动免疫，时间越早越好，保护期 2～3 个月。

2）乙型肝炎

（1）乙型肝炎疫苗：易感者均可接种，新生儿应按计划免疫方案进行普种；高危人群是主要的接种对象。现普遍采用 0、1、6 接种方案（即注射第一针乙肝疫苗后 1 个月和 6 个月时再各注射乙肝疫苗一次，共 3 次）。接种后随着时间的推移，部分人抗 HBs 水平会逐渐下降，如果少于 10 IU/mL，可加强注射一次。

（2）乙型肝炎免疫球蛋白（HBIG）：属于被动免疫。目前国产 HBIG 为 100 IU/支。主要用于新生儿及暴露于 HBV 后的紧急预防，宜及早注射。HBsAg 阳性母亲所生新生儿应在出生后 24 h 内尽早注射乙型肝炎免疫球蛋白，剂量应≥100IU，同时在不同部位接种 10 pg 重组乙型肝炎疫苗，可显著提高阻断母婴传播的效果。

目前对丙、丁、戊型肝炎尚缺乏特异性免疫预防措施。

第三节　艾　滋　病

【概述】

艾滋病是由人类免疫缺陷病毒（HIV）感染人体后所引起的致命性慢性传染病；病毒主要侵犯和破坏辅助性 T 淋巴细胞（CD4+ T 淋巴细胞），使机体细胞免疫功能受损，出现各种严重并发症。因此被称为获得性免疫缺陷综合征（acquired immune deficiency syndrome，AIDS），简称为艾滋病。

【病原学】

目前已知人免疫缺陷病毒有两型，即 HIV-1 和 HIV-2（HIV-2 流行于西非，HIV-1 见于世界各地），两者均能引起艾滋病，均为单链 RNA 病毒，分类上属于逆转录病毒科，慢病毒亚科。本病毒为圆形或椭圆形，直径 90～140 nm，内层有圆柱状核心，由病毒 RNA、逆转录酶、整合酶和核心蛋白（P24）等组成。外层为类脂包膜，表面有锯齿样突起，是病毒的糖蛋白 gp120 及 gp41。gp120 起协助 HIV 进入宿主细胞的作用。

HIV 有嗜淋巴细胞性和嗜神经性，主要感染 CD4＋T 淋巴细胞，也能感染单核-吞噬细胞、B 细胞和小神经胶质细胞、骨髓干细胞等。它存在于人体的血液、精液、阴道分泌物、乳汁、伤口渗出液、脑脊液等体液中。

病毒对热敏感,56 ℃ 30 min 能灭活,75%酒精、0.2%次氯酸钠及漂白粉能灭活病毒。但对 0.1%甲醛,紫外线和 γ 射线不敏感。

HIV 侵入人体后虽然能刺激机体产生抗体,但中和抗体很少,作用很弱。在血清中同时有抗体和病毒存在的情况下,此血清仍有传染性。

【发病机制】

HIV 侵入人体后,可通过直接侵犯辅助性 T 细胞及单核-巨噬细胞或间接作用于 B 细胞和 NK 细胞等,使多种免疫细胞受损,细胞免疫及体液免疫均受到不同程度的损害而致免疫功能严重缺陷,易发生各种严重的机会性感染和肿瘤。

1. HIV 感染引起的免疫抑制

HIV 对 CD4＋T 淋巴细胞有特殊的亲嗜性。这种细胞嗜性是由于病毒表面的 gp120 与细胞表面的 CD4 分子介导的,两种分子结合后,病毒与细胞膜融合,细胞受到感染。T 细胞感染 HIV 后表现为 T 细胞数量及功能异常,主要是辅助性 T 细胞数量减少及功能异常。T 细胞对 B 细胞的辅助功能也减低;单核-巨噬细胞数量和功能下降导致处理抗原能力下降。此外,单核-巨噬细胞还能作为 HIV 的贮存细胞,携带 HIV 通过血-脑脊液屏障,引起中枢神经系统损害。

2. CD4＋T 淋巴细胞受损伤的方式及表现

(1)病毒直接损伤:HIV 大量复制引起细胞溶解或破坏。

(2)非感染细胞受损:受感染的 CD4＋T 淋巴细胞表达 gp120,与未感染 CD4＋T 淋巴细胞的 CD4 分子结合,形成融合细胞,发生溶解破坏。

(3)HIV 感染骨髓干细胞,使 CD4＋T 淋巴细胞减少。

(4)免疫损伤:游离的 gp120 使 CD4＋T 淋巴细胞成为机体免疫攻击的靶细胞而发生数量减少和功能损伤。

3. HIV 抗原变异及毒力变异的影响

在感染过程中,HIV 易发生抗原及毒力的变异。抗原变异能使 HIV 逃避特异的体液及细胞免疫的攻击,毒力变异可能影响疾病的进程及严重性。携带高毒力变异株的人可能在 1～2 年的时间内从无症状期发展至艾滋病(AIDS)。此外,抗原和毒力的变异亦可影响药物治疗的效果,与耐药性的产生有关。

4. HIV 感染中协同因子的作用

HIV 感染常潜伏多年而不发展成 AIDS,随着 CD4＋T 淋巴细胞的逐渐耗竭而发病。病情的发作也可能与协同因子如毒品、巨细胞病毒感染及其他持续性病毒感染等有关。

【病理变化】

(1)机会性感染:由于免疫缺陷,组织中病原体繁殖多,而炎症反应少。

(2)免疫器官病变:包括淋巴结病变及胸腺病变。淋巴结可以出现反应性增生和肿瘤性病变,如卡波济肉瘤或其他淋巴瘤。胸腺可见萎缩、退行性和炎性病变。

(3)中枢神经系统病变:神经胶质细胞灶性坏死,血管周围炎性浸润,脱髓鞘改变。

【临床表现】

本病潜伏期长,2～10年可发展为艾滋病。临床表现十分复杂,多与机会性感染或肿瘤有关。早期可有急性感染表现。然后在相当长的时间内(可长达10年)无任何症状,或仅有全身淋巴结肿大。

1. 艾滋病分期

1)急性感染期(Ⅰ期)

感染HIV后,部分患者出现血清病样症状,包括轻微发热、全身不适、头痛、厌食、肌肉关节疼痛以及淋巴结肿大等。检查可见血小板减少、CD4＋T淋巴细胞升高。此期症状常较轻微,持续3～14天后自然消失,易被忽略。在感染2～6周后,血清HIV抗体可呈阳性反应。

2)无症状感染期(Ⅱ期)

由原发感染或急性感染症状消失后延伸而来,无任何症状。但血清学检查可检出HIV以及HIV核心蛋白和包膜蛋白的抗体。此期持续2～10年或更长。

3)艾滋病期(Ⅲ期)

艾滋病期是HIV感染的最终阶段。此期临床表现复杂。因免疫功能严重缺陷,易发生机会性感染及恶性肿瘤,可累及全身各个系统及器官,且常有多种感染和肿瘤并存,出现各种严重的综合病症。

(1)全身症状:发热、乏力不适盗汗、体重下降、厌食、腹泻、肝脾大等。

(2)神经系统症状:头痛癫痫、下肢瘫痪、进行性痴呆。

(3)机会性感染:原虫、真菌、结核杆菌或病毒感染。

(4)继发肿瘤:常见卡波济肉瘤和非霍奇金淋巴瘤。

(5)继发其他疾病,如慢性淋巴性间质性肺炎等。

2. 各系统的临床表现

1)肺部

以肺孢子菌肺炎最为常见,是本病机会性感染死亡的主要原因,表现为间质性肺炎。念珠菌、隐球菌、巨细胞病毒、结核杆菌、卡波济肉瘤均可侵犯肺部。

2)消化系统

口腔和食管炎症或溃疡最为常见,表现为吞咽疼痛和胸骨后烧灼感。胃肠黏膜常受到疱疹病毒、隐孢子菌、鸟分枝杆菌和卡波济肉瘤的侵犯,引起腹泻和体重减轻。鸟分枝杆菌、隐孢子菌、巨细胞病毒感染肝脏,可出现肝大及肝功能异常。

3)中枢神经系统

(1)机会性感染:如脑弓形虫病、隐球菌脑膜炎、巨细胞病毒脑炎等。

(2)机会性肿瘤:如原发性脑淋巴瘤和转移性淋巴瘤。

（3）HIV 直接感染中枢神经系统：引起艾滋病痴呆综合征、无菌性脑炎。临床可表现为头晕、头痛、癫痫、进行性痴呆、脑神经炎等。

4）皮肤黏膜

（1）肿瘤性病变，如卡波济肉瘤可引起紫红色或深蓝色浸润或结节。

（2）机会性感染，如白色念珠菌或疱疹病毒所致口腔感染等；外阴疱疹尖锐湿疣亦较常见。

5）眼部

常见的有巨细胞病毒、弓形虫引起的视网膜炎，眼部卡波济肉瘤等。

【实验室检查】

1. 血常规检查

可有不同程度贫血，白细胞计数降低，血小板减少，红细胞沉降率加快。

2. 免疫学检查

T 细胞绝对值下降，CD4＋T 淋巴细胞计数下降，CD4/CD8＜1.0。

3. 血清学检查

（1）HIV 抗体检查：用 ELISA 法连续两次阳性，经免疫印迹法或固相放射免疫沉淀法证实阳性可确诊。

（2）HIV 抗原检查：用 ELISA 检测 p24 抗原。

4. HIV RNA

检测可用 RNA 印迹法或 RT-PCR 法。定量检测既有助于诊断，又可判断治疗效果及预后。

5. 病毒分离

可从血浆、单核细胞及脑脊液中分离，但操作复杂，仅用于科研。

【诊断】

（1）流行病学史：不安全的性生活史、静脉药瘾史、输入未经 HIV 抗体检验的血液或血液制品、HIV 抗体阳性者所生子女、职业暴露史等。

（2）临床表现：急性感染期患者有血清病样表现。慢性感染期患者可能出现严重机会性感染或机会性肿瘤。高危人群伴有以下两项或两项以上者为疑似病例：①近期体重下降10％以上；②慢性咳嗽或腹泻 1 个月以上；③间歇或持续发热 1 个月以上；④全身淋巴结肿大；⑤反复出现带状疱疹或慢性播散性单纯疱疹；⑥口咽念珠菌感染。

（3）实验室检查：①HIV RNA 或 HIV 抗原检测：阳性；②HIV 抗体；③CD4/CD8 倒置。

【鉴别诊断】

本病急性期应与传染性单核细胞增多症及其他感染性疾病如流感、普通感冒、脑膜炎等相鉴别。全身淋巴结肿大应与血液系统疾病相鉴别。

免疫缺陷性改变须与下列先天性或继发性免疫缺陷病相鉴别。病原体相关检验是主要鉴别手段。

（1）原发性 CD4＋淋巴细胞减少症（ICL）：少数 ICL 亦可并发严重机会性感染，其临床表现与 AIDS 相似，但无 HIV 感染的流行病学特点，抗-HIV 阴性。

（2）继发性 CD4＋细胞减少：多见于恶性肿瘤及自身免疫性疾病经化学或免疫抑制治疗后，根据病史及抗-HIV 阴性即可区别。

【治疗】

1. 抗病毒治疗

目前认为早期抗病毒治疗可明显缓解病情，减少机会性感染和肿瘤的发生，显著改善生活质量及预后，延长生存期；但不能完全抑制或清除 HIV 和彻底治愈 AIDS。

国内抗病毒药物主要分为以下三类。

（1）核苷类逆转录酶抑制剂（NRTIs）：包括齐多夫定、司他夫定、拉米夫定等。

（2）非核苷类逆转录酶抑制剂（NNRTIs）：包括奈韦拉平、依非韦伦、地拉夫定等。

（3）蛋白酶抑制剂（PIs）：包括沙奎奈韦、英地那韦、利托奈韦等。

（4）治疗方案：主要是联合治疗（3～4 联，称为 HAART 治疗）。目前已有几种复合制剂，例如双汰芝（齐多夫定＋拉米夫定）、特鲁瓦达（替诺福伟＋恩曲他滨）和三协唯（齐多夫定＋拉米夫定＋阿巴卡韦）。

联合用药原则如下：

① 3 类药连用；

② 2 种核苷类＋1 种非核苷类；

③ 2 种蛋白酶抑制剂＋1 种核苷类；

④ 2 种核苷类＋1 种蛋白酶抑制剂；

（5）用药指征。

① 无症状 HIV 感染者，只要 CD4＋T 细胞＜0.5×10^9/L，就开始抗病毒治疗。

② 无论 CD4＋T 细胞计数如何，只要血 HIV 量达 1000～10000 拷贝/mL，就开始抗病毒治疗。

（6）疗程：HIV RNA 达检测水平以下后，用 2 种药物终生治疗。

2. 常见机会性感染的治疗

（1）细菌性感染：治疗尽可能根据药物敏感结果选用抗生素。

（2）真菌感染：念珠菌感染首选氟氯唑，球孢子菌首选两性霉素 B 或氟氯唑或伊曲康唑，隐球菌感染首选两性霉素 B，组织胞浆菌首选两性霉素 B 或伊曲康唑。

（3）结核分枝杆菌感染：异烟肼（INH）、利福平（REP）、吡嗪酰胺（PZA）、链霉素（STM），或乙胺丁醇（EMB）四联疗法持续两个月，然后 INH 及 RFP4～6 个月直到细菌培养呈阴性。

（4）鸟分枝杆菌感染：克拉霉素、乙胺丁醇、利福平或环丙沙星三联治疗，疗程待定，多主张终身服用。

（5）病毒性感染:巨细胞病毒感染首选膦甲酸钠,单纯疱疹病毒首选阿昔洛韦,水痘带状疱疹病毒首选利巴韦林。

（6）卡氏肺孢子菌肺炎:首选复方磺胺甲噁唑,应用 21 d。或喷他脒 4 mg/kg,应用 2～3 周。

3. 免疫重建治疗

有效的 HAART 疗法既可抑制病毒复制,又可促进机体免疫重建。基因重组 IL-2、IL-7,胸腺素,患者 T 细胞体外扩增后回输等可能有助于免疫重建。

【流行环节与预防措施】

1. 控制传染源

患者及无症状病毒携带者是传染源,应注意隔离。患者的血、排泄物和分泌物应进行消毒。加强国境检疫。

2. 切断传播途径

加强宣传教育,取缔娼妓,避免性乱交。严禁注射毒品,严格检查血液制品,推广一次性注射器的使用。医疗单位对患者使用过的物品或医疗器械应严格消毒,可用 10% 的次氯酸浸泡。用 0.2% 次氯酸消毒地板、桌、椅。

3. 保护易感人群

目前各国研制了许多 HIV 疫苗,有些已进入临床试验。相信将来能实际应用于易感者。医务人员被污染针头意外刺伤时,应尽早开始三联预防治疗(尽可能在 2 h 内,最好不超过 24 h),疗程 4 周。

第四节 狂 犬 病

【概述】

狂犬病(rabies)是狂犬病毒所致的急性传染病,人兽共患,多见于犬、狼、猫等肉食动物,人多因被病兽咬伤而感染。临床表现为特有的恐水、怕风、咽肌痉挛、进行性瘫痪等。因恐水症状比较突出,故本病又名恐水症(hydrophobia)。我国的狂犬病主要由犬传播,家犬可以成为无症状携带者,所以表面"健康"的犬对人的健康危害很大。对于狂犬病尚缺乏有效的治疗手段,人患狂犬病后的病死率几近 100%,患者一般于 3～6 d 内死于呼吸或循环衰竭,故应加强预防措施。

【病原学】

狂犬病病毒属于弹状病毒科狂犬病毒属,单股 RNA 病毒。狂犬病病毒含 5 种蛋白,即糖蛋白(G)、核蛋白(N)、聚合酶(L)、磷蛋白(NS)及基质(M)等。狂犬病病毒的糖蛋白能与乙酰胆碱结合,决定了狂犬病毒的嗜神经性。

狂犬病毒易被紫外线、甲醛、50%～70%乙醇、升汞和新洁尔灭等灭活。其悬液经 56 ℃ 30～60 min 或 100 ℃ 2 min 即失去活力，对酚有高度抵抗力。在冰冻干燥条件下可保存数年。

【发病机制】

狂犬病病毒进入人体后首先感染肌细胞，于伤口附近肌细胞内小量增殖，再侵入近处的末梢神经。然后病毒沿周围神经的轴索向中枢神经作向心性扩散，并不沿血液扩散，主要侵犯脑干和小脑等处的神经元。病毒在灰质内大量复制，沿神经下行到达唾液腺、角膜、鼻黏膜、肺、皮肤等部位。

狂犬病病毒对宿主主要的损害来自内基小体，即为其废弃的蛋白质外壳在细胞内聚集形成的嗜酸性颗粒，内基小体广泛分布在患者的中枢神经细胞中。

人受感染后并非全部发病，被病犬咬伤而未作预防注射者 15%～20%发病，被病狼咬伤者 50%～60%发病，其发病因素与咬伤部位、创伤程度、伤口处理情况、衣着厚薄及注射疫苗与否有关。

【临床表现】

潜伏期长短不一，多数在 3 个月以内，潜伏期的长短与年龄（儿童较短）、伤口部位（头面部咬伤的发病较早）、伤口深浅（伤口深者潜伏期短）、入侵病毒的数量及毒力等因素有关。其他如清创不彻底、外伤、受寒、过度劳累等，均可能使疾病提前发生。典型临床表现过程可分为以下 3 期。

1. 前驱期或侵袭期

在兴奋状态出现之前，大多数患者有低热、食欲不振、恶心、头痛、倦怠、周身不适等，酷似"感冒"；继而出现恐惧不安，对声、光、风、痛等较敏感，并有喉咙紧缩感。有诊断意义的早期症状是伤口及其附近感觉异常，有麻、痒、痛及蚁走感等，此乃病毒繁殖时刺激神经元所致，持续 2～4 d。

2. 兴奋期

患者逐渐进入高度兴奋状态，突出表现为极度恐惧、恐水、怕风、发作性咽肌痉挛、呼吸困难、排尿排便困难及多汗流涎等。本期持续 1～3 d。

恐水是狂犬病的特殊症状，典型者见水、饮水、听流水声甚至仅提及饮水时，均可引起严重咽喉肌痉挛。怕风也是常见症状之一，微风或其他刺激如光、声、触动等，均可引起咽肌痉挛，严重时可引起全身疼痛性抽搐。

3. 麻痹期

痉挛停止，患者逐渐安静，但出现迟缓性瘫痪，尤以肢体软瘫为多见。眼肌、颜面肌肉及咀嚼肌也可受累，表现为斜视、眼球运动失调、下颌下坠、口不能闭、面部缺少表情等，本期持续 6～18 h。

狂犬病的整个病程一般不超过 6 d，偶见超过 10 d 者。

此外，尚有以瘫痪为主要表现的"麻痹型"或"静型"，也称哑狂犬病，该型患者无兴奋期及恐水现象,而以高热、头痛、呕吐、咬伤处疼痛开始,继而出现肢体软弱、腹胀、共济失调、肌肉瘫痪、大小便失禁等。病程长达 10 d,最终因呼吸肌麻痹与延髓性麻痹而死亡。

【辅助检查】

(1)血、尿常规及脑脊液检查:周围血白细胞总数(12～30)×10^9/L 不等,中性粒细胞一般占 80% 以上,尿常规检查可发现轻度蛋白尿,偶有透明管型,脑脊液压力可稍增高,细胞数稍微增多,一般不超过 200×10^6/L,主要为淋巴细胞,蛋白质增高,可达 2.0 g/L 以上,糖及氯化物正常。

(2)病毒分离:唾液及脑脊液常用来分离病毒,唾液的分离率较高。

(3)抗原检查:采用皮肤或脑活检行免疫荧光检查。

(4)核酸测定:采用 PCR 法测定 RNA,唾液、脑脊液或颈后带毛囊的皮肤组织标本检查的阳性率较高。

(5)动物接种:标本接种于小鼠后取脑组织做免疫荧光试验检测病原体,做病理切片检查 Negri 小体。

(6)抗体检查:用于检测早期的 IgM,病后 8 日,50% 血清为阳性,15 日时全部阳性。血清中和抗体于病后 6 日测得,细胞疫苗注射后,中和抗体效价可达数千,接种疫苗后不超过 1∶1000,而患者可达 1∶10000 以上。

【诊断】

病史及免疫荧光试验阳性则可确立诊断。

【鉴别诊断】

(1)类狂犬病性癔症:由于狂犬病是一种非常恐怖的疾病,一些癔病患者在暴露后想象自己患有此病。表现为被动物咬伤后不定时出现喉紧缩感,饮水困难且兴奋,但无怕风、流涎、发热和瘫痪。通过暗示、说服、对症治疗后,患者的病情不再发展。

(2)破伤风:破伤风的早期症状是牙关紧闭,以后出现苦笑面容及角弓反张,但不恐水。破伤风受累的肌群在痉挛的间歇期仍保持较高的肌张力,而狂犬病患者的这些肌群在间歇期却是完全松弛的。

(3)病毒性脑膜脑炎:有明显的颅内高压和脑膜刺激征,神志改变明显,脑脊液检查有助于鉴别。

(4)脊髓灰质炎:麻痹型脊髓灰质炎易与麻痹型狂犬病混淆。此病呈双向热型起病,双侧肢体出现不对称弛缓性瘫痪,无恐水症状,肌痛较明显。

【治疗】

(1)单室严格隔离,专人护理。安静卧床休息,防止一切音、光、风等刺激,大静脉插管行高营养疗法,医护人员须戴口罩及手套、穿隔离衣。患者的分泌物、排泄物及其污染物,均须严格消毒。

（2）积极做好对症处理,防治各种并发症。

① 神经系统:有恐水现象者应禁食禁饮,尽量减少各种刺激。痉挛发作可予苯妥英、地西泮等。脑水肿可予甘露醇及呋塞米等脱水剂,无效时可予侧脑室引流。

② 垂体功能障碍:抗利尿激素过多者应限制水分摄入,尿崩症者予静脉补液,用垂体后叶升压素。

③ 呼吸系统:吸气困难者予气管切开,发绀、缺氧、肺萎陷不张者给氧、人工呼吸,并发肺炎者予物理疗法及抗菌药物。气胸者,施行肺复张术。注意防止误吸性肺炎。

④ 心血管系统:心律失常多数为室上性,与低氧血症有关者应给氧。低血压者予血管收缩剂及扩容补液。心力衰竭者限制水分,应用地高辛等强心剂。动脉或静脉血栓形成者,可换静脉插管;如有上腔静脉阻塞现象,应拔除静脉插管。心动骤停者施行复苏术。

⑤ 其他:贫血者输血,胃肠出血者输血、补液。高热者用冷褥,体温过低者予热毯,血容量过低或过高者,应及时予以调整。

【流行环节和预防措施】

1. 管理传染源

传染源主要为病犬,其次为病猫及病狼等。对家庭饲养动物进行免疫接种,管理流浪动物。对可疑因狂犬病死亡的动物,应取其脑组织进行检查,并将其焚毁或深埋,切不可剥皮或食用。

2. 切断传播途径

人被患病动物咬伤、抓伤后,动物唾液中的病毒通过伤口进入人体而引发疾病,少数患者也可因眼结膜被病兽唾液污染而患病。

因此,被动物咬伤或抓伤后,应立即用20％的肥皂水反复冲洗伤口,伤口较深者需用导管伸入,以肥皂水持续灌注清洗,力求去除狗涎,挤出污血。一般不缝合包扎伤口,必要时使用抗菌药物,伤口深时还要使用破伤风抗毒素。

3. 保护易感人群

人对狂犬病普遍易感,狩猎者、兽医、饲养动物者更易感。对易感人群的保护包括主动免疫和被动免疫。

（1）主动免疫:①暴露后免疫接种:一般被咬伤者0 d、3 d、7 d、14 d、28 d各注射狂犬病疫苗1针,共5针。成人和儿童剂量相同。严重咬伤者(头面、颈、手指、多部位咬伤者或咬伤舔触黏膜者),除按上述方法注射狂犬病疫苗外,应于0 d、3 d注射加倍量。②暴露前预防接种:对未咬伤的健康者预防接种狂犬病疫苗,可按0 d、7 d、28 d注射3针,一年后加强一次,然后每隔1～3年再加强一次。

（2）被动免疫:创伤深广、严重或发生在头、面、颈、手等处,同时咬人动物确有患狂犬病的可能性,则应立即注射狂犬病血清,可直接中和狂犬病病毒,应及早应用,伤后即用,伤后一周再用几乎无效。

第五章 细菌和原虫感染性疾病

第一节 肺 结 核

【概述】

肺结核(pulmonary tuberculosis)是由结核分枝杆菌引起的肺部疾病。肺结核是一种严重危害人类健康的主要传染病,全球有三分之一的人(约 20 亿)曾受到结核分枝杆菌的感染。从 20 世纪 60 年代起,结核病化学治疗成为控制结核病的主要武器,使新发现的结核病治愈率达到 95% 以上。但 20 世纪 80 年代中期以来,结核病出现全球性恶化趋势。一方面是由于人类免疫缺陷病毒(HIV)感染的流行、多重耐药结核分枝杆菌感染的增多、贫困、人口增长和移民等客观因素,另一方面则是由于缺乏对结核病流行回升的警惕性和结核病控制复杂性的深刻认识,放松和削弱对结核病控制工作的投入和管理等主观因素所致。鉴于全球结核病流行的大回升,世界卫生组织(WHO)于 1993 年宣布结核病处于"全球紧急状态"。

【病原学】

结核病的病原菌为结核分枝杆菌。结核分枝杆菌在分类上属于放线菌目、分枝杆菌科、分枝杆菌属。包括人型、牛型、非洲型和鼠型 4 类。人肺结核的致病菌 90% 以上为人型结核分枝杆菌,少数为牛型。

典型的结核分枝杆菌是细长稍弯曲两端圆形的杆菌。结核分枝杆菌抗酸染色呈红色,可抵抗盐酸酒精的脱色作用,故称抗酸杆菌。结核分枝杆菌的倍增时间为 14～20 h,对营养有特殊的要求;结核分枝杆菌为需氧菌。结核分枝杆菌对干燥、冷、酸、碱等抵抗力强。在干燥的环境中可存活数月或数年。低温条件下如 −40 ℃ 仍能存活数年。煮沸 100 ℃ 5 min 可杀死结核分枝杆菌。常用杀菌剂中,70% 酒精最佳,一般在 2 min 内可杀死结核分枝杆菌;结核分枝杆菌对紫外线比较敏感,太阳光直射下痰中结核分枝杆菌经 2～7 h 可被杀死,实验室或病房常用紫外线灯消毒,10 W 紫外线灯距照射物 0.5～1 m,照射 30 min 具有明显杀菌作用。

结核分枝杆菌菌体成分复杂,主要是类脂质、蛋白质和多糖类。类脂质占总量的 50%～60%,其中的蜡质约占 50%,其作用与结核病的组织坏死、干酪液化、空洞发生以及结核变态反应有关。菌体蛋白质以结合形式存在,是结核菌素的主要成分,诱发皮肤变态反应。多糖类与血清反应等免疫应答有关。

【病理学】

结核病的基本病理变化是炎性渗出、增生和干酪样坏死。结核病的病理过程特点是破坏与修复常同时进行,故上述三种病理变化多同时存在,也可以某一种变化为主,而且可相互转化。这主要取决于结核分枝杆菌的感染量、毒力大小以及机体的抵抗力和变态反应状态。

【临床表现】

各型肺结核的临床表现不尽相同,但有共同之处。

1. 症状

1)呼吸系统症状

(1)咳嗽、咳痰:是肺结核最常见症状。通常咳嗽较轻,干咳或咳少量黏液痰。有空洞形成时,痰量增多,若合并其他细菌感染,痰可呈脓性。若合并支气管结核,表现为刺激性咳嗽。

(2)咯血:约半数患者有咯血。咯血量多少不定,多数患者为少量咯血,少数为大咯血。

(3)胸痛:结核累及胸膜时可表现胸痛,随呼吸运动和咳嗽加重。

(4)呼吸困难:多见于干酪样肺炎和大量胸腔积液患者。

2)全身症状

发热为最常见症状,多为长期午后潮热;部分患者有倦怠乏力、盗汗、食欲减退和体重减轻等。育龄女性患者可发生月经不调。

2. 体征

病变范围较小时,可以没有任何体征;渗出性病变范围较大时,则可以有肺实变体征,如触觉语颤增强、叩诊浊音、听诊闻及支气管呼吸音和湿啰音。

【诊断】

1. 诊断方法

1)肺结核接触史

记录接触患者的病情、排菌情况、治疗方案和用药规律情况、接触时间、接触密切程度等。

2)临床表现

肺结核患者的症状一般没有特异性,体征对肺结核的诊断意义有限。

3)影像学诊断

(1)胸部 X 线检查:是诊断肺结核的重要方法。肺结核病影像特点是病变多发生在上叶的尖后段和下叶的背段,密度不均匀、边缘较清楚和变化较慢,易形成空洞和播散病灶。

（2）CT：能提供横断面的图像，减少重叠影像，易发现隐蔽的病变而减少微小病变的漏诊；比普通胸片更早期显示微小的粟粒结节；能清晰显示各型肺结核病变特点和性质、与支气管的关系、有无空洞，以及进展恶化和吸收好转的变化；能准确显示纵隔淋巴结有无肿大。

4）痰结核分枝杆菌检查

痰结核分枝杆菌检查是确诊肺结核病的主要方法，也是制订化疗方案和考核治疗效果的主要依据。

5）纤维支气管镜检查

纤维支气管镜检查常应用于支气管结核和淋巴结支气管炎的诊断，支气管结核表现为黏膜充血、溃疡、糜烂、组织增生、形成瘢痕和支气管狭窄，可以在病灶部位钳取活体组织进行病理学检查、结核分枝杆菌培养。

6）结核菌素试验

结核菌素试验对儿童、少年和青年的结核病诊断有参考意义。由于许多国家和地区广泛推行卡介苗接种，结核菌素试验阳性不能区分是结核分枝杆菌的自然感染还是卡介苗接种的免疫反应。因此，在卡介苗普遍接种的地区，结核菌素试验对检出结核分枝杆菌感染受到很大限制。

2. 肺结核的诊断程序

（1）可疑症状患者的筛选。

（2）是否肺结核。

（3）有无活动性。

（4）是否排菌。

3. 肺结核分类标准和诊断要点

1）原发型肺结核

含原发综合征及胸内淋巴结结核。多见于少年儿童，无症状或症状轻微，多有结核病家庭接触史，结核菌素试验多为强阳性，X线胸片表现为哑铃型阴影，即原发病灶、引流淋巴管炎和肿大的肺门淋巴结，形成典型的原发综合征。

2）血行播散型肺结核

急性粟粒型肺结核多见于婴幼儿和青少年，起病急，持续高热，中毒症状严重，一半以上的小儿和成人合并结核性脑膜炎。X线胸片和CT检查开始为肺纹理重，在症状出现两周左右可发现由肺尖至肺底呈大小、密度和分布三均匀的粟粒状结节阴影，结节直径 2 mm 左右。亚急性、慢性血行播散型肺结核起病较缓，症状较轻，X线胸片呈双上、中肺野为主的大小不等、密度不同和分布不均的粟粒状或结节状阴影，新鲜渗出与陈旧硬结和钙化病灶共存。慢性血行播散型肺结核多无明显中毒症状。

3）继发型肺结核

多发生在成人，病程长，易反复。X线表现特点为多态性，好发在上叶尖后段和下叶背段。痰结核分枝杆菌检查常为阳性。

继发型肺结核含浸润性肺结核、纤维空洞性肺结核和干酪样肺炎等。临床特点如下。

（1）浸润性肺结核：浸润渗出性结核病变和纤维干酪增殖病变多发生在肺尖和锁骨下，影像学检查表现为小片状或斑点状阴影，可融合和形成空洞。渗出性病变易吸收，而纤维干酪增殖病变吸收很慢，可长期无改变。

（2）空洞性肺结核：空洞形态不一。多由干酪渗出病变溶解形成洞壁不明显的、多个空腔的虫蚀样空洞；多有支气管播散病变。临床症状较多，发热，咳嗽，咳痰和咯血等。

（3）结核球：多由干酪样病变吸收和周边纤维膜包裹或干酪空洞阻塞性愈合而形成。直径在 2～4 cm 之间，多小于 3 cm。

（4）干酪样肺炎：多发生在机体免疫力低下和体质衰弱的患者，受到大量结核分枝杆菌感染后，或者有淋巴结支气管瘘，淋巴结中的大量干酪样物质经支气管进入肺内而发生。大叶性干酪样肺炎 X 线呈大叶性密度均匀磨玻璃状阴影，逐渐出现溶解区，呈虫蚀样空洞，可出现播散病灶，痰中能查出结核分枝杆菌。小叶性干酪样肺炎的症状和体征都比大叶性干酪样肺炎轻，X 线呈小叶斑片播散病灶，多发生在双肺中下部。

（5）纤维空洞性肺结核：纤维空洞性肺结核的特点是病程长，反复进展恶化，肺组织破坏重，肺功能严重受损，双侧或单侧出现纤维厚壁空洞和广泛的纤维增生，造成肺门抬高和肺纹理呈垂柳样，患侧肺组织收缩，纵隔向患侧移位，常见胸膜粘连和代偿性肺气肿。

4）结核性胸膜炎

含结核性干性胸膜炎、结核性渗出性胸膜炎、结核性脓胸。

5）菌阴肺结核

三次痰涂片及一次培养阴性的肺结核，其诊断标准如下。

（1）典型肺结核临床症状和胸部 X 线表现。

（2）抗结核治疗有效。

（3）临床可排除其他非结核性肺部疾患。

（4）PPD（5IU）强阳性，血清抗结核抗体阳性。

（5）痰结核菌 PCR 和探针检测呈阳性。

（6）肺外组织病理证实结核病变。

（7）支气管肺泡灌洗（BAL）液中检出抗酸分枝杆菌。

（8）支气管或肺部组织病理证实结核病变。

具备（1）～（6）中 3 项或（7）～（8）中任何 1 项可确诊。

6）其他肺外结核

按部位和脏器命名，如骨关节结核、肾结核、肠结核等。

【鉴别诊断】

肺结核需要与肺炎、慢性阻塞性肺疾病、支气管扩张、肺癌、肺脓肿等疾病鉴别。

【结核病的化学治疗】

1. 化学治疗的原则

肺结核化学治疗的原则是早期、规律、全程、适量、联合。整个治疗方案分强化和巩固两个阶段。

2. 常用抗结核病药物

（1）异烟肼（INH，H）：异烟肼问世已几十年，但迄今仍然是单一抗结核药物中杀菌力最强者。INH 对巨噬细胞内外的结核分枝杆菌均具有杀菌作用。偶可发生药物性肝炎和周围神经炎。

（2）利福平（RFP，R）：对巨噬细胞内外的结核分枝杆菌均有快速杀菌作用，特别是对 C 菌群有独特的杀灭菌作用。INH 与 RFP 联用可显著缩短疗程。

（3）吡嗪酰胺（PZA，Z）：吡嗪酰胺具有独特的杀灭菌作用，主要是杀灭巨噬细胞内酸性环境中的 B 菌群。在 6 个月标准短程化疗中，PZA 与 INH 和 RFP 联合用药是第三个不可缺的重要药物。常见不良反应为高尿酸血症、肝损害、食欲不振、关节痛和恶心。

（4）乙胺丁醇（EMB，E）：不良反应为视神经炎，应在治疗前测定视力与视野。

（5）链霉素（SM，S）：链霉素对巨噬细胞外碱性环境中的结核分枝杆菌有杀菌作用。不良反应主要为耳毒性、前庭功能损害和肾毒性等，严格掌握使用剂量，儿童、老人、孕妇、听力障碍和肾功能不良等要慎用或不用。

3. 统一标准化学治疗方案

1）初治涂阳肺结核治疗方案

（1）每日用药方案：简写为：2HRZE/4HR。

① 强化期：异烟肼、利福平、吡嗪酰胺和乙胺丁醇，顿服，2 个月。

② 巩固期：异烟肼、利福平，顿服，4 个月。

（2）间歇用药方案：简写为：2H3R3Z3E3/4H3R3。

① 强化期：异烟肼、利福平、吡嗪酰胺和乙胺丁醇，隔日 1 次或每周 3 次，2 个月。

②巩固期：异烟肼、利福平，隔日一次或每周 3 次，4 个月。

2）复治涂阳肺结核治疗方案

（1）每日用药方案：简写为：2HRZSE /4～6HRE。

① 强化期：异烟肼、利福平、吡嗪酰胺、链霉素和乙胺丁醇，每日一次，2 个月。

② 巩固期：异烟肼、利福平和乙胺丁醇，每日一次，4～6 个月。巩固期治疗 4 个月时，痰菌未转阴，可继续延长治疗期 2 个月。

（2）间歇用药方案：简写为：2H3R3Z3S3E3/6H3R3E3。

① 强化期：异烟肼、利福平、吡嗪酰胺、链霉素和乙胺丁醇，隔日一次或每周 3 次，2 个月。

② 巩固期：异烟肼、利福平和乙胺丁醇，隔日一次或每周 3 次，6 个月。

3）初治涂阴肺结核治疗方案

（1）每日用药方案：简写为：2HRZ/4HR。

①强化期：异烟肼、利福平、吡嗪酰胺，每日一次，2个月。

②巩固期：异烟肼、利福平，每日一次，4个月。

（2）间歇用药方案：简写为：2H3R3Z3/4H3R3。

①强化期：异烟肼、利福平、吡嗪酰胺，隔日一次或每周3次，2个月。

②巩固期：异烟肼、利福平，隔日一次或每周3次，4个月。

【其他治疗】

1. 对症治疗

肺结核的一般症状在合理化疗下很快减轻或消失，无须特殊处理。咯血是肺结核的常见症状，咯血处置要注意镇静、止血，患侧卧位，预防和抢救因咯血所致的窒息并防止肺结核播散。

2. 糖皮质激素

糖皮质激素在结核病的应用主要是利用其抗炎、抗毒作用。仅用于结核毒性症状严重者。必须确保在有效抗结核药物治疗的情况下使用。

3. 肺结核外科手术治疗

当前肺结核外科手术治疗主要的适应证是经合理化学治疗后无效、多重耐药的厚壁空洞、大块干酪灶、结核性脓胸、支气管胸膜瘘和大咯血保守治疗无效者。

【流行环节和预防措施】

1. 控制传染源

结核病的传染源主要是继发性肺结核的患者。由于结核分枝杆菌主要是随着痰排出体外而播散，因而痰里查出结核分枝杆菌的患者才有传染性，才是传染源。传染性的大小取决于痰内菌量的多少。直接涂片法查出结核分枝杆菌者属于大量排菌，直接涂片法检查阴性而仅培养出结核分枝杆菌者属于微量排菌。

积极诊断并治疗肺结核患者是控制传染源的主要手段。

2. 切断传播途径

飞沫传播是肺结核最重要的传播途径。因此开放性结核病患者出门戴口罩，不随地吐痰，不到人口密集的地方，可减少肺结核的传播。

3. 易感人群

婴幼儿细胞免疫系统不完善，老年人、HIV感染者、免疫抑制剂使用者、慢性疾病患者等免疫力低下，都是结核病的易感人群。新生儿接种卡介苗是一种有效预防结核的手段。成年人应多参加运动，增强体质和抗病能力。

第二节 疟 疾

【概述】

疟疾(malaria)是由疟原虫经按蚊叮咬传播的一种原虫感染性疾病。临床上以周期性定时性发作的寒战、高热、出汗退热,以及贫血和脾大为特点。因原虫株、感染程度、免疫状况和机体反应性等差异,临床症状和发作规律表现不一。

目前仍有 92 个国家和地区处于疟疾高度和中度流行,每年发病人数为 1.5 亿,死于疟疾者超过 200 万人。新中国成立前,我国疟疾猖獗,病死率很高。新中国成立后,全国建立了疟疾防治机构,广泛开展了疟疾的防治和科研工作,疟疾的发病率已显著下降。

【病原学】

寄生于人体的疟原虫有四种:间日疟原虫、恶性疟原虫、三日疟原虫和卵形疟原虫。我国以前两种为常见。四种疟原虫的生活史基本相同。

1. 疟原虫在人体内的发育增殖

1)红细胞外期

当受染的雌性按蚊吮吸人血时,疟原虫子孢子随蚊子唾液进入人体血循环,约半小时全部侵入肝细胞,速发型子孢子即进行裂体增殖,迟发型子孢子则进入休眠状态,在肝细胞内裂体增殖的疟原虫,经过 5~40 d 发育成熟,胀破肝细胞逸出成千上万的裂殖子进入血流,进入血流的裂殖子部分被吞噬细胞吞噬杀灭,部分侵入红细胞并在其内发育增殖,称为红细胞内期。迟发型子孢子经过休眠后,在肝细胞内增殖,释放裂殖子入血,即造成疟疾的复发。恶性疟疾无复发,是由于恶性疟疾子孢子无休眠期。

2)红细胞内期

裂殖子侵入红细胞内,初期似戒指状,红色的核点,蓝色环状的胞质,称为环状体,即小滋养体。环状体发育长大,胞质可伸出不规则的伪足,以摄取血红蛋白,此为阿米巴滋养体或大滋养体。未被利用的血红蛋白分解成正铁血红素颗粒蓄积在原浆内呈棕褐色,称为疟色素。大滋养体继续发育,其核与原浆进行分裂,形成裂殖体。原虫的种类不同,裂殖体中裂殖子的数目也不一样,成熟后裂殖子数一般间日疟为 12~24 个,恶性疟为 18~36 个,三日疟和卵形疟为 6~12 个。成熟的裂殖体破裂,裂殖子逸出,一部分再侵入正常红细胞,一部分被吞噬细胞吞噬。释出的疟色素也被吞噬。

经过细胞内 3~5 次裂体增殖后,部分进入红细胞的裂殖子在红细胞内不再进行无性分裂,而逐渐发育成为雌或雄配子体。配子体在人体内可生存 2~3 个月,此期间如被雌性按蚊吸入胃内,则在蚊体内进行有性增殖。

2. 疟原虫在蚊体内的发育

雌性按蚊叮咬疟疾患者,雌、雄配子体进入按蚊胃内,雄配子体的核很快分裂,并由胞质向外伸出 4~8 条鞭毛状细丝,碰到雌配子体即进入,雌雄结合成为圆形的合子。合子很快变成能蠕动的合子。它穿过胃壁,在胃壁外弹力纤维膜下发育成囊合子,囊内核和胞质进行孢子增殖。孢子囊成熟,内含上万个子孢子,囊破裂子孢子逸出,并进入唾液腺,待此按蚊叮人时子孢子即随唾液进入人体。

【感染后免疫】

疟疾多次发作或重复感染后,再发症状轻微或无症状,表明感染后可产生一定免疫力。高疟区新生儿可从母体获得保护性 IgG。但疟疾的免疫不但具有种和株的特异性,而且还有各发育期的特异性。其抗原性还可连续变异,致宿主不能将疟原虫完全清除。原虫持续存在,免疫反应也不断发生,这种情况称带虫免疫。

【发病机制】

红细胞内期疟原虫裂殖子胀破红细胞,裂殖子和疟原虫的代谢产物、残余和变性的血红蛋白以及红细胞碎片等一并进入血流;其中相当一部分可被多形核白细胞及单核吞噬细胞系统的细胞吞食,刺激这些细胞产生内源性热原质,与疟原虫代谢产物共同作用于下丘脑的体温调节中枢引起发热。不同种的原虫裂体增殖时间不一致,因而临床发作周期也不一致,一般间日疟和卵形疟为隔日一次,三日疟隔两天一次,恶性疟由于原虫发育不整齐,遂使发作不规律,且恶性疟原虫的红细胞内期裂体增多在内脏微血管内进行,易致内脏损害。

机体的抗疟免疫包括体液免疫和细胞免疫。尤其是巨噬细胞在疟原虫诱导下产生肿瘤坏死因子(TNF),TNF 增强巨噬细胞活性,使其吞噬疟原虫,吞噬过程中又促进释放活性氧,活性氧再杀灭疟原虫。另一方面 TNF 及活性氧又引起机体组织器官的损伤和典型的临床症状。

【病理变化】

1. 贫血

疟疾发作几次后,可出现贫血症状。发作次数越多,病程越长,贫血越重。红细胞内期疟原虫直接破坏红细胞,是疟疾患者发生贫血的原因之一。

2. 脾肿大

脾充血与单核吞噬细胞增生。在脾内大量吞噬细胞吞噬含原虫的红细胞及被原虫破坏的红细胞碎片与疟色素,因而患者脾肿大。肿大的脾脏质硬、包膜厚;切面充血。显微镜下可见大量含疟原虫的红细胞及疟色素;反复发作者网状组织纤维化,因而病愈后脾肿不能缩小。

3. 肝脏轻度肿大

肝细胞混浊肿胀与变性,小叶中心区尤甚。Kupffer 细胞大量增生,内含疟原虫及疟色素。

4. 脑组织充血、水肿

凶险发作时脑组织充血水肿。显微镜下毛细血管充血,内含大量染疟原虫的红细胞及不含虫的红细胞。

5. 其他器官

骨髓、肾、胃肠、肺、心、肾上腺等亦有不同程度的吞噬细胞增生,并可见吞噬有含疟原虫的红细胞和疟色素,毛细血管内有含疟原虫的红细胞,甚者微血管阻塞,内皮脱落、变性坏死等。

【临床表现】

从人体感染疟原虫到发病(口腔温度超过 37.8 ℃),称潜伏期。潜伏期包括整个红外期和红内期的第一个繁殖周期。一般间日疟、卵形疟 14 d,恶性疟 12 d,三日疟 30 d。感染原虫量、株的不一,人体免疫力的差异,感染方式的不同均可造成不同的潜伏期。温带地区有所谓长潜伏期虫株,可长达 8～14 个月。输血感染潜伏期 7～10 d。有一定免疫力的人或服过预防药的人,潜伏期可延长。

1. 间日疟

大多发病急。初次感染者常有前驱症状,如乏力、倦怠、打呵欠;头痛,四肢酸痛;食欲不振,腹部不适或腹泻;不规则低热。一般持续 2～3 d,长者一周。随后转为典型发作。分为三期。

1) 发冷期

骤感畏寒,先为四肢末端发凉,迅觉背部、全身发冷。皮肤起鸡皮疙瘩,口唇、指甲发绀,颜面苍白,全身肌肉关节酸痛。进而全身发抖,牙齿打战,有的人盖几床被子不能制止,持续约 10 min,寒战自然停止,体温上升。

2) 发热期

冷感消失以后,面色转红,发绀消失,体温迅速上升,通常发冷越显著,则体温就越高,可达 40 ℃以上。高热患者痛苦难忍。有的辗转不安,呻吟不止;有的谵妄,甚至抽搐或不省人事;有的剧烈头痛,顽固呕吐。患者面红、气促;结膜充血;皮灼热而干燥。多诉说心悸,口渴,欲冷饮。持续 2～6 h,个别达 10 余小时。发作数次后唇鼻常见疱疹。

3) 出汗期

高热后期,颜面手心微汗,随后遍及全身,大汗淋漓,衣服湿透,2～3 h 体温降低,常至 35.5 ℃。患者感觉舒适,但十分困倦,常安然入睡。醒后精神轻快,食欲恢复,又可照常工作。此刻进入间歇期。

整个发作过程 6～12 h,典型者间歇 48 h 又重复上述过程。一般发作 5～10 次,因体内产生免疫力而自然终止。

多数病例早期发热不规律,可能系血内有几批先后发育成熟的疟原虫所致。部分病人在几次发作后,由于某些批疟原虫被自然淘汰而变得同步。

数次发作以后患者常有体弱,贫血,肝脾肿大。发作次数愈多,脾大,贫血愈著。由于免疫力的差异或治疗的不彻底,有的病人可成慢性。

2. 三日疟

发作与间日疟相似,但为三日发作一次,发作多在早晨,持续 4~6 h。脾大贫血较轻,但复发率高,且常有蛋白尿,尤其儿童感染,可形成疟疾肾病。三日疟易混合感染,此刻病情重很难自愈。

3. 卵形疟

与间日疟相似,我国仅云南及海南有个别报道。

4. 恶性疟

起病缓急不一,临床表现多变。起病后,多数仅有冷感而无寒战;体温高,热型不规则。初起常呈间歇发热,或不规则,后期持续高热,长达 20 余小时;退热出汗不明显或不出汗;脾大、贫血严重;可致凶险发作;前驱期血中即可检出疟原虫;无复发。

5. 凶险型疟疾

多由恶性疟疾引起,偶可因间日疟或三日疟发生。在暴发流行时 5 岁以下的幼儿,外来无免疫力的人群发生率可成 20 倍的增长;当地人群,治疗不及时也可发生。临床上可观察患者原虫数量作为监测项目,若厚片每视野达 300~500 个原虫,就可能发生;如每视野 600 个以上则极易发生。临床上主要有下列几种类型。

(1)脑型:最常见。常在一般寒热发作 2~5 d 后出现,少数突然晕倒起病;剧烈头痛,恶心呕吐;意识障碍,可烦躁不安,进而嗜睡,昏迷;抽搐;如治疗不及时,发展成脑水肿,呼吸循环功能或肾功衰竭;查体可见脾大、贫血、黄疸、皮肤出血点等;脑膜刺激征阳性,可出现病理反射;血涂片可查见疟原虫。腰椎穿刺脑脊液压力增高;生化检查正常。

(2)胃肠型:除发冷发热外,尚有恶心呕吐、腹痛腹泻,泻水样便或血便,可似痢疾伴里急后重。有的仅有剧烈腹痛,而无腹泻,常被误为急腹症。吐泻重者可发生休克、肾衰而死。

(3)过高热型:疟疾发作时,体温迅速上升达 42 ℃ 或更高。患者呼吸困难,谵妄、抽搐,昏迷,常于数小时后死亡。

(4)黑尿热:是一种急性血管溶血,并引起血红蛋白和溶血性黄疸,重者发生急性肾功能不全。其原因可能是自身免疫反应,还可能与 G-6-P 脱氢酶缺乏有关。临床以骤起、寒战高热、腰痛、酱油色尿、排尿刺痛感,以及严重贫血、黄疸,蛋白,管型尿为特点。

6. 其他疟疾

(1)输血疟疾:潜伏期 7~10 d,临床症状与蚊传者相似。只有红细胞内期,故治疗后无复发。

(2)婴幼儿疟疾:临床多不典型,或低热,或弛张热,或高热稽留,或不发热。热前常无寒战,退热也无大汗。多有吐泻、抽搐或微循环障碍。病死率高。检查有脾大、贫血、血中有大量疟原虫。

（3）孕妇疟疾：易致流产、早产、死产、即便生下婴儿也可成先天疟疾，成活率极低。所以妊娠疟疾应及时治疗。

7．再燃和复发

疟疾发作数次后，由于机体产生的免疫力或经彻底治疗而停发作，血中原虫也被彻底消灭，但迟发性子孢子经过一段休眠期的原虫增殖后再入血流并侵入红细胞，引起发作，称为复发。而复发主要见于间日疟和三日疟。再燃指经治疗后临床症状受到控制，但血中仍有疟原虫残存，当抵抗力下降时，疟原虫增裂临床症状出现。再燃多在初发后3个月内。复发则不一，间日疟复发多在一年内；三日疟在两年内，个别达几十年还可复发。

【实验室检查】

1．血象

红细胞和血红蛋白在多次发作后下降，恶性疟尤重；白细胞总数初发时可稍增，后正常或稍低，白细胞分类单核细胞常增多，并见吞噬有疟色素颗粒。

2．疟原虫检查

（1）血液涂片：染色查疟原虫。并可鉴别疟原虫种类。

（2）骨髓涂片：染色查疟原虫，阳性率较血片高。

3．血清学检查

抗疟抗体一般在感染后2～3周出现，4～8周达高峰，以后逐渐下降。现已应用的有间接免疫荧光、间接血凝与酶联免疫吸附试验等，阳性率可达90％。一般用于流行病学检查。

【诊断】

1．流行病学史

有在疟疾流行区居住或旅行史，近年有疟疾发作史或近期曾接受过输血的发热患者都应被怀疑。

2．临床表现

典型的周期性寒战、发热、出汗可初步诊断。不规律发热，而伴脾、肝肿大及贫血，应想到疟疾的可能。凶险型多发生在流行期中，多急起，高热寒战，昏迷与抽搐等。流行区婴幼儿突然高热、寒战、昏迷，也应考虑本病。

3．实验室检查

通常找到疟原虫即可确诊。血片找疟原虫应当在寒战发作时采血，此时原虫数多。需要时应多次重复查找。如临床高度怀疑而血片多次阴性可做骨髓穿刺涂片查找疟原虫。

4．治疗性诊断

临床表现很像疟疾，但经多次检查未找到疟原虫。可试用杀灭红内期原虫的药物（如氯喹），治疗48 h发热控制者，可能为疟疾。但注意耐氯喹虫株。

【鉴别诊断】

1. 一般非典型疟疾

一般非典型疟疾应与下列疾病相鉴别。

1) 败血症

疟疾急起高热,热型稽留或弛张者,类似败血症。但败血症全身中毒症状重;有局灶性炎症或转移性化脓病灶;白细胞总数及中性粒细胞增高;血培养可有病原菌生长。

2) 钩端螺旋体病

本病流行多在秋收季节,与参加秋收接触疫水有密切关系。临床典型症状"寒热酸痛一身乏,眼红腿痛淋巴大"可供鉴别。

3) 丝虫病

急性丝虫病有时需与疟疾鉴别,鉴别主要依离心性淋巴管炎,血片中找到微丝蚴。

4) 伤寒、副伤寒

一般起病不急,持续高热,常无寒战及大汗,有听力减退,相对缓脉,玫瑰疹,白细胞减少,嗜酸性粒细胞消失,肥达反应阳性,血或骨髓培养阳性等特点,不难鉴别。

5) 急性血吸虫病

来自流行区,近期接触过疫水,有皮疹,嗜酸性粒细胞明显增高,血吸虫皮试阳性,大便孵化阳性,即可确诊为血吸虫病。

2. 脑型疟疾

本病发生易与流行性乙型脑炎、中毒性痢疾、中暑相混淆。通常要仔细反复查找疟原虫。一时弄不清可先用抗疟药治疗以等待结果。

【治疗】

1. 一般治疗

(1) 休息:发作期及退热后 24 小时应卧床休息。

(2) 支持治疗:对食欲不佳者给予流质或半流质饮食,至恢复期给高蛋白饮食;吐泻不能进食者,则适当补液;有贫血者可辅以铁剂。

(3) 寒战时注意保暖;高热时采用物理降温,过高热患者因高热难忍可药物降温。

(4) 隔离:按虫媒传染病做好隔离。

2. 病原治疗

病原治疗的目的是既要杀灭红内期的疟原虫以控制发作,又要杀灭红外期的疟原虫以防止复发,并要杀灭配子体以防止传播。

1) 控制发作

(1) 磷酸氯喹:简称氯喹,每片 0.25 g。第一天 4 片,6 h 后再服 2 片,第 2、3 天每天 2

片,共计 10 片。治疗间日疟及三日疟第 1 天 4 片已足;该药吸收快且安全,服后 1～2 h 血浓度即达高峰;半衰期 120 h;疗程短;毒性较小,是目前控制发作的首选药。部分患者服后有头晕、恶心。过量可引起心脏房室传导阻滞、心率失常、血压下降。恶性疟疾的疟原虫有的对该药已产生抗性。

(2)盐酸氨酚喹啉:作用与氯喹相似。每片 0.25 g,第 1 天 3 片,第 2、3 天各 2 片。

(3)哌喹及磷酸哌喹:本品作用类似氯喹,半衰期 9 d,为长效抗疟药。哌喹须经胃酸作用成盐酸盐后才易吸收。磷酸哌喹吸收快,味苦。耐氯喹的虫株对本品仍敏感。

(4)硫酸奎宁:本品系金鸡纳树皮中的一种生物碱。抗疟作用与氯喹大致相同,除能较迅速杀灭红内期原虫外,还有退热作用。但该药半衰期短(10 h),味苦;对中枢有抑制作用,表现为头昏,耳鸣和精神不振;对心脏有全面抑制作用,静注可出现血压下降;对子宫能增加其收缩力,可引起流产;因此该药仅用于抗氯喹的恶性疟疾及重症病例的抢救。

(5)盐酸甲氟喹:适用于治疗各型疟疾及有抗性的病例。一次顿服 4～6 片。

(6)硝喹:本品对各种疟疾及抗氯喹虫株均有效。口服每天 4 片,连服 3 天;3 岁以下服 1/4 片。72 h 方能控制症状,故作用较慢。

(7)青蒿素:该药作用于原虫膜系结构,损害核膜、线粒体外膜等而起抗疟作用。其吸收特快,很适用于凶险疟疾的抢救。总剂量 2.5 g,首次 1.0 g,6 h 后 0.5 g,第 2、3 日各 0.5 g。因排泄迅速,故易复发。

(8)其他新药:磷酸咯啶、磷酸咯萘啶、间氮丫啶等。

(9)针刺疗法:于发作前两小时治疗可控制发作,系调动了体内免疫反应力。穴位有大椎、陶道、间使、后溪,前两穴要使针感向肩及尾骨方向放散,间歇提插捻转半小时。疟门穴、承山穴单独针刺有同样效果。

2)恶性疟原虫的抗药性

凡氯喹 2.5 g,总量分 3 日服,未能消除无性生殖原虫,或 1 月内再燃者,称为抗性。对有抗性者应选用甲氯喹、青蒿素或联合用药。

3)防止复发和传播

磷酸伯氨喹啉(简称伯氨喹):本品能杀灭红细胞外期原虫及配子体,故可防止复发和传播。每片 13.2 mg,可每日服 3 片,连续 8 d,或每日片,4 日疗程。恶性疟疾为防止传播也可服伯氨喹,顿服 4 片或 1 日片,连续 2～3 d 以消灭配子体。本品过量或者红细胞缺乏 G-6-PD,则易致溶血反应。伯氨喹可与控制发作的药物同时服用。

3. 凶险发作的抢救

凶险发作的抢救原则是:迅速杀灭疟原虫无性体;改善微循环,防止毛细血管内皮细胞崩裂;维持水电平衡;对症治疗。

1)快速高效抗疟药

(1)青蒿素注射液:100 mg 肌注,第 1 天 2 次,后每天 1 次,疗程 3 日。

(2)磷酸咯萘啶注射液:3～6 mL/kg,加 5% 葡萄糖液或生理盐水静脉滴入或分次肌注,2～3 d 一疗程。

（3）磷酸氯喹注射液：0.5 g 加于 5％葡萄糖液或生理盐水 300～500 mL 中,静滴。第 1 天内每 6～8 h 1 次,共 3 次,第 2、3 日可再给 1 次。滴速宜慢,每分钟 40 滴以下。儿童剂量应小于 5 mg/kg/次,较安全为 2.5 mg/kg,滴速 12～20 滴/分。患者一旦清醒即改为口服。

（4）二盐酸奎宁注射液：0.5 g 加于 5％葡萄糖盐水或葡萄糖液 300～500 mL 中,缓慢静滴,8 h 后可重复 1 次。儿童剂量 5～10 mg/kg/次,肝肾功能减退者应减少剂量,延长时隔时间。肌注应双倍稀释深处注入,以防组织坏死。

2）其他治疗

（1）循环功能障碍者,按感染性休克处理,给予皮质激素,莨菪类药,肝素等,低分右旋糖酐。

（2）高热惊厥者：给予物理、药物降温及镇静止惊。

（3）脑水肿者：应脱水;心衰肺水肿应强心利尿;呼衰应用呼吸兴奋药,或人工呼吸器;肾衰重者可做血液透析。

（4）黑尿热者：首先停用奎宁及伯氨喹,继之给激素,碱化尿液,利尿等。

【流行环节和预防措施】

要控制和预防疟疾,必须认真贯彻预防为主的卫生工作方针。部队进入疟区前,应及时做好流行病学侦察,针对疟疾流行的三个基本环节,采取综合性防治措施。

1. 管理传染源

及时发现疟疾病人,并进行登记,管理和追踪观察。对现症者要尽快控制,并予根治;对带虫者进行休止期治疗或抗复发治疗。通常在春季或流行高峰前一个月进行。凡两年内有疟疾病史、血中查到疟原虫或脾大者均应进行治疗,在发病率较高的疫区,可考虑对 15 岁以下儿童或全体居民进行治疗（乙胺嘧啶与伯氨喹联合治疗）。

2. 切断传播途径

在有蚊季节正确使用蚊帐,户外执勤时使用防蚊剂及防蚊设备。灭蚊措施除大面积应用灭蚊剂外,更重要的是根除蚊子滋生场所。

3. 保护易感者

1）服药预防

进入疟区,特别是流行季节,在高疟区必须服药预防。一般自进入疟区前 2 周开始服药,持续到离开疟区 6～8 周。下列药物可据条件酌情选用。

（1）乙胺嘧啶：4 片每周一次,或 8 片每两周一次。长期服用可致巨细胞性贫血,还可产生耐受性（乙胺嘧啶每片 6.25 mg）。

（2）哌喹或磷酸哌喹：每 20～30 d 服 1 次。耐氯喹地区也可采用。

（3）复方防疟药：防疟片 1 号,含乙胺嘧啶 20 mg,氨苯砜 100 mg,第 1、2 日每日 1 片,以后每周 1 片。防疟片 2 号,每片含乙胺嘧啶 17.5 mg,周效磺胺 250 mg,第 1、2 日每日 1 片,以后每 10 日 1 片。防疟片 3 号,含磷酸哌喹 250 mg,周效磺胺 50 mg,每月 1 次,每次 1 片。

(4)氯喹:2 片,每 10 日 1 次,接受输血者可服氯喹每日 1 片,连服 3～5 日。

服用预防药物可出现一些副作用,如头晕、头昏、恶心、呕吐等,所以重症肝、心、肾疾病及孕妇应慎用或忌用。为防止耐药株产生,每 3 个月调换 1 次药物。

2）自动免疫

虫苗正在研究与试用。

第三篇　内科学基础

第六章　血液系统疾病

血液系统由血液和造血器官组成。血液由血浆及悬浮在其中的血细胞(红细胞、白细胞及血小板)组成。血细胞由造血干细胞(HSC)分化而成。

造血干细胞是一种多能干细胞,是各种血液细胞与免疫细胞的起始细胞。在胚胎9～10天,中胚层开始出现HSC,形成造血位点,以后逐步发育成卵黄囊中的血岛。胚胎成形后进入胎肝造血期,HSC主要分布在胎肝。脐带血、胎盘血是胎儿期外周血的一部分,也含有HSC。出生后,骨髓成为主要的造血器官,造血干细胞主要保留在骨髓。外周血仅含少量HSC。

血液系统疾病是指原发于血液系统的疾病以及主要累及血液系统的疾病,包括红细胞及血红蛋白的异常,各种良、恶性白细胞疾病,各类出血和凝血性疾病,以及血浆中各种成分发生异常所致疾病。本章重点介绍贫血和白血病。

第一节　贫　　血

【概述】

贫血(anemia)是指人体外周血红细胞容量减少,低于正常范围下限的一种常见的临床症状。临床上常以血红蛋白(Hb)浓度来代替。在我国海平面地区,成年男性Hb<120 g/L,成年女性(非妊娠)Hb<110 g/L,孕妇Hb<100 g/L,即为贫血。临床上常见的贫血包括缺铁性贫血、再生障碍性贫血和溶血性贫血。

一、缺铁性贫血

缺铁性贫血(iron deficiency anemia,IDA)是指各种原因导致体内铁储存耗尽,血红蛋白合成减少所引起的一种贫血。

【病因】

1. 摄入不足

多见于婴幼儿、青少年、妊娠和哺乳期妇女。婴幼儿需铁量较大,青少年偏食易缺铁,女性月经过多、妊娠或哺乳时需铁量增加,若不补充高铁食物,易造成IDA。

2. 吸收障碍

胃大部切除术后,胃酸分泌不足且食物快速进入空肠,绕过铁的主要吸收部位(十二指肠），使铁吸收减少。长期腹泻也可引起 IDA。

3．丢失过多

见于各种失血，比如消化道溃疡、痔疮等。

【发病机制】

1．缺铁对铁代谢的影响

当体内贮铁减少到不足以补偿功能状态铁时，铁蛋白、含铁血黄素、血清铁和转铁蛋白饱和度减低，总铁结合力和未结合铁的转铁蛋白升高，组织缺铁，红细胞内缺铁。转铁蛋白受体表达于红系造血细胞膜表面，当红细胞内铁缺乏时，转铁蛋白受体脱落进入血液，血清可溶性转铁蛋白受体（STfR）升高。

2．红细胞内缺铁对造血系统的影响

血红素合成障碍，大量原卟啉不能与铁结合成为血红素，以游离原卟啉（FEP）的形式积累在红细胞内或与锌原子结合成为锌原卟啉（ZPP），血红蛋白生成减少，红细胞胞质少、体积小，发生小细胞低色素性贫血；严重时粒细胞、血小板的生成也受影响。

3．组织缺铁对组织细胞代谢的影响

细胞中含铁酶和铁依赖酶的活性降低，进而影响患者的精神、行为、体力、免疫功能及患儿的生长发育和智力；缺铁可引起黏膜组织病变和外胚叶组织营养障碍。

【临床表现】

1．贫血表现

常见乏力、易倦、头昏、头痛、耳鸣、心悸、气促、纳差等；伴面色苍白、心率增快。

2．组织缺铁表现

（1）精神行为异常：烦躁、易怒、注意力不集中、异食癖。

（2）体力、耐力下降；儿童生长发育迟缓、智力低下。

（3）皮肤黏膜异常改变：皮肤干燥、皱缩；指（趾）甲缺乏光泽、脆薄易裂，重者指（趾）甲变平，甚至凹下呈勺状。容易患口腔炎、舌炎等。

3．缺铁原发病表现

如消化性溃疡、肿瘤或痔疮导致的血便或腹部不适，肠道寄生虫感染导致的腹痛或大便性状改变，妇女月经过多，肿瘤性疾病的消瘦，血管内溶血的血红蛋白尿等。

【实验室检查】

1．血象

呈小细胞低色素性贫血。平均红细胞体积（MCV）低于 80 fl，平均红细胞血红蛋白量（MCH）小于 27 pg，平均红细胞血红蛋白浓度（MCHC）小于 32％。血片中可见红细胞体积小、中央淡染区扩大。网织红细胞计数正常或轻度增高。白细胞和血小板计数正常或减低。

2. 骨髓象

增生活跃或明显活跃；以红系增生为主，粒系、巨核系无明显异常；红系中以中、晚幼红细胞为主，其体积小，核染色质致密，胞质少偏蓝色，边缘不整齐，血红蛋白形成不良，呈"核老浆幼"现象。

3. 铁代谢

血清铁低于 8.95 $\mu mol/L$，总铁结合力升高，大于 64.44 $\mu mol/L$；转铁蛋白饱和度降低，小于 15%，sTfR 浓度超过 8 mg/L。血清铁蛋白低于 12 $\mu g/L$。骨髓涂片用亚铁氰化钾染色（普鲁士蓝反应）后，在骨髓小粒中无深蓝色的含铁血黄素颗粒；幼红细胞内铁小粒减少或消失，铁粒幼红细胞少于 15%。

4. 红细胞内卟啉代谢

FEP>0.9 $\mu mol/L$（全血），ZPP>0.96 $\mu mol/L$（全血），FEP/Hb>4.5 $\mu g/gHb$。

【诊断】

（1）贫血为小细胞低色素性：男性 Hb<120 g/L，女性 Hb<110 g/L，孕妇 Hb<100 g/L；MCV<80 fl，MCH<27 pg，MCHC<32%；

（2）有缺铁的依据：①血清铁蛋白<12 $\mu g/L$；②骨髓铁染色显示骨髓小粒可染铁消失，铁粒幼红细胞<15%；③血清铁<8.95 $\mu mol/L$；④总铁结合力升高>64.44 $\mu mol/L$，转铁蛋白饱和度<15%；FEP/Hb>4.5 $\mu g/gHb$。

（3）存在铁缺乏的病因，铁剂治疗有效。

【鉴别诊断】

（1）铁粒幼细胞性贫血：遗传或不明原因导致的红细胞铁利用障碍性贫血。无缺铁的表现：血清铁蛋白浓度增高，骨髓小粒含铁血黄素颗粒增多，铁粒幼细胞增多，并出现环形铁粒幼红细胞。血清铁和转铁蛋白饱和度增高，总铁结合力不低。

（2）地中海贫血：有家族史，有慢性溶血表现。血片中可见多量靶形红细胞，并有珠蛋白肽链合成数量异常的证据，如 HbF 和 HbA$_2$ 增高，出现血红蛋白 H 包涵体等。血清铁蛋白、骨髓可染铁、血清铁和转铁蛋白饱和度不低且常增高。

（3）慢性病性贫血：慢性炎症、感染或肿瘤等引起的铁代谢异常性贫血。血清铁蛋白和骨髓铁增多。血清铁、血清转铁蛋白饱和度、总铁结合力减低。

【治疗】

1. 病因治疗

IDA 的病因诊断是治疗 IDA 的前提，只有明确诊断后方可去除病因。如婴幼儿、青少年和妊娠妇女营养不足引起的 IDA，应改善饮食；胃、十二指肠溃疡伴慢性失血或胃癌术后残胃癌所致的 IDA，应多次检查大便潜血，做胃肠道 X 线或内镜检查，必要时手术根治；月经过多引起的 IDA 应调理月经；寄生虫感染者应驱虫治疗等。

2. 补铁治疗

首选口服铁剂,如琥珀酸亚铁 0.1 g,每日 3 次。餐后服用胃肠道反应小且易耐受,应注意进食谷类、乳类和茶等会抑制铁剂的吸收,鱼、肉类、维生素 C 可加强铁剂的吸收。口服铁剂后,先是外周血网织红细胞增多,高峰在开始服药后 5～10 天,2 周后血红蛋白浓度上升,一般 2 个月左右恢复正常。铁剂治疗在血红蛋白恢复正常后至少持续 4～6 个月,待铁蛋白正常后停药。若口服铁剂不能耐受或吸收障碍,可用右旋糖酐铁肌肉注射,每次 50 mg,每日或隔日 1 次,缓慢注射,注意过敏反应。

【预防】

对婴幼儿及时添加富含铁的食品,如蛋类、肝等;对青少年纠正偏食,定期查、治寄生虫感染;对孕妇、哺乳期妇女可补充铁剂;对月经期妇女应防治月经过多。做好肿瘤性疾病和慢性出血性疾病的人群防治。

二、再生障碍性贫血

再生障碍性贫血(aplastic anemia,AA,简称再障)指原发性骨髓造血功能衰竭综合征。患者的骨髓造血功能低下、全血细胞减少,主要表现为贫血、出血、感染。免疫抑制治疗对其有效。

【病因】

发病原因不明确,可能与下列因素有关:
(1) 病毒感染:特别是肝炎病毒、微小病毒 B19 等;
(2) 化学因素:氯霉素、磺胺类药物及杀虫剂引起的再障与剂量关系不大,但与个人敏感有关;
(3) 物理因素:各种射线照射。

【发病机制】

以往认为,在一定遗传背景下,AA 可能通过三种机制发病:造血干细胞(种子)缺陷、造血微环境(土壤)及免疫(虫子)异常。近年来认为 AA 的主要发病机制是免疫异常。T 细胞功能异常亢进,细胞毒性 T 细胞直接杀伤和淋巴因子介导的造血干细胞过度凋亡引起的骨髓衰竭是 AA 的主要发病机制。造血微环境与造血干细胞量的改变是异常免疫损伤的结果。

【临床表现】

(1) 贫血:苍白、乏力、头昏、心悸和气短等症状进行性加重。
(2) 感染:多数患者有发热,体温在 39 ℃以上,个别患者自发病至死亡均处于难以控制的高热之中。以呼吸道感染最常见,其次有消化道、泌尿生殖道及皮肤、黏膜感染等。感染菌种以革兰阴性杆菌、金黄色葡萄球菌和真菌为主,常合并败血症。

（3）出血：皮肤可有出血点或大片瘀斑，口腔黏膜有血泡，有鼻出血、牙龈出血、眼结膜出血等。深部脏器出血时可见呕血、咯血、便血、血尿、阴道出血、眼底出血和颅内出血，后者常危及患者的生命。

非重型患者起病和进展较缓慢，贫血、感染和出血的程度较轻，也较易控制。重型患者病情重、进展快。

【实验室检查】

（1）血象：呈全血细胞减少。

（2）骨髓象：多部位骨髓增生减低，粒、红系及巨核细胞明显减少且形态大致正常，淋巴细胞、网状细胞及浆细胞等非造血细胞比例明显增高。

（3）流式细胞仪：$CD4^+$ 细胞和 $CD8^+$ 细胞比值减低，Th1 和 Th2 型细胞比值增高。

【诊断】

（1）诊断标准：①全血细胞减少，淋巴细胞比例增高；②一般无肝、脾肿大；③骨髓多部位增生减低，造血细胞减少，非造血细胞比例增高；④除外引起全血细胞减少的其他疾病；⑤一般抗贫血治疗无效。

（2）分型诊断标准：重型 AA，发病急，贫血进行性加重，严重感染和出血。血象具备下述三项中两项：①网织红细胞绝对值 $<15\times10^9/L$，②中性粒细胞 $<0.5\times10^9/L$，③血小板 $<20\times10^9/L$。骨髓增生广泛重度减低。非重型 AA 指达不到重型 AA 诊断标准的 AA。

【鉴别诊断】

（1）遗传性 AA：如 Fanconi 贫血、家族性增生低下性贫血及胰腺功能不全性 AA 等，有家族史，表现为一系或两系或全血细胞减少，可伴发育异常，染色体和基因检测可以鉴别之。

（2）阵发性睡眠性血红蛋白尿（PNH）：典型患者有血红蛋白尿发作，易鉴别。不典型者无血红蛋白尿发作，全血细胞减少，骨髓可增生减低，易误诊为 AA。但对其随访检查，可发现酸溶血试验（Ham 试验）、蛇毒因子溶血试验（CoF 试验）或微量补体溶血敏感试验（mCLST）阳性。流式细胞仪检测骨髓或外周血细胞膜上的 CD55、CD59 表达明显下降。

（3）骨髓增生异常综合征（MDS）：MDS 的某些亚型有全血细胞减少，网织红细胞有时不高甚至降低，骨髓也可低增生，这些易与 AA 混淆。但病态造血现象，早期髓系细胞相关抗原（CD13、CD33、CD34）表达增多，造血祖细胞培养集簇增多集落减少，染色体核型异常等有助于 AA 鉴别。

【治疗】

1. 支持治疗

1）保护措施

注意卫生，预防感染，重症者需要隔离；防止外伤及剧烈活动；不用损伤骨髓和抑制血小板功能的药物；必要的心理护理。

2）对症治疗

（1）纠正贫血：通常认为血红蛋白低于 60 g/L，且患者对贫血耐受较差时，可输注红细胞，但应防止输血过多。

（2）控制出血：可用止血敏、氨基己酸（泌尿生殖系统出血患者禁用）。女性子宫出血可肌注丙酸睾酮。输浓缩血小板对血小板减少引起的严重出血有效。肝脏疾病如有凝血因子缺乏时应予纠正。

（3）控制感染：及时采用广谱抗生素治疗，同时做药敏试验，依据药敏试验结果换用敏感的抗生素。长期广谱抗生素治疗可诱发真菌感染和肠道菌群失调。真菌感染可用两性霉素 B 等抗真菌药物。

（4）护肝治疗：AA 常合并肝功能损害，应酌情选用护肝药物。

2.对因治疗

1）免疫抑制治疗

（1）抗淋巴/胸腺细胞球蛋白（ALG/ATG）：马 ALG 10～15 mg/(kg·d)连用 5 天；需做过敏试验，静滴 ATG 不宜过快，每日剂量 12～16 h 滴完，用药过程中用糖皮质激素防治过敏反应和血清病；可与环孢素组成强化免疫抑制方案。

（2）环孢素：6 mg/(kg·d)左右，疗程一般长于 1 年。应参照患者的血药浓度、造血功能、T 细胞免疫恢复情况、药物不良反应（如肝、肾功能损害、牙龈增生及消化道反应）等调整用药剂量和疗程。

（3）其他：CD3 单克隆抗体、环磷酰胺、甲泼尼龙等治疗重型再障。

2）促造血治疗

（1）雄激素：①司坦唑醇 2 mg，每日 3 次；②十一酸睾酮 40～80 mg 每日 3 次；③达那唑 0.2 g，每日 3 次；④丙酸睾酮 100 mg/d 肌注。应根据药物的作用效果和不良反应，如男性化、肝功能损害等调整疗程及剂量。

（2）造血生长因子：特别适用于重型再障。重组人粒系集落刺激因子（G-CSF），剂量为 5 μg/(kg·d)；重组人红细胞生成素（EPO），常用 50～100 U/(kg·d)。一般在免疫抑制治疗重型再障后使用，剂量可酌减，维持 3 个月以上为宜。

3）造血干细胞移植

对 40 岁以下、无感染及其他并发症、有合适供体的重型再障患者，可考虑造血干细胞移植。

三、溶血性贫血

溶血性贫血（hemolytic anemia，HA）是指红细胞遭到破坏，寿命缩短，红细胞溶解超过骨髓的代偿能力而出现的贫血。

【病因】

1. 红细胞内在缺陷

1）红细胞膜异常

（1）遗传性红细胞膜缺陷：如遗传性球形细胞增多症、遗传性椭圆形细胞增多症、遗传性棘形细胞增多症、遗传性口形细胞增多症等。

（2）获得性血细胞膜糖化肌醇磷脂（GPI）锚连膜蛋白异常：如阵发性睡眠性血红蛋白尿（PNH）。

2）遗传性红细胞酶缺乏

（1）戊糖磷酸途径酶缺陷：如葡萄糖-6-磷酸脱氢酶（G6PD）缺乏症等。

（2）无氧糖酵解途径酶缺陷：如丙酮酸激酶缺乏症等。

3）遗传性珠蛋白生成障碍

（1）珠蛋白肽链结构异常：不稳定血红蛋白病。

（2）珠蛋白肽链数量异常：地中海贫血。

4）血红素异常

（1）先天性红细胞卟啉代谢异常：如红细胞生成性血卟啉病。

（2）铅中毒：影响血红素合成。

2. 红细胞外在因素

1）免疫因素

（1）自身免疫性 HA：温抗体型或冷抗体型；原发性或继发性（如 SLE、病毒或药物等）。

（2）同种免疫性 HA：如血型不符的输血反应、新生儿 HA 等。

2）血管性 HA

（1）微血管病性 HA：如血栓性血小板减少性紫癜/溶血尿毒症综合征、弥散性血管内凝血、败血症等。

（2）瓣膜病：如钙化性主动脉瓣狭窄及人工心瓣膜、血管炎等。

（3）血管壁受到反复挤压：如行军性血红蛋白尿。

3）生物因素

蛇毒、疟疾、黑热病等。

4）理化因素

大面积烧伤、血浆中渗透压改变和化学因素如苯肼、亚硝酸盐类等中毒，可引起获得性高铁血红蛋白血症而致溶血。

【发病机制】

（1）血管内溶血：血型不合输血、输注低渗溶液或阵发性睡眠性血红蛋白尿时，溶血主要在血管内发生。受损的红细胞发生溶血，释放游离血红蛋白形成血红蛋白血症。血红蛋白有时可引起肾小管阻塞、细胞坏死。游离血红蛋白能与血液中的结合珠蛋白相结合。结合体分子量大，不能通过肾小球排出，由肝细胞从血中清除。未被结合的游离血红蛋白能够从肾小球滤出,形成血红蛋白尿排出体外。

（2）血管外溶血:见于遗传性球形细胞增多症和温抗体自身免疫性 HA 等,起病缓慢。受损红细胞主要在脾脏由单核-巨噬细胞系统吞噬消化,释出的血红蛋白分解为珠蛋白和血红素。

【临床表现】

急性 HA 短期内在血管内大量溶血。起病急骤,临床表现为严重的腰背及四肢酸痛,伴头痛、呕吐、寒战,随后高热、面色苍白和血红蛋白尿、黄疸。严重者出现周围循环衰竭和急性肾衰竭。慢性 HA 临床表现有贫血、黄疸、脾大。长期高胆红素血症可并发胆石症和肝功能损害。慢性重度 HA 时,长骨部分的黄髓可以变成红髓。儿童时期骨髓都是红髓,严重溶血时骨髓腔可以扩大,X 摄片示骨皮质变薄,骨骼变形。髓外造血可致肝、脾大。

【实验室检查】

1. 提示红细胞破坏的检查

（1）血清游离血红蛋白大于 40 mg/L。

（2）血清结合珠蛋白血管内溶血时低于 0.5 g/L。

（3）尿常规示隐血阳性,尿蛋白阳性,红细胞阴性。

（4）含铁血黄素尿:镜检经铁染色的尿沉渣,在脱落上皮细胞内发现含铁血黄素。

2. 提示骨髓增生的检查

（1）网织红细胞增多。

（2）外周血出现幼红细胞。

（3）外周血涂片红细胞大小不一。

（4）骨髓幼红细胞增生。

（5）血清转铁蛋白受体增多。

3. 提示溶血类型和病因的检查

（1）自身免疫性溶血:Coombs 实验阳性。

（2）阵发性睡眠性血红蛋白尿:Ham 实验阳性。

【诊断】

结合病史、临床表现和实验室检查确定是否有溶血性贫血,再进一步确定其病因和类型。

【鉴别诊断】

（1）贫血及网织红细胞增多:如失血性、缺铁性或巨幼细胞贫血的恢复早期。

（2）家族性非溶血性黄疸(Gilbert 综合征等):自幼发病,间接胆红素增多,无贫血。

（3）幼粒幼红细胞性贫血伴轻度网织红细胞增多:如白血病等,外周可能出现幼红、幼粒细胞增加。

【治疗】

(1) 去除病因和诱因:治疗原发病,预防呼吸道感染,慎用某些药物(如磺胺类、解热止痛药等)。

(2) 糖皮质激素:主要用于治疗自身免疫性溶血性贫血,也可用于 PNH。常用药物有泼尼松、氢化可的松和甲泼尼龙等。

(3) 免疫抑制剂:适用于糖皮质激素治疗无效、糖皮质激素依赖,或脾切除有禁忌的自身免疫性溶血性贫血。常用药物有环磷酰胺、硫唑嘌呤和环孢素 A 等。

(4) 脾切除:为二线治疗方法,适用于异常红细胞主要在脾脏破坏者,如遗传性球形红细胞增多症、难治性自身免疫性溶血性贫血以及某些血红蛋白病。

(5) 成分输血:应从严掌握指征,贫血严重者可输注红细胞改善症状。对于自身免疫性溶血性贫血及 PNH 患者,贫血症状重者应输注同型洗涤红细胞。

(6) 免疫球蛋白:大剂量静脉注射免疫球蛋白对于部分自身免疫性溶血性贫血有效,但作用不持久。

第二节 白 血 病

【概述】

白血病(leukemia)是一类造血干细胞的恶性克隆性疾病,因白血病细胞增殖失控、分化障碍,而停滞在细胞发育的不同阶段。在骨髓和其他造血组织中,白血病细胞大量增生累积,使正常造血受抑制并浸润其他器官和组织。

我国白血病发病率约为 2.76/10 万。在恶性肿瘤所致的死亡率中,白血病居第 6 位(男)和第 8 位(女);儿童及 35 岁以下成人中,则居第 1 位。

【病因】

白血病的病因尚不完全清楚,可能和以下因素有关:

(1) 生物因素:人类 T 淋巴细胞病毒 Ⅰ 型(HTLV-I)、EB 病毒等可能与某些类型白血病的发生有关。

(2) 物理因素:包括 X 射线、γ 射线等电离辐射。日本广岛及长崎受原子弹袭击后,幸存者中白血病发病率比未受照射的人群高 30 倍和 17 倍。

(3) 化学因素:长期接触苯以及含有苯的有机溶剂与白血病发生有关。早年制鞋工人(接触含苯胶水)的发病率高于正常人群的 3～20 倍。有些药物可损伤造血细胞引起白血病,如氯霉素、保泰松所致造血功能损伤者发生白血病的危险性显著增高;乙双吗啉是乙亚胺的衍生物,具有极强的致染色体畸变和致白血病作用,与白血病发生有明显关系。

(4) 遗传因素:家族性白血病约占白血病的千分之七。单卵孪生子,如果一个人发生白血病,另一个人的发病率为1/5,比双卵孪生者高12倍。唐氏综合征有21号染色体三体改变,其白血病发病率达50/10万,比正常人群高20倍。

【发病机制】

白血病种类繁多,机制复杂。各种因素先引起单个造血干细胞突变,而后因机体存在遗传易感性和免疫力低下,病毒感染、染色体畸变等激活原癌基因,并使部分抑癌基因(如p53)失活及凋亡抑制基因(如bcl-2)过度表达,导致突变细胞恶性增殖,分化及凋亡受阻,白血病发生。

【分类和分型】

根据白血病细胞的成熟程度和自然病程,将白血病分为急性(AL)和慢性(CL)两大类。根据主要受累的细胞系列可将AL分为急性淋巴细胞白血病(简称急淋,ALL)和急性髓细胞白血病(简称急粒,AML)。CL则分为慢性髓细胞白血病(简称慢粒,CML),慢性淋巴细胞白血病(简称慢淋,CLL)及少见类型的白血病如毛细胞白血病(HCL)、幼淋巴细胞白血病(PLL)等。

一、急性白血病

急性白血病的肿瘤细胞分化停滞在较早阶段,多为原始及早期幼稚细胞,大量增殖,并广泛浸润、抑制正常造血,病情进展迅速,自然病程仅有数月。各年龄段均有发病,男性略多于女性。

【临床表现】

(1)发热:常见症状,低热多为本病发热,高热常为继发感染所致。

(2)出血:可发生在皮肤与黏膜,也可出现内脏及颅内出血,多为血小板减少、凝血障碍、血管受侵犯所致。

(3)贫血:进行性加重的贫血,表现为面色苍白、乏力、心悸等,由骨髓红系受抑、出血及溶血所致。

(4)白血病细胞浸润表现:肝、脾、淋巴结大,髓外出现绿色瘤,骨关节疼痛等。若中枢神经系统浸润可出现颅内压增高及颅神经损害表现。

【实验室检查】

(1)血象:多数患者白细胞增多,少数患者白细胞计数正常或减少,常有贫血及血小板减少。外周血涂片发现原始细胞、幼稚细胞,提示白血病。

(2)骨髓象:诊断急性白血病的主要依据。有核细胞增生明显活跃或极度活跃,少数为增生活跃或增生减低。增生的细胞主要是原始细胞和早期幼稚细胞。

(3)细胞化学染色:白血病的原始细胞在形态学上难以区分时,可借助细胞化学染色做出鉴别。比如,过氧化物酶染色在急性粒细胞性白血病是阳性,在急性淋巴细胞性白血病是阴性,在急性单核细胞性白血病是弱阳性。糖原染色在急性淋巴细胞性白血病是阳性,在急性单核细胞性白血病和急性粒细胞性白血病是阴性。非特异性脂酶染色在急性淋巴细胞性白血病是阴性,在急性单核细胞性白血病是阳性,急性粒细胞性白血病是弱阳性。

(4)染色体及基因检查:某些白血病具有特异性的染色体易位,形成特异的融合基因。比如,AML-M2 常常存在 t(8;21),形成 AML1-ETO 融合基因;AML-M3 常常存在 t(15;17),形成 PML-RARα 融合基因.

(5)免疫学检查:根据白血病细胞表达的系列相关抗原,确定其系列来源。比如,髓系白血病细胞表达 CD13、CD14、CD33、MPO(髓过氧化物酶);淋巴细胞性白血病细胞表达 CD3、CD5、CD7、CD10、CD19 等。

(6)其他:如尿酸、乳酸脱氢酶可以增高,凝血功能异常,在 AML-M4 和 AML-M5 时溶菌酶可以升高。

【诊断】

国际上常用法美英(FAB)分类标准,以形态学为基础,结合细胞化学,将急性白血病分成不同的亚型。

(1)急性髓细胞白血病:分为 8 种亚型。M0(急性髓细胞白血病微小分化型)、M1(急性粒细胞白血病未分化型)、M2(急性粒细胞白血病部分分化型)、M3(急性早幼粒细胞白血病)、M4(急性粒一单核细胞白血病)、M5(急性单核细胞白血病)、M6(急性红白血病)、M7(急性巨核细胞白血病)。

(2)急性淋巴细胞性白血病:分成三种亚型。L1 型(原始和幼稚淋巴细胞以小细胞为主)、L2 型(原始和幼稚淋巴细胞以大细胞为主,细胞大小不一)、L3 型(原始和幼稚淋巴细胞以大细胞为主,大小一致,核型规则,细胞有空泡)。

【鉴别诊断】

(1)骨髓增生异常综合征:该病中的难治性贫血伴原始细胞增多型,外周血中有原始和幼稚细胞,全血细胞减少和染色体异常,易与白血病相混淆,但骨髓中原始细胞小于 20%。

(2)类白血病反应:机体对某些疾病(如严重感染、恶性肿瘤、大量失血等)反应异常,致使白细胞总数异常增高,常大于 $30×10^9/L$,以粒细胞增高为多见,并可见数量不等的幼稚细胞,易误诊为白血病,但病因去除后,血象可恢复正常。

【治疗】

1. 支持治疗

成分输血,纠正贫血及血小板减少,输注新鲜冰冻血浆或纤维蛋白原纠正凝血功能紊乱。注意感染的防治,注意消毒隔离,发热时使用抗菌药物治疗,化疗时预防尿酸性肾病,利尿和纠正电解质平衡。注意营养与热量供给,进食高热量易消化饮食,必要时静脉营养。

2. 化疗

化疗分为诱导缓解和缓解后治疗两个阶段。诱导缓解治疗的目的是尽快杀灭白血病细胞,达到完全缓解,缓解后治疗进一步清除残存白血病细胞,防止复发,延长缓解期。

（1）诱导缓解:ALL 的治疗方案常采用 VDCP＋L-ASP 方案和 Hyper-CVAD 方案;AML 患者常选用 DA 方案。

（2）缓解后治疗:多采用含大剂量甲氨蝶呤或阿糖胞苷方案化疗。

（3）脑膜白血病的防治:白血病特别是 ALL,AML-M5 或高白细胞性白血病常并发脑膜白血病,可行腰椎穿刺加鞘内注射化疗药物治疗(MTX＋Ara-c＋地塞米松)。

3. 造血干细胞移植

对于中、高危及难治、复发患者,可行造血干细胞移植治疗。若年龄在 50 岁以下,有 HLA 相合供体,可行异基因造血干细胞移植,若无合适供体,可行自体造血干细胞移植,年龄可放宽至 65 岁,但复发率高。

二、慢性粒细胞白血病

慢性粒细胞白血病(CML)是一种起源于早期造血干细胞的恶性骨髓增殖性疾病,以外周血粒细胞显著增多和脾大为特征。其年发病率约为 0.36/10 万,生存期为 3～5 年。病程进展缓慢。

【病因与发病机制】

病因仍未明确。其发病与 Ph 染色体 t(9;22)(q34.1 q11.21)有关,9 号染色体上的原癌基因 c-ABL 易位至 22 号染色体上的断裂点集中区(BCR),形成 BCR-ABL 融合基因,其编码蛋白主要为 P210,该蛋白具有酪氨酸激酶活性,可以促进细胞增殖,抑制细胞凋亡,在 CML 发病中起重要作用。

【临床表现】

1. 症状

（1）早期:患者可无症状,因常规体检发现白细胞数、血小板数增高或脾脏大而诊断。

（2）后期:出现乏力、多汗、低热、脾区不适、腹胀、消瘦等表现。急性变后,病情迅速恶化,出现骨痛、出血以及髓外肿物等浸润表现。

2. 体征

（1）脾脏肿大:常为巨脾,质硬,常延至盆腔。

（2）摩擦音:脾栓塞时脾区可触及摩擦感或闻及摩擦音。

（3）肝脏肿大:可有轻到中度肝脏大。

（4）胸骨压痛。

（5）其他:白细胞瘀滞时可出现阴茎异常勃起。

【实验室检查】

（1）血象:白细胞总数显著增高,以中性晚幼粒、中幼粒及杆状核为主。早期血小板和血红蛋白正常,晚期降低。

（2）骨髓象:骨髓细胞增生明显活跃或极度活跃,粒红比明显增高,分类计数与血象相近似,晚期骨髓活检可有纤维组织增多。急变时达到急性白血病标准。

（3）染色体及融合基因:90%以上 CML 患者存在 Ph 染色体和 BCR-ABL 融合基因。

（4）生化检查:乳酸脱氢酶升高。高尿酸血症主要是因为白细胞大量增殖,核酸代谢加快,治疗时大量白细胞崩解所致。

【诊断及鉴别诊断】

依据临床表现、血象、骨髓象及 Ph 染色体、BCR-ABL 融合基因可做出诊断,但有时尚须与下列疾病鉴别。

（1）类白血病反应:是由于其他疾病引起反应性白细胞增高,与慢粒有许多相似之处,但类白血病反应的骨髓增生程度比较轻,以成熟阶段的中性粒细胞为主,嗜酸及嗜碱性粒细胞不增多,中性粒细胞碱性磷酸酶活性明显增高,无 Ph 染色体,可随原发病治愈而自行缓解。

（2）骨髓纤维化:可有巨脾,白细胞增多,易与 CML 相混淆,原发性骨髓纤维化有泪滴样红细胞,中性粒细胞碱性磷酸酶活性不降低,骨髓穿刺往往发生"干抽"。Ph 染色体阴性,骨髓活检可见网状纤维阳性。

（3）其他脾大性疾病:如黑热病、晚期肝硬化均可有脾大,临床常与慢粒相混淆。但血象、骨髓象及 Ph 染色体可以鉴别。

【治疗】

（1）一般治疗:白细胞清除术可防止白细胞瘀滞,水化、碱化防治肿瘤溶解综合征。

（2）酪氨酸激酶抑制剂(TKI):如伊马替尼、尼罗替尼、达沙替尼等。

（3）异基因造血干细胞移植:是目前唯一可治愈 CML 的方法。

三、慢性淋巴细胞白血病

慢性淋巴细胞白血病(CLL)是一种以单克隆、成熟小淋巴细胞在外周血、骨髓和淋巴组织不断蓄积为特征,最终导致正常造血功能受抑并产生相应临床症状的一种慢性 B 淋巴细胞增殖性疾病。本病欧美多见,在我国较少见,年发病率约为 0.05/10 万。

【临床表现】

多发于老年,起病缓慢,早期常无症状,可在体检时发现血象异常或淋巴结、肝脾肿大而诊断。随着病情的发展,可出现乏力、消瘦、低热、盗汗等症状,浸润表现明显,如淋巴结肿大、肝肿大等。免疫功能低下,常并发感染,常伴自身免疫现象。

【实验室检查】

（1）血象:外周血淋巴细胞增高,B 淋巴细胞 $>5\times10^9$/L,部分患者有贫血或血小板减少。

（2）骨髓象：有核细胞增生活跃，淋巴细胞在 40% 以上，成熟淋巴细胞为主。红系、粒系、巨核系减少。

（3）免疫表型：单克隆性的淋巴细胞，典型表现为 $CD5^+$，$CD23^+$，$CD19^+$，$CD10^-$。

（4）遗传学检查：80% 的 CLL 患者有染色体异常，常见核型有 t(11;14)、t(11q;v)等。

【鉴别诊断】

（1）病毒感染引起的淋巴细胞增多：可有淋巴细胞增多，淋巴结增大，但淋巴细胞为多克隆性，感染控制后，淋巴细胞恢复正常。

（2）其他淋巴肿瘤：如幼淋巴细胞白血病等，可根据淋巴细胞免疫表型及形态等鉴别。

【治疗】

因疾病进展缓慢，部分患者采用"观察与等待"策略。但下列情况需进行治疗：患者符合并愿意参加临床试验，严重的疾病相关症状，终末器官功能受损，巨块型病变，进行性贫血，进行性血小板减少，白细胞瘀滞等。

常用方案有为苯丁酸氮芥＋/－泼尼松，苯达莫司汀＋利妥昔单抗，环磷酰胺＋泼尼松＋/－利妥昔单抗，氟达拉滨＋/－环磷酰胺＋/－利妥昔单抗等。

第七章 内分泌系统疾病

内分泌系统由内分泌腺及分布于其他组织里的内分泌细胞组成。它们分泌的激素,可通过血液、淋巴液或细胞外液转运,作用于靶细胞,从而调节靶细胞的生物功能。

根据激素的化学特性将其分为四类:肽类激素、氨基酸类激素、胺类激素、类固醇激素。激素必须和靶细胞膜上或细胞核内的受体特异性结合,才能把信息传递到细胞,以影响靶细胞的功能。

内分泌系统中,下丘脑、垂体与靶腺(甲状腺、肾上腺皮质和性腺等)之间存在负反馈调节,如下丘脑分泌的促肾上腺皮质激素释放激素(CRH)通过垂体门静脉而刺激垂体分泌促肾上腺皮质激素(ACTH),而 ACTH 水平增加又可兴奋肾上腺皮质束状带分泌皮质醇,使血液皮质醇浓度升高,而升高的皮质醇浓度反过来可作用在下丘脑,抑制 CRH 的分泌,并在垂体部位抑制 ACTH 的分泌,从而减少肾上腺分泌皮质醇,维持三者之间的动态平衡。内分泌、免疫和神经三个系统之间也可通过相同的肽类激素和共有的受体相互作用,形成一个完整的调节环路。

多种原因可引起内分泌系统的疾病,激素产生过多或过少表现为靶器官的功能亢进或减退;内分泌腺或靶组织对激素的敏感性降低也可导致疾病产生。本章重点讨论甲状腺功能亢进症和糖尿病。

第一节 甲状腺功能亢进症

【概述】

甲状腺功能亢进症(hyperthyroidism,简称甲亢)是指甲状腺腺体本身产生甲状腺激素过多而引起的甲状腺毒症。弥漫性毒性甲状腺肿(Graves 病,简称 GD)是引起甲亢的主要原因,所以本节主要讨论 Graves 病。Graves 病占全部甲亢的 80%~85%。女性多于男性。

【病因和发病机制】

(1)遗传因素:本病有显著的遗传倾向,白种人与 HLA-B8、HLA-DR3、DQA1*501 相关;非洲人种与 HLA-DQ3 相关;亚洲人种与 HLA-Bw46 相关。

(2)自身免疫:GD 患者的血清中存在针对甲状腺细胞 TSH 受体的特异性自身抗体,称为 TSH 受体抗体(TRAb),TSAb 与 TSH 受体结合,激活腺苷酸环化酶信号系统,导致甲状腺细胞增生和甲状腺激素合成、分泌增加。

（3）环境因素：细菌感染、性激素、应激等都对本病的发生和发展有影响。

【病理特点】

甲状腺呈不同程度的弥漫性肿大。甲状腺滤泡上皮细胞增生，呈高柱状或立方状，滤泡腔内的胶质减少或消失，滤泡间可见不同程度的与淋巴组织生发中心相关的淋巴细胞浸润。Graves眼病的眶后组织中有脂肪细胞浸润，纤维组织增生，大量黏多糖和糖胺聚糖沉积，透明质酸增多，淋巴细胞和浆细胞浸润，同时眼肌纤维增粗，纹理模糊，肌纤维透明变性、断裂和破坏。胫前黏液性水肿者局部可见黏蛋白样透明质酸沉积，肥大细胞、巨噬细胞和成纤维细胞浸润。

【临床表现】

1．甲状腺毒症表现

（1）高代谢综合征：甲状腺激素分泌增多导致交感神经兴奋性增高和新陈代谢加速，患者常有疲乏无力、怕热多汗、皮肤潮湿、多食善饥、体重显著下降等。

（2）精神神经系统：多言好动、紧张焦虑、焦躁易怒、失眠不安、思想不集中、记忆力减退，手和眼睑震颤。

（3）心血管系统：心悸气短、心动过速、第一心音亢进。收缩压升高、舒张压降低，脉压增大。合并甲状腺毒症心脏病时，出现心动过速、心律失常、心脏增大和心力衰竭。

（4）消化系统：稀便、排便次数增加。重者可以有肝大、肝功能异常。

（5）肌肉骨骼系统：主要是甲状腺毒症性周期性瘫痪（TPP），在20～40岁亚洲男性好发，发病诱因包括剧烈运动、高碳水化合物饮食、注射胰岛素等，病变主要累及下肢，有低钾血症。TPP病程呈自限性，甲亢控制后可以自愈。

（6）造血系统：外周血淋巴细胞比例增加，单核细胞增加，但白细胞总数减低。

（7）生殖系统：女性月经减少或闭经。男性阳痿，偶有男性乳腺发育。

2．甲状腺肿

大多数患者有程度不等的甲状腺肿大。甲状腺肿为弥漫性、对称性，质地不等，无压痛。甲状腺上下极可触及震颤，闻及血管杂音。少数病例甲状腺可以不肿大。

3．眼征

GD患者常常有眼内异物感、胀痛、畏光、流泪、复视、斜视、视力下降等。检查见突眼，眼睑肿胀，结膜充血水肿，眼球活动受限，严重者眼球固定，眼睑闭合不全、角膜外露而发生角膜溃疡、全眼炎，甚至失明。突眼与眶周组织的自身免疫炎症反应有关。

4．特殊表现

（1）甲亢危象：甲亢危象是甲状腺毒症急性加重的一个综合征，发生原因可能与循环内甲状腺激素水平增高有关。多发生于较重甲亢未予治疗或治疗不充分的患者。常见诱因有感染、手术、创伤、精神刺激等。临床表现有:高热、大汗、心动过速(140 次/分以上)、烦躁、焦虑不安、谵妄、恶心、呕吐、腹泻,严重患者可有心衰,休克及昏迷等。

(2)甲状腺毒症性心脏病:甲亢患者出现心脏增大、心律失常、心力衰竭等表现。

(3)淡漠型甲亢:多见于老年患者。起病隐匿,高代谢综合征、眼征和甲状腺肿均不明显。主要表现为明显消瘦、心悸、乏力、震颤、头晕、昏厥、神经质或神志淡漠、腹泻、厌食。

【辅助检查】

1. 甲状腺相关激素的检查

包括血清总甲状腺素(TT_4)、血清总三碘甲腺原氨酸(TT_3)、血清游离甲状腺素(FT_4)、游离三碘甲腺原氨酸(FT_3)、促甲状腺激素(TSH)。

2. ^{131}I 摄取率

^{131}I 摄取率是诊断甲亢的传统方法,目前已经被 sTSH 测定技术所代替。甲亢时^{131}I 摄取率表现为总摄取量增加,摄取高峰前移。

3. TSH 受体抗体(TRAb)

TRAb 是鉴别甲亢病因、诊断 GD 的指标之一。GD 患者 75%～96%TRAb 阳性。

4. 影像学检查

眼部 CT 和 MRI 可以排除其他原因所致的突眼,评估眼外肌受累的情况。甲状腺放射性核素扫描对于诊断甲状腺自主高功能腺瘤有意义。肿瘤区浓聚大量核素,肿瘤区外甲状腺组织和对侧甲状腺无核素吸收。

【诊断】

1. 诊断的程序

(1)甲状腺毒症的诊断:测定血清 TSH 和甲状腺激素的水平。

(2)确定甲状腺毒症是否来源于甲状腺功能的亢进。

(3)确定引起甲状腺功能亢进的原因,如 GD、结节性毒性甲状腺肿、甲状腺自主高功能腺瘤等。

2. 甲亢的诊断

(1)高代谢症状和体征。

(2)甲状腺肿大。

(3)血清 TT_4、FT_4 增高,TSH 减低。

具备以上三项诊断即可成立。应注意的是,淡漠型甲亢的高代谢症状不明显,仅表现为明显消瘦或心房颤动,尤其在老年患者;少数患者无甲状腺肿大;T_3 型甲亢仅有血清 T_3 增高。

3. GD 的诊断

(1)甲亢诊断确立。

（2）甲状腺弥漫性肿大，少数病例可以无甲状腺肿大。

（3）眼球突出和其他浸润性眼征。

（4）胫前黏液性水肿。

（5）TRAb、TSAb、TPOAb、TgAb 阳性。

以上标准中，（1）、（2）项为诊断必备条件，（3）、（4）、（5）项为诊断辅助条件。

【治疗】

1. 抗甲状腺药物（ATD）

1）作用机制：抑制甲状腺素的合成

ATD 是甲亢的基础治疗，ATD 也用于手术和^{131}I 治疗前的准备阶段。单纯 ATD 治疗的治愈率仅有 50% 左右，复发率高达 50%～60%。常用的 ATD 分为硫脲类和咪唑类两类，硫脲类包括丙硫氧嘧啶（PTU）和甲硫氧嘧啶等；咪唑类包括甲巯咪唑（MMI）和卡比马唑等。普遍使用 MMI 和 PTU。目前认为 ATD 维持治疗 18～24 个月可以停药。

2）不良反应

（1）粒细胞减少：发生率为 5% 左右，严重者可发生粒细胞缺乏症。

（2）皮疹：发生率为 2%～3%。可先试用抗组胺药，皮疹严重时应及时停药，以免发生剥脱性皮炎。

2. ^{131}I 治疗

（1）作用机制：甲状腺摄取^{131}I 后释放出 β 射线，破坏甲状腺组织细胞。

此法安全简便，费用低廉，效益高，总有效率达 95%，临床治愈率 85% 以上，复发率小于 1%。第 1 次^{131}I 治疗后 3～6 个月，部分患者如病情需要可做第 2 次治疗。此法适应于不能用 ATD 或 ATD 治疗后未缓解者，妊娠和哺乳期妇女禁忌使用此法。

（2）并发症：主要是甲状腺功能减退。国内报告早期甲减发生率约 10%，晚期达 59.8%。

3. 手术治疗

对于长期服药无效，或停药复发，或不能坚持服药的患者可以采用手术治疗（甲状腺次全切除术，两侧各留下 2～3 g 甲状腺组织）。手术治疗的治愈率为 95% 左右，复发率为 0.6%～9.8%。

4. 其他治疗

（1）碘剂：减少碘摄入量是甲亢的基础治疗之一。过量碘的摄入会加重和延长病程，增加复发的可能性，所以甲亢患者应食用无碘食盐，忌用含碘药物。

（2）β 受体阻断药：主要在 ATD 初治期使用，可较快控制甲亢的临床症状。作用机制是阻断甲状腺激素对心脏的兴奋作用，阻断外周组织 T_4 向 T_3 的转化。通常应用普萘洛尔每次 10～40 mg，每天 3～4 次。

第二节 糖 尿 病

【概述】

糖尿病(diabetes mellitus)是由于胰岛素绝对或相对不足所致的一组以慢性血糖水平增高为特征的代谢性疾病。由于慢性的多种物质代谢紊乱,最终可导致慢性微血管和大血管并发症,致使生活质量下降,寿命缩短。

据世界卫生组织(WHO)估计,全球目前有超过 1.5 亿糖尿病患者,到 2025 年这一数字将增加一倍。估计我国现有糖尿病患者超过 4 000 万,居世界第 2 位。

【糖尿病分型】

目前国际上通用 1999 年 WHO 糖尿病专家委员会提出的病因学分型标准。

(1) Ⅰ型糖尿病(T1DM):β 细胞破坏,常导致胰岛素绝对缺乏。

① 自身免疫性。

② 特发性(无自身免疫证据)。

(2) Ⅱ型糖尿病(T2DM):以胰岛素抵抗为主伴胰岛素分泌不足。

(3) 其他特殊类型糖尿病:包括胰岛 β 细胞功能的基因缺陷、胰岛素作用的基因缺陷、胰腺外分泌疾病、药物或化学品等所致糖尿病等。

(4) 妊娠期糖尿病(GDM)。

【病因和发病机制】

糖尿病的病因和发病机制极为复杂,至今未完全阐明。不同类型糖尿病的病因不尽相同,即使在同一类型中也存在着异质性。总的来讲,遗传因素和环境因素共同参与其发病过程。环境因素包括病毒感染、化学毒性物质和饮食因素,这些因素作用于有遗传易感性的个体,激活 T 淋巴细胞介导的一系列自身免疫反应,引起选择性胰岛 β 细胞破坏和功能衰竭,体内胰岛素分泌不足进行性加重,导致糖尿病。

【临床表现】

糖尿病的典型症状常被描述为"三多一少",即多尿、多饮、多食和体重减轻。

血糖升高后因渗透性利尿引起多尿,继而口渴多饮;外周组织对葡萄糖利用障碍,脂肪分解增多,蛋白质代谢负平衡,渐见乏力、消瘦,儿童生长发育受阻;为了补偿损失的糖、维持机体活动,患者常易饥饿、多食。

Ⅰ型糖尿病患者常常有"三多一少"症状,而Ⅱ型糖尿病患者可以无任何症状,仅在体检时发现高血糖。

【并发症】

1. 感染

糖尿病患者常发生疖、痈等皮肤化脓性感染,可反复发生,有时可引起败血症或脓毒血症。皮肤真菌感染如足癣、体癣也常见。糖尿病合并肺结核的发生率较非糖尿病者高。肾盂肾炎和膀胱炎多见于女性患者。

2. 大血管病变

糖尿病人群中动脉粥样硬化的患病率较高,发病年龄较轻,病情进展较快。动脉粥样硬化主要侵犯主动脉、冠状动脉、脑动脉、肾动脉和肢体外周动脉等,引起冠心病、脑血管病、肾动脉硬化、肢体动脉硬化等。

3. 微血管病变

微血管是指微小动脉和微小静脉之间、管腔直径在 $100\ \mu m$ 以下的毛细血管及微血管网。微血管病变是糖尿病的特异性并发症,其典型改变是微循环障碍和微血管基底膜增厚。微血管病变主要表现在视网膜、肾、神经和心肌组织,其中尤以糖尿病肾病和视网膜病为主。

4. 糖尿病足

与下肢远端神经异常和不同程度周围血管病变相关的足部溃疡、感染和(或)深层组织破坏。轻者表现为足部畸形、皮肤干燥和发凉、胼胝(高危足);重者可出现足部溃疡、坏疽。糖尿病足是截肢、致残主要原因。

【实验室检查】

(1) 尿糖测定:尿糖阳性是诊断糖尿病的重要线索。尿糖阳性只是提示血糖值超过肾糖阈(大约 10 mmol/L),因而尿糖阴性不能排除糖尿病可能。并发肾脏病变时,肾糖阈升高,虽然血糖升高,但尿糖阴性。妊娠期肾糖阈降低时,虽然血糖正常,尿糖可阳性。

(2) 血糖测定:空腹血糖(FPG)的正常值为 3.9~6.0 mmol/L。血糖升高是诊断糖尿病的主要依据,又是判断糖尿病病情和控制情况的主要指标。血糖值反映的是瞬间血糖状态。

(3) 葡萄糖耐量试验(OGTT):当血糖高于正常范围而又未达到诊断糖尿病标准时,须进行 OGTT。将无水葡萄糖 75 g(或含一分子水的葡萄糖 82.5 g),溶于 250~300 mL 水中,5~10 min 内饮完,分别于 0、0.5、1、2、3 h 测静脉血浆葡萄糖,观察病人耐受葡萄糖的能力。OGTT-2hPG<7.7 mmol/L(139 mg/dL)为正常糖耐量;7.8~11.0 mmol/L(140~199 mg/dL)为糖耐量异常(IGT)。

(4) 糖化血红蛋白(GHbA1)测定:GHbA1 是葡萄糖与血红蛋白的氨基发生非酶催化反应(一种不可逆的蛋白糖化反应)的产物,其量与血糖浓度呈正相关。由于红细胞在血循环中的寿命约为 120 天,因此 GHbA1 反映患者近 8~12 周总的血糖水平,为糖尿病控制情况的主要监测指标之一。

（5）胰岛素释放试验：在做 OGTT 时，同时可以测定血浆胰岛素含量。正常人空腹基础血浆胰岛素为 35～145 pmol/L。口服 75 g 无水葡萄糖后，血浆胰岛素在 30～60 min 上升至高峰，峰值为基础值 5～10 倍，3～4 h 恢复到基础水平。本试验反映基础和葡萄糖介导的胰岛素释放功能。

（6）C 肽释放试验：方法同上。基础值不小于 400 pmol/L。高峰时间同上，峰值为基础值 5～6 倍，也反映基础和葡萄糖介导的胰岛素释放功能。C 肽测定不受血清中的胰岛素抗体和外源性胰岛素影响。

【诊断】

目前国际上通用 1999 年 WHO 糖尿病专家委员会提出的诊断标准。

（1）糖尿病诊断标准：糖尿病症状（"三多一少"）加血糖升高，即任意时间血糖≥11.1 mmol/L，或空腹血糖 IFG≥7.0 mmol/L，或 OGTT-2 h PG≥11.1 mmol/L。

如果空腹血糖为 6.1～6.9 mmol/L，OGTT-2h PG 7.8～11.1 mmol/L，诊断为糖耐量异常。

（2）对于无糖尿病症状、仅一次血糖值达到糖尿病诊断标准者，必须在另一天复查核实再确定诊断。如复查结果未达到糖尿病诊断标准，应定期复查。IFG 或 IGT 的诊断应根据 3 个月内的两次 OGTT 结果，用其平均值来判断。在急性感染、创伤或各种应激情况下可出现血糖暂时升高，不能以此诊断为糖尿病，应追踪随访。

（3）分型：T1DM 和 T2DM 的鉴别主要根据以上所述疾病的临床特点和发展过程，从发病年龄、起病急缓、症状轻重、体重、酮症酸中毒倾向、是否依赖胰岛素维持生命等方面，结合胰岛 β 细胞自身抗体和 β 细胞功能检查结果而进行临床综合分析判断。从上述各方面来说，二者的区别都是相对的，有些患者暂时不能明确归为 T1DM 或 T2DM，可随访而逐渐明确分型。

【鉴别诊断】

甲状腺功能亢进症、胃空肠吻合术后，因碳水化合物在肠道吸收快，可引起进食后 0.5～1 h 血糖过高，出现糖尿，但 FPG 和 2hPG 正常；弥漫性肝病患者，葡萄糖转化为肝糖原功能减弱，肝糖原贮存减少，进食后 0.5～1 h 血糖过高，出现糖尿，但 FPG 偏低，餐后 2～3 h 血糖正常或低于正常；急性应激状态时，胰岛素拮抗激素（如肾上腺素、促肾上腺皮质激素、肾上腺皮质激素和生长激素）分泌增加，可使糖耐量减低，出现一过性血糖升高、尿糖阳性，应激过后可恢复正常。

【治疗】

1. 糖尿病健康教育

应对患者和家属耐心宣教，使其认识到糖尿病是终身疾病，治疗需持之以恒。

2. 饮食治疗

对 T1DM 患者,在合适的总热量、食物成分、规律的餐次安排等措施基础上,配合胰岛素治疗有利于控制高血糖和防止低血糖;对 T2DM 患者,尤其是肥胖或超重者,饮食治疗有利于减轻体重,改善糖、脂代谢紊乱和高血压,以及减少降糖药物剂量。

(1)计算总热量:首先按患者性别、年龄和身高查表或用简易公式计算理想体重,[理想体重(kg)=身高(cm)-100(男)或 105(女)],然后根据工作性质,计算每日所需总热量。成年人休息状态下每日每千克理想体重给予热量 105～126 kJ,轻体力劳动 126～146 kJ,中度体力劳动 146～167 kJ,重体力劳动 167 kJ 以上。儿童、孕妇、乳母、营养不良和消瘦以及伴有消耗性疾病者应酌情增加,肥胖者酌减。

(2)营养物质的合理搭配:糖类占饮食总热量 50%～60%,提倡用粗粮,忌食用葡萄糖、蔗糖、蜜糖及其制品。蛋白质含量一般不超过总热量 15%,脂肪约占总热量 30%。

(3)合理分配:确定每日饮食总热量后,可按每日三餐分配为 1/5、2/5、2/5 或 1/3、1/3、1/3。

3. 体育锻炼

应进行有规律的合适运动。根据年龄、性别、体力、病情及有无并发症等不同条件,循序渐进和长期坚持。对 T1DM 患者,体育锻炼宜在餐后进行,运动量不宜过大,持续时间不宜过长;对 T2DM 患者(尤其是肥胖患者),适当运动有利于减轻体重、提高胰岛素敏感性,但如有心、脑血管疾病或严重微血管病变者,亦应按具体情况做妥善安排。

4. 病情监测

定期监测血糖,并建议患者应用便携式血糖仪进行自我监测血糖;每年 1～2 次全面复查,了解血脂以及心、肾、神经和眼底情况,尽早发现有关并发症,给予相应治疗。

5. 口服药物治疗

1)促胰岛素分泌剂

该药具有刺激胰岛 β 细胞分泌胰岛素的作用,包括格列奈类(GN)和磺脲类(SUs)。SU吸收较慢、作用时间较长;GN 起效较快、作用时间较短,更有利于餐后血糖的控制。

(1)适应证。作为单药治疗,主要选择应用于新诊断的 T2DM 非肥胖患者、用饮食和运动治疗血糖控制不理想时。年龄>40 岁、病程<5 年、空腹血糖<10 mmol/L 时效果较好。

(2)禁忌证。T1DM,有严重并发症或晚期 β 细胞功能很差的 T2DM,儿童糖尿病,孕妇、哺乳期妇女,大手术围手术期,全胰腺切除术后或有严重不良反应者等。

(3)不良反应。最常见的是低血糖反应,可能与药物剂量过大、体力活动过度、进食不规律、进食减少、饮含酒精饮料等有关。

2)胰岛素增敏剂

该药具有增加胰岛素敏感性的作用,包括双胍类和噻唑烷二酮类(TZDs)。目前广泛应用的是二甲双胍。主要作用机制为抑制肝葡萄糖输出,也可改善外周组织对胰岛素的敏感性、增加对葡萄糖的摄取和利用。

（1）适应证。①T2DM：尤其是无明显消瘦的患者以及伴血脂异常、高血压或高胰岛素血症的患者，作为一线用药，可单用或联合应用其他药物；②T1DM：与胰岛素联合有可能减少胰岛素用量和血糖波动。

（2）禁忌证。①肾、肝、心、肺功能减退以及高热患者禁忌，慢性胃肠病、慢性营养不良、消瘦者不宜使用本药；②T1DM不宜单独使用本药；③T2DM合并急性严重代谢紊乱、严重感染、外伤、大手术、孕妇和哺乳期妇女等；④对药物过敏或有严重不良反应者。

（3）不良反应。①消化道反应：口苦、恶心等，进餐时服药可减少消化道不良反应；②皮肤过敏反应；③乳酸性酸中毒：为最严重的副作用，苯乙双胍用量较大或老年患者、肝肾心肺功能不好及缺氧等时易发生。二甲双胍极少引起乳酸性酸中毒。

3）α葡萄糖苷酶抑制剂（AGI）

食物中淀粉的吸收需要小肠黏膜的α-葡萄糖苷酶，AGI抑制这一类酶可延迟碳水化合物吸收，降低餐后高血糖。作为T2DM一线药物，尤其适用于空腹血糖正常而餐后血糖明显升高者，可单独用药或与其他降糖药物合用。T1DM患者在胰岛素治疗基础上加用AGI有助于降低餐后高血糖。常见不良反应为胃肠反应，如腹胀、排气增多或腹泻。

现有两种制剂：①阿卡波糖：主要抑制α-淀粉酶，每次 $50\sim100$ mg，每日 3 次；②伏格列波糖：主要抑制麦芽糖酶和蔗糖酶，每次 0.2 mg，每日 3 次。

6. 胰岛素治疗

（1）适应证：①T1DM；②糖尿病酮症酸中毒（DKA）、高血糖高渗状态和乳酸性酸中毒伴高血糖；③各种严重的糖尿病急性或慢性并发症；④手术、妊娠和分娩；⑤T2DM β细胞功能明显减退者；⑥某些特殊类型糖尿病。

（2）胰岛素制剂：按作用起效快慢和维持时间，胰岛素制剂可分为短（速）效、中效和长（慢）效三类。速效有普通胰岛素（RI），皮下注射后发生作用快，但持续时间短，是唯一可经静脉注射的胰岛素，可用于抢救DKA；中效胰岛素有低精蛋白胰岛素（NPH，中性精蛋白胰岛素）和慢胰岛素锌混悬液；长效制剂有精蛋白锌胰岛素注射液（PZI，鱼精蛋白锌胰岛素）和特慢胰岛素锌混悬液。速效胰岛素主要控制一餐饭后高血糖；中效胰岛素主要控制两餐饭后高血糖，以第二餐饭为主；长效胰岛素无明显作用高峰，主要提供基础水平胰岛素。

根据来源，目前胰岛素制剂有重组人胰岛素和猪胰岛素。人胰岛素比动物来源的胰岛素引起免疫反应更少。当从动物胰岛素改用人胰岛素制剂时，发生低血糖的危险性增加，应严密观察。胰岛素制剂类型、种类、注射技术、注射部位、患者反应性差异、胰岛素抗体形成等均可影响胰岛素的起效时间、作用强度和维持时间。腹壁注射吸收最快，其次分别为上臂、大腿和臀部。胰岛素不能冰冻保存，应避免温度过高、过低（不宜>30 ℃或<2 ℃）及剧烈晃动。我国常用制剂有每毫升含 40 U 和 100 U 两种规格，使用时应注意注射器与胰岛素浓度匹配。某些患者需要混合使用速、中效胰岛素，现有各种比例的预混制剂，最常用的是含30%短效和70%中效的制剂。胰岛素笔式注射器使用预先装满胰岛素的笔芯胰岛素，不必抽吸和混合胰岛素，使用方便且便于携带。

（3）治疗原则和方法：胰岛素治疗应在综合治疗的基础上进行。胰岛素剂量决定于血糖水平、β细胞功能缺陷程度、胰岛素抵抗程度、饮食和运动状况等，一般从小剂量开始，根据血糖水平逐渐调整。

Ⅰ型糖尿病：对病情相对稳定、无明显消瘦的患者，初始剂量为 0.5～1.0 U/(kg·d)。维持昼夜基础胰岛素水平需全天胰岛素剂量的 40%～50%，剩余部分分别用于每餐前。例如每餐前 20～30 min 皮下注射速效胰岛素（或餐前及时注射速效胰岛素类似物）使胰岛素水平迅速增高，以控制餐后高血糖。提供基础胰岛素水平的方法：①睡前注射中效胰岛素可保持夜间胰岛素基础水平，并减少夜间发生低血糖的危险性，另于早晨给予小剂量中效胰岛素可维持日间的基础水平；②每天注射 1～2 次长效胰岛素或长效胰岛素类似物使体内胰岛素水平达到稳态而无明显峰值。目前较普遍应用的强化胰岛素治疗方案是餐前多次注射速效胰岛素加睡前注射中效或长效胰岛素。

Ⅱ型糖尿病：胰岛素作为补充治疗，用于经合理饮食和口服降糖药治疗仍未达到良好控制目标的患者，通常白天继续服用口服降糖药，睡前注射中效胰岛素或每天注射 1～2 次长效胰岛素。胰岛素作为替代治疗的适应证为：T2DM 诊断时血糖水平较高，特别是体重明显减轻的患者；口服降糖药治疗反应差伴体重减轻或持续性高血糖的患者；难以分型的消瘦的糖尿病患者。

采用强化胰岛素治疗方案后，有时早晨空腹血糖仍然较高，可能的原因为：①夜间胰岛素作用不足；②"黎明现象"：即夜间血糖控制良好，也无低血糖发生，仅于黎明短时间内出现高血糖，可能由于清晨皮质醇、生长激素等胰岛素拮抗素激素分泌增多所致；③Somogyi 效应：即在夜间曾有低血糖，在睡眠中未被察觉，但导致体内胰岛素拮抗素激素分泌增加，继而发生低血糖后的反跳性高血糖。夜间多次（于 0、2、4、6、8 时）测定血糖，有助于鉴别早晨高血糖的原因。

采用强化胰岛素治疗时，低血糖症发生率增加，应注意避免，及早识别和处理。2 岁以下幼儿、老年患者、已有晚期严重并发症者不宜采用强化胰岛素治疗。

持续皮下胰岛素输注（胰岛素泵）是一种更为完善的强化胰岛素治疗方法，放置速效胰岛素或速效胰岛素类似物的容器通过导管分别与针头和泵连接，针头置于腹部皮下组织，用可调程序的微型电子计算机控制胰岛素输注，模拟胰岛素的持续基础分泌和进餐时的脉冲式释放。定期更换导管和注射部位以避免感染及针头堵塞。严格的无菌技术、密切的自我监测血糖和正确及时的程序调整是保持良好血糖控制的必备条件。

人工胰由血糖感受器、微型电子计算机和胰岛素泵组成。葡萄糖感受器能敏感地感知血糖浓度的动态变化，将信息传给电子计算机，指令胰岛素泵输出胰岛素，模拟胰岛 β 细胞分泌胰岛素的模式。目前尚未被广泛应用。

（4）胰岛素的抗药性和不良反应：临床上只有极少数患者表现为胰岛素抗药性，即在无酮症酸中毒也无拮抗胰岛素因素存在的情况下，每日胰岛素需要量超过 100 U 或 200 U。此时应选用单组分人胰岛素速效制剂。如皮下注射胰岛素不能降低血糖，可试用静脉注射 20 U 并观察 0.5～1 h 后血糖是否下降，如仍无效，应迅速加大胰岛素剂量，给予静脉滴注,有时每日剂量可达 1000 U 以上,并可考虑联合应用糖皮质激素(如泼尼松每日 40～80 mg)及口服降糖药治疗。

胰岛素的主要不良反应是低血糖反应,与剂量过大和(或)饮食失调有关,多见于接受强化胰岛素治疗者。胰岛素过敏反应通常表现为注射部位瘙痒,继而出现荨麻疹样皮疹,全身性荨麻疹较少见,可伴恶心、呕吐、腹泻等胃肠症状,以及罕见严重过敏反应(如血清病、过敏性休克)。

7. 胰腺移植和胰岛细胞移植

治疗对象主要为 T1DM 患者,目前尚局限于伴终末期肾病的 T1DM 患者。单独胰腺移植或胰肾联合移植可解除对胰岛素的依赖,改善生活质量。胰岛细胞移植技术已取得一定进展,2000 年 Edmonton 方案公布后,在全球各胰岛移植中心进行了试验,移植成功率有一定提高,但目前仍处于试验阶段,许多问题亟待解决。胰腺移植或胰岛细胞移植均宜在技术精良、经验丰富的医学中心进行。

第八章 风湿性疾病

风湿性疾病是一组由不同病因引起的骨、关节及其周围软组织损伤性疾病。这类疾病有如下特点：①病因不清，属于非器官特异性自身免疫性疾病；②病理基础为血管和结缔组织慢性炎症；③病变累及多个系统；④个体差异很大，多有关节肌肉的病变；⑤对糖皮质激素治疗有一定反应；⑥多数患者为慢性病变，迁延不愈。

风湿性疾病的种类很多，疾病谱很广泛，本章重点介绍三种疾病：类风湿关节炎、系统性红斑狼疮和痛风。

第一节 类风湿关节炎

【概述】

类风湿关节炎(rheumatoid arthritis，RA)是一种以周围关节炎为主的自身免疫性疾病。我国的患病率为 $0.32\%\sim0.36\%$，男女患者比例约为 1：3，任何年龄均可发病，多发生于 $30\sim50$ 岁。

【病因及发病机制】

RA 的病因和发病机制尚未完全阐明，可能是遗传、感染和免疫功能紊乱等多因素综合作用的结果。

目前有关类风湿关节炎的发病机制有以下几种假说：

1. 分子模拟

病原体的某些成分与自身抗原有相似的抗原表位，由此产生的针对病原体的免疫应答可能会对自身成分产生反应，从而导致自身组织损伤。

2. 表位扩展

表位扩展是指 T 细胞或 B 细胞在免疫应答早期对个别表位的应答扩展到对其他表位的应答。类风湿关节炎发病的极早期阶段，体内可能仅检测到少数的抗体，随着自身免疫反应的进展，逐渐出现多种自身抗体。

3. 模糊识别

HLA 和抗原的结合在结构特异性上并不严格。同一种抗原可被多个 HLA 表型识别，而同一种 HLA 分子可分别结合不同抗原，这种现象称为模糊识别。类风湿关节炎的发生可能通过 T 细胞受体以及 HLA-DRB1 之间的模糊识别，引起 HLA-DR4/1 或其他 Ⅱ 类

HLA 基因携带者发病。

【病理变化】

（1）滑膜炎：RA 的关节病理改变为滑膜炎症。

（2）血管炎：RA 的关节外损害主要表现为血管炎症。

【临床表现】

常缓慢起病，可先表现为低热、食欲减退、乏力、体重下降等症状。

1. 关节表现

（1）晨僵：病变关节在夜间或白天静止不动后出现较长时间的僵硬感，如黏着样感觉。晨僵是 RA 活动性指标之一。

（2）疼痛、压痛与肿胀：多呈对称性、持续性的多关节受累。关节痛常是 RA 最早的症状，最常见于近端指关节、掌指关节及腕关节，其次为足趾、肘、膝、踝、肩和髋关节等，还可累及颞颌关节和颈椎可动小关节。疼痛关节往往伴有关节压痛。关节腔积液、关节周围软组织炎症或滑膜增厚可引起关节肿胀。晚期关节畸形，如关节强直、手指关节尺侧偏斜、天鹅颈样畸形。关节周围肌肉可出现萎缩和痉挛。

（3）关节功能障碍：分为四级。

Ⅰ级：能照常进行日常生活和各项工作；

Ⅱ级：可进行一般的日常生活和某种职业工作，但参与其他项目活动受限；

Ⅲ级：可进行一般日常活动，但参与某种职业工作或其他项目活动受限；

Ⅳ级：日常生活自理和参与工作的能力均受限。

2. 关节外表现

（1）类风湿结节：常见于肘、腕、踝关节伸侧受压和隆突部位的皮下组织，也见于肺，是 RA 病情活动的表现。

（2）类风湿性血管炎：可出现在患者的任何部位。眼部病变如巩膜炎、结膜炎及脉络膜炎；可引起指（趾）动脉充盈不足或缺血和血栓性病变，出现指（趾）坏疽，发生在内脏可致死。

（3）系统受累表现：RA 可出现多系统受累。包括呼吸系统（胸膜炎、间质性肺炎及肺结节）、循环系统（心包炎）、消化系统、泌尿系统、神经系统和血液系统病变等。30％～40％患者出现口干、眼干等表现，是由于患者的泪腺、唾液腺等腺体受累所致，被称为干燥综合征。RA 伴有脾脏大及粒细胞减少被称为 Felty 综合征。

【辅助检查】

（1）一般检查：轻、中度贫血，活动期 ESR 增快，CRP 增高。

（2）免疫学检查：70％～80％的 RA 患者血清 RF 阳性，其滴度与 RA 活动性和严重性相关。抗角蛋白抗体谱（APF、AKA、AFA、抗 CCP）对 RA 的特异性较 RF 高，达 90％以上。RA 活动期时，血清补体可升高；血管炎时，血清补体减低。

（3）滑液检查：滑液呈半透明或不透明，黏度差；白细胞总数（2～50）×10^9/L，中性粒细胞占 50%~90%。

(4) 影像学检查:X 线检查可根据手指及腕关节表现分为四期:关节周围软组织的肿胀阴影,关节端的骨质疏松(Ⅰ期);关节间隙因软骨的破坏而变得狭窄(Ⅱ期);关节面出现虫凿样破坏性改变(Ⅲ期);晚期则出现关节半脱位和关节破坏后的纤维性和骨性强直(Ⅳ期)。

X 线片不容易发现早期 RA 的病变。MRI、CT 可发现早期 RA 滑膜炎及骨质破坏。放射性核素骨骼显像可以了解病变的范围和程度。

【诊断】

(1) 1987 年美国风湿病学会(ACR)的 RA 分类标准:

① 晨僵:≥1 h,≥6 周;

② 3 个或 3 个以上关节肿:≥6 周;

③ 腕、掌指、近端指间关节肿:≥6 周;

④ 对称性关节肿:≥6 周;

⑤ 皮下结节;

⑥ 手 X 线片改变(至少有骨质疏松及关节间隙狭窄);

⑦ RF 阳性。

以上 7 项中有 4 项者即可诊断 RA。对早期 RA 的诊断敏感性和特异性较差。

(2) 2010 年 ACR 和欧洲抗风湿病联盟(EULAR)联合提出的 RA 分类标准和评分系统见表 3-1。本标准与 1987 年的分类标准比较,对具有慢性或侵蚀性的早期炎症性关节患者及早期 RA 患者,敏感性高。

表 3-1　2010 年 ACR/EULAR 的分类标准和评分系统

项　　目	标　　准	评　　分
关节受累情况 (0~5 分)	1 个大关节	0 分
	2~10 个大关节	1 分
	1~3 个小关节	2 分
	4~10 个小关节	3 分
	>10 个关节,至少 1 个为小关节	5 分
血清学抗体检测 (0~3 分)	RF 或抗 CCP 均阴性	0 分
	RF 或抗 CCP 至少 1 项低滴度阳性	2 分
	RF 或抗 CCP 至少 1 项高滴度阳性	3 分
滑膜炎持续时间 (0~1 分)	<6 周	0 分
	≥6 周	1 分
急性期反应物 (0~1 分)	CRP 或 ESR 均正常	0 分
	CRP 或 ESR 增高	1 分

注:以上各项累计最高评分≥6 分可以诊断 RA。

【鉴别诊断】

风湿性关节炎:发病年龄以 5～15 岁多见,发病前常有链球菌感染史、游走性大关节炎、心脏受累、血清 ASO 阳性、RF 阴性,治疗后关节炎可完全治愈而不留畸形。

【治疗】

RA 不能被根治,治疗原则以达到临床缓解为主要目标。如未达标,应每 1～3 个月调整治疗方案使其达标。对于已经达到疾病低活动度或临床缓解的患者,可以每 3～6 个月随访和评估一次。

1. 一般性治疗

急性期休息、关节制动,恢复期关节功能锻炼。理疗和康复治疗。

2. 药物治疗

(1) NSAIDs:改善关节疼痛和肿胀,但不能控制病情,必须与 DMARDs 同时应用。选择一种 NSAIDs,不宜同时应用两种,以免增加不良反应。

(2) 糖皮质激素:关节炎急性发作期可短期应用小剂量激素;对重症 RA 如有严重血管炎、系统损害的患者,可短期使用中至大剂量糖皮质激素,逐渐减量,以每日低于 7.5 mg 维持。

(3) DMARDs:一旦确诊 RA,尽早应用 DMARDs 来控制 RA 活动性和防止关节破坏。常需要至少两种 DMARDs 联合应用,包括甲氨蝶呤、柳氮磺吡啶、来氟米特、羟氯喹以及生物制剂如 TNF-α 拮抗剂、IL-1 拮抗剂、CD20 单克隆抗体、CTLA-4 抗体等。

(4) 植物药:如雷公藤多苷、白芍总苷、青藤碱。

3. 外科手术治疗

药物疗效不佳时选用滑膜切除术;晚期关节畸形、强直、功能严重障碍时可施行关节成形术或人工关节置换术。

【预后】

多数患者经过早期合理治疗,病情得到控制和缓解;10%～20% 的患者在 1～2 年间出现关节和骨的明显破坏,甚至致残;少数患者因系统性血管炎等重症 RA 或并发感染等死亡。

第二节 系统性红斑狼疮

【概述】

系统性红斑狼疮(systemic lupus erythematosus,SLE)是一种多因素参与的系统性自身免疫性疾病,以多系统损害和血清中存在多种致病性自身抗体为特征。好发于育龄期女性,以 15~45 岁多见,男女之比为 1:(7~9)。我国患病率为 0.07%~0.1%。

【病因及发病机制】

SLE 的病因和发病机制尚未完全阐明,可能与遗传、雌激素和环境等因素有关。由于遗传易感者在环境因素等多种致病因子作用下,引起免疫功能紊乱,导致异常的免疫应答,破坏机体的自身耐受性,自身反应性 T、B 淋巴细胞异常活化,产生大量多种致病性自身抗体和免疫复合物,造成组织和器官损害。

【病理变化】

SLE 的主要病理改变为炎症反应和血管异常,可以出现在身体任何组织和器官,导致受累部位缺血和功能障碍。

【临床表现】

多数患者起病缓慢,早期症状不典型,出现发热、乏力、食欲不振、体重下降等。少数患者起病急骤,短期出现重要器官受累,甚至危及生命。

(1)皮肤和黏膜表现:约 80% 的患者出现皮疹,如水肿性红斑、盘状红斑、指掌部或甲周红斑等,特征性皮疹为面部蝶形红斑。可出现光敏感、脱发、口鼻黏膜溃疡、网状青斑和雷诺现象等。

(2)关节和肌肉表现:90% 患者有关节疼痛,少见红肿。部分患者出现肌痛,5% 患者出现肌炎。

(3)浆膜炎:SLE 活动期半数以上患者可出现。

(4)肾脏:几乎所有患者的肾组织有病理变化,临床上约 75% 患者有不同程度肾脏损害表现,如血尿、蛋白尿、肾功能不全等,称狼疮肾炎。

(5)心血管系统:约 30% 患者有心脏表现,以心包炎最常见,还可为心肌炎、心律失常、心脏扩大和疣状心内膜炎;可有动、静脉炎和血栓闭塞性脉管炎。肺动脉高压多出现在有肺血管炎或有雷诺现象患者。

(6)呼吸系统:常见胸膜炎,也可有肺实质浸润性病变、肺不张、肺间质纤维化和肺功能障碍。

(7)消化系统:30% 患者有纳差、呕吐、腹痛、腹泻,甚至消化道出血、肠穿孔和肠梗阻等。

(8)神经系统:可出现各种神经及精神障碍,以累及脑为多见,又称神经精神狼疮,可表现为头痛、呕吐、昏迷、癫痫、幻觉和妄想、脑血管意外、脊髓损伤和周围神经炎等。

(9)血液系统:常见轻、中度贫血,其中 10% 属于溶血性贫血;可出现白细胞、淋巴细胞及血小板计数减少,部分患者浅表淋巴结肿大和脾大。

(10)抗磷脂综合征(APS):表现为动脉和(或)静脉的血栓形成、习惯性自发性流产、血小板减少,患者血清不止一次出现抗磷脂抗体。APS 出现在 SLE 则为继发性 APS。

（11）干燥综合征：约30％的SLE出现继发性干燥综合征。

（12）眼：可有视网膜血管炎，出现眼底出血、视乳头水肿、视网膜渗出物等。血管炎可累及视神经，影响视力，重者可致盲。

【辅助检查】

1. 一般检查

可出现相应的血、尿常规和血液生化异常，ESR增快，循环免疫复合物阳性。

2. 免疫学检查

（1）自身抗体：最常见为抗核抗体谱，约95％的患者ANA阳性。抗Sm抗体和抗dsDNA抗体是SLE的特异性抗体，抗dsDNA抗体的含量与疾病活动相关。抗rRNP抗体阳性代表SLE的活动。其他如抗u1RNP抗体、抗SSA抗体、抗SSB抗体阳性等均可出现于SLE患者，但特异性不高。

（2）抗磷脂抗体：包括抗心磷脂抗体和狼疮抗凝物等可阳性；抗红细胞膜抗体（Coombs试验检测）、抗血小板相关抗体、抗神经元抗体、RF和ANCA等可阳性。

（3）补体：血清总补体、C_3、C_4减少是病情活动指标之一。

3. 狼疮带试验（LBT）

必须采取腕上方的正常皮肤作检查。LBT阳性代表SLE的活动。

4. 肾活检病理

国际肾脏病学会/肾脏病理学会（ISN/RPS）2003年LN组织学分型：①系膜轻微病变性LN（Ⅰ型）；②系膜增生性LN（Ⅱ型）；③局灶性LN（Ⅲ型）；④弥漫性LN（Ⅳ型）；⑤膜性LN（Ⅴ型）；⑥进展硬化性LN（Ⅵ型）。

【诊断和鉴别诊断】

1. 诊断标准

目前普遍采用1997年ACR推荐的SLE分类标准，下列11项中符合不少于4项者，在除外感染、肿瘤后可诊断SLE，敏感性和特异性分别为95％和85％。

①颊部红斑；②盘状红斑；③光过敏；④口腔或鼻咽部无痛性溃疡；⑤非侵蚀性关节炎；⑥胸膜炎或心包炎；⑦肾脏病变；⑧神经系统异常；⑨血液学异常；⑩免疫学异常：抗ds-DNA抗体阳性，抗Sm抗体阳性，抗磷脂抗体阳性；⑪ANA阳性。

2009年SLE国际临床协助组对SLE的分类标准再次进行了修订，分为临床和免疫学标准两个部分。

1）临床标准

（1）急性或亚急性皮肤狼疮表现。

（2）慢性皮肤狼疮表现。

（3）口鼻部溃疡。

（4）脱发。

（5）炎性滑膜炎。

（6）浆膜炎。

（7）肾脏病变：尿蛋白 > 0.5 g/24 h 或有红细胞管型。

（8）神经病变：癫痫发作或精神异常，多发性单神经炎、脊髓炎、外周或颅神经病变、脑炎。

（9）溶血性贫血。

（10）白细胞减少或淋巴细胞减少。

（11）血小板减少。

2）免疫学标准

（1）ANA 滴度增高。

（2）抗 dsDNA 抗体滴度增高。

（3）抗 Sm 抗体阳性。

（4）抗磷脂抗体阳性，即狼疮抗凝物阳性，抗心磷脂抗体水平异常。

（5）补体降低。

（6）直接抗人球蛋白（Coombs）试验阳性。

3）确诊条件

（1）满足以上 4 项标准，包括至少 1 项临床标准和 1 项免疫学标准。

（2）肾活检证实为狼疮肾炎且 ANA 或抗 dsDNA 抗体阳性。

2．鉴别诊断

（1）RA：SLE 有典型皮疹、非侵蚀性关节病变，多系统损害如 LN，抗 Sm 抗体、抗 ds-DNA 抗体阳性。

（2）结核性胸膜炎或心包炎：常无皮疹，关节症状不明显，ANA 一般为阴性，抗 Sm 抗体、抗 ds-DNA 抗体阴性。

【治疗】

SLE 应早期诊断、早期进行个体化治疗。治疗原则是活动且病情重者，予强有力的药物控制，病情缓解后，则接受维持性治疗。

1．药物治疗

（1）糖皮质激素：轻症 SLE（如发热、关节炎、浆膜炎等）给予泼尼松 0.5 mg/（kg•d）；重症 SLE 给予泼尼松 1 mg/（kg•d），4～6 周病情好转后缓慢减量，维持量尽量小于泼尼松 10 mg/d。急危重症 SLE（狼疮脑病、急性严重自身免疫性溶血性贫血等）给予泼尼松龙 0.5～1.0 g/d，连用 3 天为 1 个疗程，疗程间隔期 5～30 d，间隔期需给予泼尼松 0.5 mg/（kg•d）治疗。

（2）NSAIDs：轻症且无肾脏病变者可谨慎选用。

（3）免疫抑制剂：应用于对糖皮质激素疗效欠佳，减量后易复发，有严重不良反应者或重症 SLE 患者。环磷酰胺（CTX）0.5～1 g/m² 体表面积，静脉滴注，4 周左右重复 1 次，冲击 8 次后,改为每 3 个月冲击 1 次,至病情活动静止后 1 年。羟氯喹对皮疹、关节炎及轻症患者有效。SLE 伴血小板减少性紫癜患者可用长春新碱 2 mg,稀释后静脉注射,每周 1 次,4 周一疗程。

2. 对症治疗

急性期卧床休息,慢性期劳逸结合;避免 SLE 诱发因素,如避免阳光直晒、感染和诱发狼疮的药物、避孕药等;积极控制感染,治疗并发症,SLE 伴肾衰竭时选用血液或腹膜透析等。

【预后】

随着 SLE 诊断水平的提高,早期合理治疗可使预后明显改观。SLE 死因主要为感染、肾衰竭、心力衰竭和神经精神狼疮。

第三节 痛 风

【概述】

痛风(gout)是由于嘌呤代谢紊乱和(或)因尿酸排泄不良导致血尿酸增加而引起组织损伤的一组疾病。发病年龄多在 40 岁以上,患病率随年龄而增加,男性占 95%,女性患者多为绝经后妇女,常在春、秋季节发病。

【病因及发病机制】

痛风的直接原因是高尿酸血症,分为原发性和继发性两类,前者病因不明,后者继发于其他遗传性代谢紊乱疾病、骨髓增生性疾病、慢性肾病和某些药物等 。常见诱因为暴食、酗酒、感染、外伤、手术和情绪激动等。

各种原因引起尿酸生成增多和(或)肾脏排出尿酸减少,使尿酸积累形成高尿酸血症,尿酸盐沉积在组织内引起组织损伤。

【临床表现】

(1)无症状性高尿酸血症:血清尿酸盐水平升高,但未发生痛风。

(2)痛风性关节炎。

① 急性痛风性关节炎:起病急骤,多在午夜发作,剧痛而不能睡眠,初起为下肢单关节炎,半数首发于第一跖趾关节,常受累的还有足背、跟、足跟、膝、指、腕等关节,关节及其周围组织明显红肿热痛。反复发作演变成多关节炎并进入慢性期 。

② 慢性痛风性关节炎:为多关节受累,关节肿大、僵硬、畸形和活动受限,仍可反复发作急性炎症。

③ 痛风结节:常见于耳轮和关节周围,呈大小不一的隆起赘生物,可向皮肤破溃,排出

白色的尿酸盐结晶。

（3）肾脏病变。

① 痛风性肾病:尿酸盐结晶引起的间质性肾炎。慢性发展,早期仅有间歇性蛋白尿和镜下血尿;随病情发展,出现腰痛、水肿、夜间增多和高血压,持续性蛋白尿,可发展为肾衰竭,出现尿毒症。

② 尿路结石:肾绞痛、血尿和尿路感染症状,可排出尿结石。

③ 急性肾衰竭:由于大量尿酸结晶从尿中析出,沉积于肾小管引起梗阻所致,表现为少尿、无尿,迅速出现氮质血症。

（4）少数有发热、头痛等全身症状。

【辅助检查】

1. 实验室检查

（1）血常规:急性期,白细胞总数和中性粒细胞增加,可有轻、中度贫血。

（2）血沉:增快。

（3）血尿酸:浓度增高,男性 $>416\ \mu mol/L$,女性 $>357\ \mu mol/L$。

（4）尿常规:血尿、蛋白尿等。

（5）尿尿酸:尿酸生成过多,大于 $4.5\ mmol/d$。

（6）滑膜液:急性期抽取滑膜液,进行光学及偏振光显微镜检查,可见白细胞内外有双折光现象的针形尿酸钠结晶。

（7）痛风结节:活检或穿刺抽吸其内容物,做特殊化学实验或显微镜检查,可查到尿酸钠结晶。

2. X 线检查

急性期可见关节周围软组织肿胀;反复发作后,关节面不光滑,关节间隙变窄,可见痛风石沉积影,骨质呈现穿凿样、虫蚀样缺损。

【诊断标准】

1977 年美国风湿病学会急性痛风性关节炎分类标准如下:

（1）滑膜液中有特异性尿酸盐结晶;

（2）痛风石经化学方法或偏振光显微镜检查,证实含有尿酸盐结晶;

（3）具备下列 12 条中的 6 条者:①一次以上的急性关节炎发作;②炎症表现在一天内达到高峰;③单关节炎发作;④患病关节皮肤发红;⑤第一跖趾关节疼痛或肿胀;⑥单侧发作累及跗骨关节;⑦单侧发作累及第一跖趾关节;⑧有可疑的痛风石;⑨高尿酸血症;⑩X 线显示关节非对称性肿胀;⑪X 线显示无骨质侵蚀的骨皮质下囊肿;⑫关节炎发作期间,滑膜液微生物培养阴性。

【鉴别诊断】

（1）假性痛风:多见于老年人,常累及膝关节及其他大关节,血尿酸不高,关节滑液检查示焦磷酸钙结晶,X 线示软骨呈线状、点状钙化。

（2）蜂窝织炎:局部软组织明显红肿热痛,但关节痛不明显,可出现畏寒发热、白细胞明显增高、血尿酸不高。

【治疗】

1. 一般治疗

控制饮食,防止肥胖,避免进食高嘌呤饮食、忌酒。

2. 急性痛风性关节炎的治疗

（1）秋水仙碱:首次 1 mg,然后 0.5 mg/次,每小时 1 次,直至症状缓解;第二天开始 0.5 mg/次,每日 2～3 次,维持数日后停药。注意白细胞减少、肝功能损害等不良反应。

（2）NSAIDs:可选用其中一种,以改善关节炎症状。

（3）糖皮质激素:当上述药物无效或不能耐受时采用,不宜长期用。

3. 间歇期和慢性期的治疗

（1）促尿酸排泄药:包括丙磺舒、磺吡酮等,通过增强肾对尿酸的排泄而降低血清尿酸浓度,适用于小于 60 岁、肾功能正常的患者,同时碱化尿液,多饮水。

（2）抑制尿酸生成药:为黄嘌呤氧化酶抑制剂,比如别嘌醇、非布索坦等。常见的副作用是胃肠道反应和皮疹。

4. 其他

关节局部理疗,外科手术摘除影响功能的痛风石,对严重关节畸形者行矫正术。防治痛风性肾脏病变 。

【预后】

多数预后良好。

第九章 呼吸系统疾病

呼吸系统与体外环境沟通,成人在静息状态下,每天约有 10 000 L 的气体进出于呼吸道。肺具有广泛的呼吸面积,成人的总呼吸面积约有 100 m²,在呼吸过程中,外界环境中的有机或无机粉尘,包括各种微生物、蛋白变应原、有害气体等,皆可进入呼吸道及肺引起各种疾病,因而呼吸系统的防御功能至关重要。

呼吸系统防御功能包括物理(鼻部加温过滤、喷嚏、咳嗽、支气管收缩、黏液纤毛运输系统)、化学(溶菌酶、乳铁蛋白、蛋白酶抑制剂等)、免疫功能(巨噬细胞、多形核粒细胞)等。当各种原因引起防御功能下降或外界的刺激过强(各种微生物感染、吸入特殊变应原、生产性粉尘、二氧化硫等气体)均可引起呼吸系统的损伤及病变。

与体循环比较,肺循环具有低压(肺循环血压仅为体循环的 1/10)、低阻及高容的特点。当二尖瓣狭窄、左心功能低下时,肺毛细血管压可增高,继而发生肺水肿。在各种原因引起的低蛋白血症(如肝硬化、肾病综合征等)时会发生肺间质水肿或胸膜腔液体漏出。肺有两组血管供应,肺循环的动静脉为气体交换的功能血管,体循环的支气管动静脉为气道和脏层胸膜的营养血管。肺与全身各器官的血液及淋巴循环相通,所以皮肤软组织疖痈的菌栓、深静脉血栓形成的血栓、癌栓,都可以到达肺,分别引起继发性肺脓肿、肺血栓栓塞症和转移性肺癌。消化系统的肿瘤,如胃癌经腹膜后淋巴结转移至肺,引起两肺转移癌病灶。肺部病变亦可向全身播散,如肺癌、肺结核播散至骨、脑、肝等器官,同样亦可在肺本身发生病灶播散。此外,全身免疫性疾病、肾脏病及血液病等均可累及肺。

本章选择 3 种常见的呼吸系统疾病来介绍,包括慢性阻塞性肺疾病、支气管哮喘和肺炎。

第一节 慢性阻塞性肺疾病

【概述】

慢性阻塞性肺疾病(chronic obstructive pulmonary disease,COPD)是一种以持续呼气气流受限为特点,且常呈进行性进展,与气道和肺部对有毒颗粒或气体的慢性炎症反应有关的一种疾病,包括慢性支气管炎和肺气肿。COPD 是一种常见病和多发病,患病率和病死率均高。

【病因】

病因十分复杂,尚未完全明确。

外因有吸烟、感染(病毒、细菌、支原体)、空气污染、职业粉尘和化学物质等。内因包括呼吸道局部防御及免疫功能减低和自主神经功能紊乱等。

慢性炎症使肺部不同部位的肺泡巨噬细胞、T淋巴细胞和中性粒细胞释放多种炎性介质,破坏了肺的结构。

【病理变化】

COPD的病理改变主要表现为慢性支气管炎和肺气肿的病理变化。

1. 慢性支气管炎

(1) 黏膜水肿、充血,上皮细胞变性坏死或增生;纤毛柱状上皮损伤,纤毛脱落;杯状细胞增多,淋巴、多形核粒细胞浸润。

(2) 基底膜增厚。

(3) 黏膜下层腺体增殖,分泌旺盛,管腔扩大,腺泡周围淋巴细胞、浆细胞、嗜酸性粒细胞浸润。

(4) 外膜软骨层退化甚至钙化致支气管变形、扩张或陷闭。

2. 肺气肿

肺体积增大,弹性差,表面可见大小不等的大泡。镜下见肺泡膨胀,肺泡孔扩大,肺泡融合成大泡,间隔变窄,毛细血管受压,血栓形成或管腔闭塞。

【临床表现】

(1) 症状:起病缓慢、病程较长。

① 慢性咳嗽:可终身不愈。常晨间咳嗽明显,夜间有阵咳或排痰。

② 咳痰:一般为白色黏液或浆液性泡沫性痰,偶可带血丝,清晨排痰较多。急性发作期痰量增多,可有脓性痰。

③ 气短或呼吸困难:早期在劳动时出现,后逐渐加重,是COPD的典型症状。

④ 喘息和胸闷:部分患者特别是重度患者或急性加重时出现喘息。

⑤ 其他:晚期患者有体重下降,食欲减退等。

(2) 体征:早期无阳性体征,随疾病进展出现以下体征。

① 视诊及触诊:桶状胸,部分患者呼吸变浅,频率增快,严重者可有缩唇呼吸等;触觉语颤减弱。

② 叩诊:肺部过清音,心浊音界缩小,肺下界和肝浊音界下降。

③ 听诊:两肺呼吸音减弱,呼气延长,部分患者可闻及啰音。

【辅助检查】

1. 肺功能检查:是判断气流受限的主要客观指标。

(1) 第一秒用力呼吸容积占用力肺活量的百分比(FEV1/FVC):是评价气流受限的一项敏感指标。

第一秒用力呼吸容积占预计值的百分比(FEV1% pred)是评估严重程度的良好指标,其变异小,易于操作。

吸入支气管扩张药物后,FEV1/FVC<70%及FEV1% pred <80%预计值,即可确定有不完全可逆的气流受阻。

(2) 肺总量(TLC)、功能残气量(FRC)、残气量(RV)增高,肺活量(VC)减低,表明肺过度充气,有参考价值。

2. 胸部 X 线检查

COPD早期胸片可以没有变化。以后可以出现肺纹理增粗、紊乱等非特异性改变,也可出现肺气肿表现。胸片对COPD的诊断特异性不高。

【诊断与评估】

任何呼吸困难、慢性咳嗽或多痰、有暴露于危险因素病史的患者,需行肺功能检查,吸入支气管扩张剂后第一秒用力呼气容积(FEV1)/用力肺活量(FVC)<70%,即明确存在气流受限,可诊断COPD。

COPD的评估:从症状、气流受限程度、加重风险、并发症等来确定疾病严重度,如表 4-1所示。

表 4-1 COPD 的评估

分 级	病史及表现	FEV1/FVC	FEV1 占预计值比例
Ⅰ级(轻度)	有	<70%	≥80%
Ⅱ级(中度)	有	<70%	50%~80%
Ⅲ级(重度)	有	<70%	30%~50%
Ⅳ级(极重度)	有	<70%	<30%,或<50%预计值并伴有慢性呼吸衰竭

【治疗】

1. 稳定期

(1) 治疗目的:缓解症状、提高活动耐受性、改善健康状况、预防疾病进展、预防和治疗COPD急性加重,以及减少死亡率。

(2) 治疗原则:戒烟,提高对COPD的认识;控制职业性或环境污染,避免有害气体吸入;必要的预防和控制症状的药物治疗、长期家庭氧疗等。对重度和极重度、反复加重的患者,长期吸入糖皮质激素与长效 β_2 肾上腺素受体激动剂联合制剂可增加运动耐量、减少急性加重发作频率、提高生活质量。

2. 急性加重期

(1) 确定急性加重期的原因及病情严重程度,最多见的急性加重原因是细菌或病毒感染。

(2) 根据病情严重程度决定门诊或住院治疗。

(3) 支气管舒张药:

① β_2 肾上腺素受体激动剂:沙丁胺醇气雾剂,沙美特罗、福莫特罗等长效肾上腺素受体激动剂。

② 抗胆碱药:是 COPD 常用的制剂,主要有异丙托溴铵。

③ 茶碱类:茶碱缓释或控释片,0.2 g,每 12 h 1 次;氨茶碱,0.1 g,每日 3 次。

(4) 低流量吸氧:保证动脉血氧饱和度达到 88% 以上,有条件者,可以使用无创呼吸机,甚至气管插管、行有创机械通气。

(5) 抗生素:依据药物敏感情况选择阿莫西林、头孢菌素等。

(6) 激素:口服泼尼松龙 30~40 mg/d,可降低早期复发风险、改善肺功能并缩短住院时间。

【预防】

避免发病的高危因素、急性加重的诱发因素以及增强机体免疫力;戒烟、控制职业和环境污染,减少有害气体或有害颗粒的吸入;流感疫苗、肺炎链球菌疫苗等对防止 COPD 患者反复感染可能有益;急性加重恢复后的早期门诊肺康复训练有助于改善活动能力及健康状况;对于有 COPD 高危因素的人群,应定期进行肺功能监测,以尽可能早期发现 COPD 并及时予以干预。

第二节 支气管哮喘

【概述】

支气管哮喘(bronchial asthma,简称哮喘)是由多种细胞和细胞组分参与的气道慢性炎症性疾病。支气管哮喘如诊治不及时,随病程的延长可产生气道不可逆性狭窄和气道重塑。因此,合理的防治至关重要。

【病因】

病因还不十分清楚,患者个体变应性体质及环境因素的影响是发病的危险因素。哮喘与多基因遗传有关,同时受遗传因素和环境因素的双重影响。

环境因素包括:①各种特异和非特异性吸入物,包括尘螨、花粉、真菌、动物毛屑、氨气等;②感染:细菌、病毒、原虫、寄生虫等;③食物:鱼、虾、蟹、蛋类、牛奶等;④药物:普萘洛尔、阿司匹林等;⑤其他因素:气候变化、运动、妊娠等。

【发病机制】

哮喘的发病机制也不完全清楚。变态反应、气道炎症、气道反应性增高及神经等因素及其相互作用被认为与哮喘的发病关系密切。

【临床表现】

1. 症状

发作性伴有哮鸣音的呼气性呼吸困难或发作性胸闷和咳嗽。咳嗽变异性哮喘患者咳嗽可为唯一的症状。哮喘症状可在数分钟内发作,经数小时至数天,用支气管舒张药或自行缓解。某些患者在缓解数小时后可再次发作。

2. 体征

发作时有广泛的哮鸣音,呼气音延长。但在轻度哮喘或非常严重的哮喘发作时,哮鸣音可不出现,后者称为寂静胸。非发作期体检可无异常。

【辅助检查】

1. 痰液检查

涂片在显微镜下可见较多嗜酸性粒细胞。

2. 肺功能检查

(1)通气功能检测:在哮喘发作时呈阻塞性通气功能障碍,呼气流速指标显著下降,第一秒用力呼气容积(FEV1)、第一秒用力呼吸容积占用力肺活量的百分比(FEV1/FVC)、最大呼气中期流速(MMEF)以及呼气峰值流速(PEF)均减少。肺容量指标可见用力肺活量减少、残气量增加、功能残气量和肺总量增加,残气占肺总量百分比增高。缓解期上述通气功能指标可逐渐恢复。

(2)支气管激发试验:用以测定气道反应性。吸入激发剂后其通气功能下降,气道阻力增加。激发试验只适用于 FEV1 在正常预计值的 70% 以上的患者。如 FEV1 下降不低于 20%,可诊断为激发试验阳性。

(3)支气管舒张试验:用以测定气道气流受限的可逆性。常用支气管舒张药有沙丁胺醇、特布他林等,如 FEV1 较用药前增加不低于 12%,且其绝对值增加超过 200 mL 时,可诊断为舒张试验阳性。

(4)PEF 及其变异率测定:哮喘发作时 PEF 下降。若昼夜(或凌晨与下午)PEF 变异率 ≥20% 则符合气道气流受限可逆性改变的特点。

3. 胸部 X 线检查

在哮喘发作早期呈过度充气状态;在缓解期多无明显异常。如并发呼吸道感染,可见肺纹理增加及炎性浸润阴影。

4. 特异性变应原的检测

哮喘患者大多数为变应性体质,对众多的变应原和刺激物敏感。测定变应性指标并结合病史有助于对患者的病因诊断和避免或减少对该致敏因素的接触。常用检测方法包括特异性 lgE 检测、皮肤变应原测试及吸入变应原测试。

【诊断】

1. 诊断标准

(1)反复发作喘息、气急、胸闷或咳嗽,多与接触变应原、冷空气、物理或化学性刺激、病毒性上呼吸道感染、运动等有关。

(2)发作时在双肺可闻及散在或弥漫性、以呼气相为主的哮鸣音,呼气相延长。

（3）上述症状可经治疗缓解或自行缓解。

（4）其他疾病所引起的喘息、气急、胸闷和咳嗽。

（5）临床表现不典型者（如无明显喘息或体征）至少应有下列三项中的一项。

① 支气管激发试验或运动试验阳性。

② 支气管舒张试验阳性。

③ 昼夜 PEF 变异率≥20％。

符合（1）～（4）条或（4）、（5）条者，可以诊断为支气管哮喘。

2. 分期及控制水平分级

（1）急性发作期：指气促、咳嗽、胸闷等症状突然发生或症状加重，常有呼吸困难，常因接触变应原等刺激物或治疗不当所致。程度轻重不一，病情加重可在数小时或数天内出现，偶尔可在数分钟内即危及生命。哮喘急性发作时严重程度可分为轻度、中度、重度和危重度4级。

（2）非急性发作期（亦称慢性持续期）：许多哮喘患者即使没有急性发作，但在相当长的时间内仍不同频度和/或不同程度地出现症状（喘息、咳嗽、胸闷等），肺通气功能下降。

【并发症】

发作时可并发气胸、纵隔气肿、肺不张；长期反复发作和感染或并发慢支、肺气肿、支气管扩张、间质性肺炎、肺纤维化和肺源性心脏病。

【治疗】

尚无特效的治疗方法。治疗目的为控制症状，防止病情恶化，尽可能保持肺功能正常，维持正常活动能力（包括运动），避免治疗不良反应，防止不可逆气流阻塞，避免死亡。

1. 脱离变应原

部分患者能找到引起哮喘发作的变应原或其他非特异刺激因素，应立即使者脱离变应原。这是防治哮喘最有效的方法。

2. 缓解哮喘发作（支气管舒张药）

（1）β_2 肾上腺素受体激动剂（简称 β_2 受体激动剂）：是控制哮喘急性发作的首选药物。常用的短效药有沙丁胺醇、特布他林和非诺特罗，长效药有福莫特罗、沙美特罗及丙卡特罗，尚具有一定的抗气道炎症，增强黏液纤毛运输功能的作用。用药方法可采用吸入，包括定量气雾剂（MDI）吸入、干粉吸入、持续雾化吸入等，也可采用口服或静脉注射。首选吸入法，因药物吸入气道直接作用于呼吸道，局部浓度高且作用迅速，所用剂量较小，全身性不良反应少。

（2）抗胆碱药：吸入抗胆碱药如异丙托溴铵，与 β_2 受体激动剂联合吸入有协同作用，尤其适用于夜间哮喘及多痰的患者。

（3）茶碱类：是目前治疗哮喘的有效药物。茶碱与糖皮质激素合用具有协同作用。口服给药包括氨茶碱和控（缓）释茶碱，后者可用于控制夜间哮喘。静脉给药主要应用于重、危症哮喘。由于茶碱的代谢个体差异大，影响茶碱代谢的因素多，而"治疗窗"窄，易于出现中毒等不良反应。因此,有条件的情况下应检测其血药浓度。

3. 控制哮喘发作(抗炎药)

(1)糖皮质激素:由于哮喘的病理基础是慢性非特异性炎症,糖皮质激素是当前控制哮喘发作最有效的药物。可分为吸入、口服和静脉用药。

① 吸入药:吸入治疗是目前推荐长期抗感染治疗哮喘的最常用方法。常用吸入药物有倍氯米松、布地奈德、氟替卡松、莫米松等。吸入治疗药物全身性不良反应少,少数患者可引起口咽念珠菌感染、声音嘶哑或呼吸道不适,吸药后用清水漱口可减轻局部反应和胃肠吸收。长期使用剂量较大者应注意预防全身性不良反应。

② 口服剂:有泼尼松、泼尼松龙,用于吸入糖皮质激素无效或需要短期加强的患者。

③ 静脉用药:重度或严重哮喘发作时应及早应用琥珀酸氢化可的松,症状缓解后逐渐减量,然后改口服和吸入制剂维持。

(2)LT(白三烯)调节剂:通过调节 LT 的生物活性而发挥抗炎作用。同时也具有舒张支气管平滑肌的作用。常用药物扎鲁司特、孟鲁司特。

(3)色甘酸钠及尼多酸钠:是非糖皮质激素抗炎药物。能预防变应原引起速发和迟发反应,以及运动和过度通气引起的气道收缩。

4. 急性发作期的治疗

(1)轻度:每日定时吸入糖皮质激素,比如 $200\sim500\ \mu g$ 二丙酸倍氯米松(BDP)。出现症状时吸入短效 β_2 受体激动剂,可间断吸入。效果不佳时可加用口服 β_2 受体激动剂控释片或小量茶碱控释片,或加用抗胆碱药如异丙托溴铵气雾剂吸入。

(2)中度:吸入剂量一般为每日 $500\sim1000\ \mu g$ BDP,吸入 β_2 受体激动剂或联合抗胆碱药吸入或口服长效 β_2 受体激动剂。亦可加用口服 LT 拮抗剂,若不能缓解,可持续雾化吸入受体激动剂(或联合用抗胆碱药吸入),或口服糖皮质激素($<60\ mg/d$),必要时可用茶碱静脉滴注。

(3)重度至危重度:持续雾化吸入 β_2 受体激动剂,或合并抗胆碱药或静脉滴注氨茶碱或沙丁胺醇,加用口服 LT 拮抗剂。静脉滴注糖皮质激素如琥珀酸氢化可的松或甲泼尼龙。待病情得到控制和缓解后,改为口服给药。注意维持水、电解质平衡,纠正酸碱失衡,给予氧疗,如病情恶化且缺氧不能纠正时,进行无创或有创机械通气。

5. 非急性发作期的治疗

一般哮喘经过急性期治疗症状得到控制,但哮喘的慢性炎症病理生理改变仍然存在。因此,必须制定哮喘的长期治疗方案。根据哮喘的病情程度不同制定合适的长期治疗方案。

(1)间歇至轻度持续:根据个体差异吸入 β_2 受体激动剂或口服 β_2 受体激动剂以控制症状。小剂量茶碱口服也能达到疗效。亦可考虑每日定量吸入小剂量糖皮质激素(BDP $<500\ \mu g/d$)。

(2)中度持续:每天定量吸入糖皮质激素($500\sim1\ 000\ \mu g$ BDP)。除按需吸入 β_2 受体激动剂,效果不佳时加用吸入型长效 β_2 受体激动剂,口服 β_2 受体激动剂控释片,口服小剂量控释茶碱或 LT 拮抗剂等,亦可吸入抗胆碱药。

(3)重度持续:每日吸入糖皮质激素量大于 $1\ 000\ \mu g$ BDP。应规律吸入 β_2 受体激动剂或口服 β_2 受体激动剂、茶碱控释片,或受体激动剂联用抗胆碱药,或加用 LT 拮抗剂口服,若仍有症状,需规律口服泼尼松或甲泼尼龙,长期服用者,尽可能将剂量维持少于 10 mg/d。

6. 免疫疗法

(1)特异性免疫疗法(脱敏疗法):确定变应原后,将该变应原配制成各种不同浓度的制剂,让患者反复接触该变应原,剂量由小到大,浓度由低到高,从而提高患者对该种变应原的耐受性,当再次接触此种变应原时,哮喘症状有所减轻或者减少哮喘的发作。

(2)非特异性免疫疗法:通过注射卡介苗、转移因子、疫苗等生物制品来抑制变应反应的过程。有一定辅助疗效。

第三节 肺 炎

【概述】

肺炎(pneumonia)是指终末气道、肺泡和肺间质的炎症,可由病原微生物、理化因素、免疫损伤、过敏及药物所致。

【分类】

1. 解剖分类

(1)大叶性(肺泡性)肺炎:病原体先在肺泡引起炎症,经肺泡间孔向其他肺泡扩散,致使部分或整个肺段、肺叶发生炎症改变。致病菌多为肺炎链球菌。X线胸片显示肺叶或肺段的实变阴影。

(2)小叶性(支气管性)肺炎:病原体经支气管入侵,引起细支气管、终末细支气管及肺泡的炎症,常继发于其他疾病。其病原体有肺炎链球菌、葡萄球菌、病毒、肺炎支原体以及军团菌等。X线显示为沿肺纹理分布的不规则斑片状阴影,边缘密度浅而模糊,无实变征象。肺下叶常受累。

(3)间质性肺炎:以肺间质为主的炎症,可由细菌、支原体、衣原体、病毒或卡氏肺囊虫等引起。累及支气管壁及其周围组织,有肺泡壁增生及间质水肿,因病变仅在肺间质,故呼吸道症状较轻,异常体征较少。X线通常表现为一侧或双侧肺下部的不规则条索状阴影,从肺门向外伸展,可呈网状,其间可有小片肺不张阴影。

2. 病因分类

(1)细菌性肺炎:如肺炎链球菌、金黄色葡萄球菌、甲型溶血性链球菌等引起的肺炎。

(2)非典型病原体所致肺炎:如军团菌、支原体和衣原体等引起的肺炎。

(3)病毒性肺炎:如冠状病毒、腺病毒、呼吸道合胞病毒、流感病毒等引起的肺炎。

(4)真菌性肺炎:如白色念珠菌、曲霉菌、放线菌等引起的肺炎。

(5)其他病原体所致肺炎:如立克次体、原虫、寄生虫等引起的肺炎。

(6)理化因素所致的肺炎:如放射性损伤引起的放射性肺炎,胃酸吸入引起的化学性肺炎等。

3．患病环境分类

（1）社区获得性肺炎：是指在医院外罹患的感染性肺实质炎症，包括具有明确潜伏期的病原体感染而在入院后平均潜伏期内发病的肺炎。其临床诊断依据是：①新近出现的咳嗽、咳痰，或原有呼吸道疾病症状加重，并出现脓性痰；伴或不伴胸痛。②发热。③肺实变体征和（或）湿性啰音。④WBC$>10\times10^9/L$ 或 $<4\times10^9/L$，伴或不伴核左移。⑤胸部 X 线检查显示片状、斑片状浸润性阴影或间质性改变，伴或不伴胸腔积液。

以上①～④项中任何一项加第⑤项，并除外其他可引起肺部病变的疾病。常见病原体为肺炎链球菌、流感嗜血杆菌、卡他莫拉菌和非典型病原体。

（2）医院获得性肺炎：是指患者入院时不存在也不处于潜伏期，而于入院 48 h 后在医院内发生的肺炎。其临床诊断依据与社区获得性肺炎相同。

一、肺炎链球菌肺炎

肺炎链球菌肺炎是指肺炎链球菌所引起的肺炎，约占社区获得性肺炎的半数。

【临床表现】

1．症状

发病前常有受凉、淋雨、疲劳、醉酒、病毒感染史，多有上呼吸道感染的前驱症状。起病多急骤，高热、寒战、全身肌肉酸痛，体温通常在数小时内升至 39～40 ℃，可呈稽留热，脉率随之增速。患侧胸痛和肩背部和腹部放射痛，咳嗽或深呼吸时加剧，若同时伴有恶心呕吐可被误诊为急腹症。

2．体征

急性病容，面颊绯红，鼻翼扇动，皮肤灼热、干燥，口角及鼻周有单纯疱疹。早期肺部体征可无明显异常，肺实变时叩诊呈浊音、触觉语颤增强并可闻及支气管呼吸音，消散期可闻及湿啰音。

【辅助检查】

1．实验室检查

血白细胞计数（10～20）$\times10^9/L$，中性粒细胞多在 80% 以上，并有核左移，细胞内可见中毒颗粒。年老体弱、酗酒、免疫功能低下者白细胞计数可不增高，但中性粒细胞的百分比仍高。痰直接涂片作革兰染色及荚膜染色镜检，如发现典型的革兰染色阳性、带荚膜的双球菌或链球菌，即可初步做出病原诊断。

2．X 线检查

早期仅见肺纹理增粗或受累的肺段、肺叶稍模糊。随着病情进展，表现为大片炎症浸润阴影或实变影，在实变阴影中可见支气管充气征。在消散期，X 线显示炎性浸润逐渐吸收，多数病例在起病 3～4 周后完全消散。

【诊断】

根据典型症状与体征,结合胸部 X 线检查,易做出初步诊断。年老体弱、继发于其他疾病,或呈灶性肺炎改变者,临床表现常不典型,需认真加以鉴别。病原菌检测是确诊本病的主要依据。

【治疗】

1. 抗菌药物治疗

首选青霉素 G,对青霉素过敏、耐青霉素或多重耐药菌株感染者,可用喹诺酮类、头孢曲松等药物,多重耐药菌株感染者可用万古霉素。抗菌药物标准疗程通常为 14 天,或在退热后 3 天停药或由静脉用药改为口服,维持数日。

2. 支持疗法

患者应卧床休息,注意补充足够蛋白质、热量及维生素。

二、葡萄球菌肺炎

葡萄球菌肺炎是由葡萄球菌引起的急性肺化脓性感染,常见的病原体是金黄色葡萄球菌(以下简称金葡菌)及其他凝固酶阴性葡萄球菌。

【临床表现】

1. 症状

常急性起病,寒战、高热、咳嗽,咳较多黏液脓性痰,有时痰中带血,胸痛、呼吸急促、发绀,早期便可出现全身衰竭或末梢循环衰竭等表现。血行播散性金葡菌肺炎,以原发病症状及毒血症表现为主,呼吸道症状往往表现比较轻。

2. 体征

早期体征不明显,以后可出现两肺散在湿啰音或伴胸腔积液(积脓)征。

【辅助检查】

1. 实验室检查

外周血白细胞常大于 $15 \times 10^9 / L$,中性粒细胞增多、核左移或有中毒性颗粒,痰涂片革兰染色,可见成堆大量革兰阳性球菌及脓细胞,痰培养可找到金葡菌。

2. X 线检查

吸入性感染时,常于一侧(偶亦有双侧)有大片状密度增加边缘不清阴影,如为血行播散时,胸片颇有特异,显示一侧或两侧周边部有多形性小片状、结节状阴影,边缘欠清,其内往往有偏心囊腔,伴或不伴小量液平,有时病灶可融合成大片,病灶短期内可发生显著变化,并可出现肺气囊肿、脓胸及脓气胸。

【诊断】

多为住院患者,有致免疫功能低下的因素,有典型毒血症及咳嗽、脓血痰等表现,周围血白细胞增多,核左移或有中毒性颗粒,X线胸片有多形性、易变性炎症阴影、肺气囊肿、胸腔积液(积脓)或脓气胸征,可初步诊断,痰培养找到金葡菌确诊。

【治疗】

金葡菌肺炎患者病情多较重,由于95%以上金葡菌均对青霉素耐药,故应首选耐酶半合成青霉素或头孢菌素,再加上氨基糖苷类抗生素静脉滴注,或给予复合酶抑制剂静滴,必要时选用万古霉素或利奈唑胺,金葡菌肺炎疗程不宜太短,一般无并发症者疗程2~3周,有并发症者延长为6~8周。

第十章　循环系统疾病

　　循环系统包括心脏、血管和血液循环的神经体液调节装置。其主要功能是为全身组织器官运输血液,通过血液将氧、营养物质和激素等供给组织,并将组织代谢废物运走,以保证人体正常新陈代谢的进行。心肌细胞和血管内皮细胞能分泌心钠肽和内皮素、内皮舒张因子等活性物质,说明循环系统也具有内分泌功能;心肌细胞所特有的受体和信号转导系统在调节心血管的功能方面有重要作用。循环系统疾病包括心脏和血管病,合称心血管病,是危害人民健康和影响社会劳动力的重要疾病。21世纪初期心血管病死亡率已占发达国家总死亡率的近50%,发展中国家的25%,目前我国每年约有300万人死于心血管病。本章主要介绍三个常见的心血管疾病:原发性高血压、冠状动脉粥样硬化性心脏病、心脏瓣膜疾病。

第一节　原发性高血压

【概述】

　　原发性高血压(primary hypertension)是以血压升高为主要临床表现,伴或不伴有多种心血管危险因素的综合征,通常简称为高血压。高血压是多种心、脑血管疾病的重要病因和危险因素,影响重要脏器(心,脑、肾等)的结构与功能,最终导致这些器官的功能衰竭,迄今仍是心血管疾病的主要死因。

　　高血压的定义为收缩压≥140 mmHg和(或)舒张压≥90 mmHg,根据血压升高水平,又进一步将高血压分为1~3级。当收缩压和舒张压分属于不同分级时,以较高的级别作为标准。1级高血压:高压达到140 mmHg或低压达到90 mmHg;2级高血压:高压达到160 mmHg或低压达到100 mmHg;3级高血压:高压达到180 mmHg或低压达到110 mmHg。

【流行病学】

　　高血压患病率、发病率及血压水平随年龄增加而升高。高血压在老年人较为常见,尤以单纯收缩期高血压为多。我国高血压患病率和流行存在地区、城乡和民族差别,北方高于南方;沿海高于内地;城市高于农村。男、女性高血压患病率差别不大。

【病因】

　　原发性高血压的病因为多因素,可分为遗传和环境因素两个方面。高血压是遗传易感性和环境因素相互作用的结果。

1. 遗传因素

高血压具有明显的家族聚集性,父母均有高血压,子女的发病概率高达 46%,约 60% 高血压患者可询问到有高血压家族史。高血压的遗传可能存在主要基因显性遗传和多基因关联遗传两种方式。

2. 环境因素

(1)饮食:高血压患病率与钠盐平均摄入量显著有关,摄盐越多,血压水平和患病率越高。钾摄入量与血压呈负相关。饮食中钙摄入对血压的影响尚有争议,多数人认为饮食低钙与高血压发生有关。高蛋白质摄入、饮食中饱和脂肪酸或饱和脂肪酸/不饱和脂肪酸比值较高、长期大量饮酒量的人群高血压发病率明显增高。

(2)精神应激:脑力劳动者、从事精神紧张度高的职业者、长期生活在噪声环境中的人高血压发生率更高。

3. 其他因素

超重或肥胖是血压升高的重要危险因素,睡眠呼吸暂停低通气综合征的患者血压常常升高。

【发病机制】

高血压的发病机制尚不清楚。可能和交感神经系统活性亢进、肾性水钠潴留、细胞膜离子转运异常等机制有关。

【病理变化】

高血压早期无明显病理改变。长期高血压引起的心脏改变主要是左心室肥厚和扩大。长期高血压引起的全身小动脉病变,主要是管腔内径缩小,导致重要靶器官如心、脑、肾组织缺血。长期高血压及伴随的危险因素可促进动脉粥样硬化的形成及发展,可出现微循环毛细血管稀疏、扭曲变形,静脉顺应性减退。现在认为血管内皮功能障碍是高血压最早期和最重要的血管损害。

【临床表现】

1. 症状

大多数起病缓慢、渐进,一般缺乏特殊的临床表现。一般常见症状有头晕、头痛、疲劳、心悸等,呈轻度持续性,多数症状可自行缓解,在紧张或劳累后加重。

2. 体征

高血压时体征一般较少。心脏听诊可有主动脉瓣区第二心音亢进、收缩期杂音或收缩早期喀喇音。

3. 恶性或急进型高血压

少数患者病情急骤发展,舒张压持续$\geqslant$130 mmHg,并有头痛、视力模糊、眼底出血、渗出和乳头水肿,肾脏损害突出,持续蛋白尿、血尿与管型尿。病情进展迅速,如不及时有效降压治疗,预后很差,常死于肾功能衰竭、脑卒中或心力衰竭。病理上以肾小动脉纤维样坏死为特征。发病机制尚不清楚。

【并发症】

1. 高血压危象

因紧张、疲劳、寒冷、嗜铬细胞瘤发作、突然停服降压药等诱因,小动脉发生强烈痉挛,血压急剧上升,影响重要脏器血液供应而产生危急症状。危象发生时,出现头痛、烦躁、眩晕、恶心、呕吐、心悸、气急及视力模糊等严重症状,以及伴有痉挛动脉(椎基底动脉、颈内动脉、视网膜动脉、冠状动脉等)累及相应的靶器官缺血症状。

2. 高血压脑病

发生在重症高血压患者,由于过高的血压突破了脑血流自动调节范围,脑组织血流灌注过多引起脑水肿。临床表现以脑病的症状与体征为特点,表现为严重头痛、呕吐、意识障碍、精神错乱,甚至昏迷等。

3. 其他

高血压病还可能并发脑血管病、心力衰竭、慢性肾功能衰竭、主动脉夹层等。

【辅助检查】

常规项目包括尿常规,血糖,血胆固醇,血三酰甘油,肾功能,血尿酸和心电图。这些检查有助于发现相关的危险因素和靶器官损害。部分患者根据需要和条件可以进一步检查眼底、超声心动图、血电解质、低密度脂蛋白胆固醇与高密度脂蛋白胆固醇。

【诊断】

高血压诊断主要根据所测量的血压值。采用经核准的水银柱或电子血压计,测量安静休息坐位时上臂肱动脉部位血压。一般来说,两上臂的血压相差 $10 \sim 20$ mmHg,右侧>左侧。一旦诊断高血压,必需鉴别是原发性还是继发性。原发性高血压患者需作有关实验室检查,评估靶器官损害和相关危险因素。

【治疗】

1. 目的与原则

原发性高血压目前尚无根治的方法。高血压患者发生心、脑血管并发症往往与血压高度有密切关系,因此降压治疗应该确立血压控制目标值。另一方面,高血压常常与其他心、脑血管病的危险因素合并存在,决定了治疗措施必须是综合性的。高血压治疗原则如下:

1)改善生活行为

(1)减轻体重:尽量将体重指数控制在<25。

(2)减少钠盐摄入:每人每日食盐量以不超过 6 g 为宜。

(3)补充钙和钾盐:每人每日可以补充钾 1 000 mg 和钙 400 mg。

（4）减少脂肪摄入：膳食中脂肪量应控制在总热量的 25％ 以下。

（5）戒烟、限制饮酒：饮酒量每日不可超过相当于 50 g 乙醇的量。

（6）增加运动：运动有利于减轻体重和改善胰岛素抵抗，提高心血管适应调节能力，稳定血压水平。可根据年龄及身体状况选择慢跑或步行，一般每周 3～5 次，每次 20～60 min。

2）降压药治疗对象

（1）高血压 2 级或以上患者（＞160/100 mmHg）。

（2）高血压合并糖尿病，或者已经有心、脑、肾靶器官损害和并发症患者。

（3）凡血压持续升高，改善生活行为后血压仍未获得有效控制患者。

从心血管危险分层的角度，高危和极高危患者必须使用降压药物强化治疗。

3）血压控制目标值

原则上应将血压降到患者能最大耐受的水平，目前一般主张血压控制目标值至少＜140/90 mmHg。糖尿病或慢性肾脏病合并高血压患者，血压控制目标值＜130/80 mmHg。

2. 降压药物治疗

1）降压药物种类

目前常用降压药物可归纳为五大类，即利尿剂、β 受体阻滞剂、钙通道阻滞剂（CCB）、血管紧张素转换酶抑制剂（ACEI）和血管紧张素 II 受体阻滞剂（ARB）。

2）降压药物作用特点

（1）利尿剂：各种利尿剂的降压疗效相仿，噻嗪类使用最多，常用的有氢氯噻嗪和氯噻酮。降压作用主要通过排钠，减少细胞外容量，降低外周血管阻力。降压起效缓慢，作用持久。适用于轻、中度高血压，利尿剂的主要不利作用是低血钾症和影响血脂、血糖、血尿酸代谢，往往发生在大剂量时，因此现在推荐使用小剂量。不良反应主要是乏力、尿量增多。痛风患者禁用。

（2）β 受体阻滞剂：有选择性（β_1）、非选择性（β_1 与 β_2）和兼有 α 受体阻滞三类。常用的有美托洛尔、阿替洛尔、比索洛尔等。降压作用可能通过抑制中枢和周围的 RAAS，以及血流动力学自动调节机制。降压起效快、强力，持续时间各种 β 受体阻滞剂有差异。适用于各种不同严重程度的高血压，尤其是心率较快的中、青年患者或合并心绞痛患者，对老年人高血压疗效相对较差。不良反应主要有心动过缓、乏力、四肢发冷。

（3）钙通道阻滞剂：又称钙拮抗剂，分为二氢吡啶类和非二氢吡啶类，前者以硝苯地平为代表，后者有维拉帕米和地尔硫卓。降压作用主要通过阻滞细胞外钙离子经电压依赖 L 型钙通道进入血管平滑肌细胞内，减弱兴奋-收缩偶联，降低阻力血管的收缩反应性。钙通道阻滞剂还能减轻血管紧张素 II（A II）和 α_1 肾上腺素能受体的缩血管效应，减少肾小管钠重吸收。钙拮抗剂降压起效迅速，降压疗效和降压幅度相对较强。主要缺点是开始治疗阶段有反射性交感活性增强，引起心率增快、面部潮红、头痛、下肢水肿等。非二氢吡啶类抑制心肌收缩及自律性和传导性，不宜在心力衰竭、窦房结功能低下或心脏传导阻滞患者中应用。

（4）血管紧张素转换酶抑制剂：常用的有卡托普利、依那普利、贝那普利等。降压作用主要通过抑制周围和组织的 ACE,使血管紧张素Ⅱ生成减少,同时抑制激肽酶使缓激肽降解减少。降压起效缓慢,逐渐增强,在 3~4 周时达最大作用。不良反应主要是刺激性干咳和血管性水肿。干咳发生可能与体内缓激肽增多有关,停用后可消失。高血钾症、妊娠妇女和双侧肾动脉狭窄患者禁用。血肌酐超过 3 mg 患者使用时需谨慎。

(5)血管紧张素Ⅱ受体阻滞剂:常用的有氯沙坦、撷沙坦、伊贝沙坦等。降压作用主要通过阻滞组织的血管紧张素Ⅱ受体亚型 AT1,更充分有效地阻断血管紧张素Ⅱ的水钠潴留、血管收缩与重构作用。降压作用起效缓慢,但持久而平稳。最大的特点是直接与药物有关的不良反应很少,不引起刺激性干咳,持续治疗的依从性高。

3)降压治疗方案

大多数无并发症或合并症患者可以单独或者联合使用噻嗪类利尿剂、β受体阻滞剂、CCB、ACEI 和 ARB,治疗应从小剂量开始,逐步递增剂量。

因为降压治疗的益处是通过长期控制血压达到的,所以高血压患者需要长期降压治疗,尤其是高危和极高危患者。在每个患者确立有效治疗方案并获得血压控制后,仍应继续治疗,不要随意停止治疗或频繁改变治疗方案,在血压平稳控制 1~2 年后,可以根据需要逐渐减少降压药品种与剂量。

【高血压急症】

在高血压发展过程中,可以出现严重危及生命的血压升高,需要作紧急处理。高血压急症是指短时期内(数小时或数天)血压重度升高,舒张压>130 mmHg 和(或)收缩压>200 mmHg,伴有重要器官组织如心脏、脑、肾脏、眼底、大动脉的严重功能障碍或不可逆性损害。

1. 治疗原则

(1)迅速降低血压:选择适宜有效的降压药物,放置静脉输液管,静脉滴注给药,同时应经常不断测量血压或无创性血压监测。静脉滴注给药的优点是便于调整给药的剂量。如果情况允许,及早开始口服降压药治疗。

(2)控制性降压:高血压急症时短时间内血压急骤下降,有可能使重要器官的血流灌注明显减少,应将血压逐步降到正常水平。

(3)合理选择降压药:高血压急症处理对降压药的选择,要求起效迅速,短时间内达到最大作用;作用持续时间短,停药后作用消失较快;不良反应较小。

2. 降压药选择与应用

(1)硝普钠:能同时直接扩张动脉和静脉,降低前、后负荷。使用硝普钠必须密切观察血压,根据血压水平仔细调节滴注速率,稍有改变就可引起血压较大波动。

(2)硝酸甘油:扩张静脉和选择性扩张冠状动脉与大动脉。降压起效迅速,停药后数分钟作用消失。硝酸甘油主要用于急性心力衰竭或急性冠脉综合征时高血压急症。不良反应有心动过速、面部潮红、头痛和呕吐等。

第二节　冠状动脉粥样硬化性心脏病

【概述】

冠状动脉粥样硬化性心脏病(coronary atherosclerotic heart disease)指冠状动脉粥样硬化使血管腔狭窄或阻塞,或(和)因冠状动脉痉挛导致心肌缺血缺氧或坏死而引起的心脏病,统称冠状动脉性心脏病,简称冠心病,亦称缺血性心脏病。

【分型】

1979年世界卫生组织将之分为5型。近年临床上趋于将本病分为急性冠脉综合征和慢性冠脉病两大类。前者包括不稳定型心绞痛、非ST段抬高性心肌梗死和ST段抬高性心肌梗死,也有将冠心病猝死也包括在内;后者包括稳定型心绞痛、冠脉正常的心绞痛、无症状性心肌缺血和缺血性心肌病。

本节将重点讨论"心绞痛"和"心肌梗死",其他类型仅作简略介绍。

一、稳定型心绞痛

稳定型心绞痛(stable angina pectoris):亦称稳定型劳力性心绞痛,是在冠状动脉严重狭窄的基础上,由于心肌负荷的增加引起心肌急剧的、暂时的缺血与缺氧的临床综合征。其特点为阵发性的前胸压榨性疼痛或憋闷感觉,主要位于胸骨后部,可放射至心前区和左上肢尺侧,常发生于劳力负荷增加时,持续数分钟,休息或用硝酸酯制剂后消失。

本症患者男性多于女性,多数患者年龄在40岁以上,劳累、情绪激动、饱食、受寒、急性循环衰竭等为常见的诱因。

【发病机制】

当冠状动脉的供血与心肌的需血之间发生矛盾,冠状动脉血流量不能满足心肌代谢的需要,引起心肌急剧的、暂时的缺血缺氧时,即可发生心绞痛。产生疼痛感觉的直接因素,可能是在缺血缺氧的情况下,心肌内积聚过多的代谢产物,如乳酸、丙酮酸、磷酸等酸性物质,或类似激肽的多肽类物质,刺激心脏内自主神经的传入纤维末梢,经1~5胸交感神经节和相应的脊髓段,传至大脑,产生疼痛感觉。这种痛觉反映在与自主神经进入水平相同脊髓段的脊神经所分布的区域,即胸骨后及两臂的前内侧与小指,尤其是在左侧,而多不在心脏部位。

冠状动脉造影显示稳定型心绞痛的患者,有1、2或3支动脉直径减少>70%的病变者分别各有25%左右,5%~10%有左冠状动脉主干狭窄,其余约15%患者无显著狭窄。后者提示患者的心肌血供和氧供不足,可能是冠状动脉痉挛等原因所致。

【临床表现】

1. 症状

心绞痛以发作性胸痛为主要临床表现,疼痛的特点如下。

(1)部位:主要在胸骨体中段或上段之后可波及心前区,有手掌大小范围,甚至横贯前胸,界限不很清楚。常放射至左肩、左臂内侧达无名指和小指,或至颈、咽或下颌部。

(2)性质:胸痛常为压迫、发闷感,不尖锐。发作时,患者往往被迫停止正在进行的活动,直至症状缓解。

(3)诱因:发作常由体力劳动或情绪激动所诱发。疼痛多发生于劳力或激动的当时,而不是在一天劳累之后。

(4)持续时间:疼痛出现后常逐步加重,然后在 3～5 min 内渐消失,可数天或数星期发作一次,亦可一日内多次发作。

(5)缓解方式:一般在停止原来诱发症状的活动后即可缓解;舌下含用硝酸甘油也能在几分钟内使之缓解。

2. 体征

平时一般无异常体征。心绞痛发作时常见心率增快、血压升高、表情焦虑、皮肤冷或出汗。可有暂时性心尖部收缩期杂音,是乳头肌缺血以致功能失调引起二尖瓣关闭不全所致。

【辅助检查】

1. 心脏 X 线检查

可无异常发现,如已伴发缺血性心肌病可见心影增大、肺充血等。

2. 心电图检查

心电图是发现心肌缺血、诊断心绞痛最常用的检查方法。

(1)静息时心电图:约半数患者在正常范围,也可能有陈旧性心肌梗死的改变或非特异性 ST 段和 T 波异常。

(2)心绞痛发作时心电图:绝大多数患者可出现暂时性心肌缺血引起的 ST 段移位。因心内膜下心肌更容易缺血,故常见反映心内膜下心肌缺血的 ST 段压低($\geqslant 0.1$ mV),发作缓解后恢复。有时出现 T 波倒置。

(3)心电图负荷试验:最常用的是运动负荷试验。运动中出现典型心绞痛,心电图改变主要以 ST 段水平型或下斜型压低$\geqslant 0.1$ mV(J 点后 60～80 ms)持续 2 min 为运动试验阳性标准。

(4)心电图连续动态监测:常用方法是让患者在正常活动状态下,携带慢速转动的记录装置,连续记录并自动分析 24 h 心电图(又称 Holter 心电监测),可从中发现心电图 ST-T 改变和各种心律失常。

3. 冠状动脉造影

用特形的心导管经股动脉、肱动脉或桡动脉送到主动脉根部,分别插入左、右冠状动脉口,手推注射器注入少量含碘造影剂。这种选择性冠状动脉造影在不同的投射方位下摄影可使左、右冠状动脉及其主要分支得到清楚的显影。可发现各支动脉狭窄性病变的部位并估计其程度。一般认为,管腔直径减少 70% 以上会严重影响血供。冠状动脉造影的主要指征为:① 已确诊为冠心病,药物治疗效果不佳,拟行介入性治疗或旁路移植手术;② 心梗后再发心绞痛或运动试验阳性者;③ 有胸痛病史,但症状不典型,或无心绞痛、心肌梗死病史,但心电图有缺血性 ST-T 改变或病理性 Q 波不能以其他原因解释者;④ 中老年患者心脏增大、心力衰竭、心律失常、疑有冠心病而无创性检查未能确诊者。⑤ 急性冠脉综合征拟行急诊 PCI 者。冠状动脉造影未见异常而疑有冠状动脉痉挛的患者,可谨慎地进行麦角新碱试验。

4. 放射性核素检查

通过放射性核素显影来判断心肌的血流灌注情况,了解心肌的代谢情况。

【诊断】

根据典型心绞痛的发作特点和体征,含用硝酸甘油后缓解,结合年龄和存在冠心病危险因素,除外其他原因所致的心绞痛,一般即可建立诊断。发作时心电图检查可见以 R 波为主的导联中,ST 段压低,T 波平坦或倒置,发作过后数分钟内逐渐恢复。心电图无改变的患者可考虑作心电图负荷试验。发作不典型者,诊断要依靠观察硝酸甘油的疗效和发作时心电图的改变,或作 24 h 的动态心电图连续监测。诊断有困难者可行放射性核素心肌显像、MDCT 或 MRI 冠脉造影,如确有必要可考虑行选择性冠状动脉造影。

按照严重度心绞痛可分为四级。

Ⅰ级:一般体力活动(如步行和登楼)不受限,仅在强、快或持续用力时发生心绞痛。

Ⅱ级:一般体力活动轻度受限。快步、饭后、寒冷或刮风中、精神应激或醒后数小时内发作心绞痛。一般情况下平地步行 200 m 以上或登楼一层以上受限。

Ⅲ级:一般体力活动明显受限,一般情况下平地步行 200 m,或登楼一层引起心绞痛。

Ⅳ级:轻微活动或休息时即可发生心绞痛。

【鉴别诊断】

需要鉴别急性心肌梗死以及其他疾病引起的心绞痛,包括严重的主动脉瓣狭窄或关闭不全,风湿性冠状动脉炎、梅毒性主动脉炎引起冠状动脉口狭窄或闭塞等。

【治疗】

1. 发作时的治疗

(1) 休息发作时立刻休息,一般患者在停止活动后症状即可消除。

(2) 药物治疗:较重的发作,可使用作用较快的硝酸酯制剂。这类药物除扩张冠状动脉,降低阻力,增加冠状循环的血流量外,还通过对周围血管的扩张作用,减少静脉回流心脏的血量,降低心室容量、心腔内压和血压,减低心脏前后负荷和心肌的需氧,从而缓解心绞痛。

① 硝酸甘油:可用 0.3~0.6 mg,置于舌下含化,迅速为唾液所溶解而吸收,1~2 min 即

开始起作用,约半小时后作用消失。

② 硝酸异山梨酯:可用 5～10 mg,舌下含化,2～5 min 见效,作用维持 2～3 h。

2. 缓解期的治疗

(1) 药物治疗:使用作用持久的抗心绞痛药物,以防心绞痛发作,可单独选用、交替应用或联合应用下列被认为作用持久的药物。

① β受体阻滞剂:阻断拟交感胺类对心率和心收缩力受体的刺激作用,减慢心率、降低血压,减低心肌收缩力和氧耗量,从而减少心绞痛的发作。目前常用对心脏有选择性的制剂是美托洛尔、阿替洛尔等。

② 硝酸酯制剂:硝酸异山梨酯、5-单硝酸异山梨酯、长效硝酸甘油制剂。

③ 钙通道阻滞剂:本类药物抑制钙离子进入细胞内,也抑制心肌细胞兴奋-收缩偶联中钙离子的利用。因而抑制心肌收缩,减少心肌氧耗;扩张冠状动脉,解除冠状动脉痉挛,改善心内膜下心肌的供血;扩张周围血管,降低动脉压,减轻心脏负荷;还降低血黏度,抗血小板聚集,改善心肌的微循环。更适用于同时有高血压的患者。常用制剂有维拉帕米、硝苯地平等。

(2) 介入治疗:参见后面内容。

(3) 外科手术治疗:主要是在体外循环下施行主动脉-冠状动脉旁路移植手术,取患者自身的大隐静脉作为旁路移植材料,一端吻合在主动脉,另一端吻合在有病变的冠状动脉段的远端;或游离内乳动脉与病变冠状动脉远端吻合,引主动脉的血流以改善病变冠状动脉所供血心肌的血流供应。

本手术主要适应于:①左冠状动脉主干病变狭窄>50%;②左前降支和回旋支近端狭窄≥70%;③冠状动脉 3 支病变伴左心室射血分数<50%;④稳定型心绞痛对内科药物治疗反应不佳,影响工作和生活;⑤有严重室性心律失常伴左主干或 3 支病变;⑥介入治疗失败仍有心绞痛或血流动力异常。

(4) 运动锻炼疗法:谨慎安排进度适宜的运动锻炼有助于促进侧支循环的形成,提高体力活动的耐受量而改善症状。

二、不稳定型心绞痛

不稳定型心绞痛(unstable angina,UA)是指稳定型心绞痛以外的缺血性胸痛。

【发病机制】

与稳定型劳力性心绞痛的差别主要在于冠脉内不稳定的粥样斑块继发病理改变,使局部心肌血流量明显下降,如斑块内出血、斑块纤维帽裂隙、冠状动脉痉挛,导致缺血加重。

【临床表现】

(1) 原为稳定型心绞痛,在 1 个月内疼痛发作的频率增加,程度加重、时限延长、诱发因素变化,硝酸类药物缓解作用减弱。

(2) 1 个月之内新发生的心绞痛,并因较轻的负荷所诱发。

（3）休息状态或较轻微活动即可诱发胸痛，发作时表现有 ST 段抬高的变异型心绞痛也属此列。

【治疗】

1．一般处理

卧床休息 1～3 d，床边 24 h 心电监测，吸氧，维持血氧饱和度达到 90% 以上。如有必要应重复检测心肌坏死标记物。

2．缓解疼痛

本型心绞痛单次含化或喷雾吸入硝酸酯类制剂往往不能缓解症状，一般建议每隔 5 min 一次，共用 3 次，然后再用硝酸甘油持续静脉滴注，直至症状缓解。硝酸酯类制剂静脉滴注疗效不佳，而无低血压等禁忌证者，应及早开始用 β 受体阻滞剂。治疗变异型心绞痛以钙通道阻滞剂的疗效最好。

3．抗栓治疗

阿司匹林、氯吡格雷和肝素是 UA 中的重要治疗措施，其目的在于防止血栓形成，阻止病情向心肌梗死方向发展。

4．其他

对于个别病情极严重者，保守治疗效果不佳，在有条件的医院可行急诊冠脉造影，考虑心脏介入治疗。

三、心肌梗死

心肌梗死（myocardial infarction，MI）是心肌缺血性坏死。为在冠状动脉病变的基础上，发生冠状动脉血供急剧减少或中断，使相应的心肌严重而持久地急性缺血导致心肌坏死。

【病因和发病机制】

基本病因是冠状动脉粥样硬化（偶为冠状动脉栓塞、炎症、先天性畸形、痉挛和冠状动脉口阻塞所致），造成一支或多支血管管腔狭窄和心肌血供不足，而侧支循环未充分建立。在此基础上，一旦血供急剧减少或中断，使心肌严重而持久地急性缺血达 20～30 min 以上，即可发生 AMI。

【病理变化】

1．冠状动脉病变

绝大多数 AMI 患者冠脉内可见在粥样斑块的基础上有血栓形成使管腔闭塞，但是由冠状动脉痉挛引起管腔闭塞者中，个别可无严重粥样硬化病变。

2．心肌病变

冠状动脉闭塞后 20～30 min，受其供血的心肌即有少数坏死，开始了 AMI 的病理过程。

1~2 h 之间绝大部分心肌呈凝固性坏死,心肌间质充血、水肿,伴多量炎症细胞浸润。以后,坏死的心肌纤维逐渐溶解,形成肌溶灶,随后渐有肉芽组织形成。

【临床表现】

1. 症状

(1)疼痛:是最先出现的症状,多发生于清晨,疼痛部位和性质与心绞痛相同,但诱因多不明显,且常发生于安静时,程度较重,持续时间较长,可达数小时或更长,休息和含用硝酸甘油片多不能缓解。患者常烦躁不安、出汗、恐惧、胸闷或有濒死感。

(2)全身症状:有发热、心动过速、白细胞增高和红细胞沉降率增快等,由坏死物质被吸收所引起。一般在疼痛发生 24~48 h 后出现,程度与梗死范围常呈正相关,体温一般在 38 ℃左右,持续约一周。

(3)胃肠道症状:疼痛剧烈时常伴有恶心、呕吐和上腹胀痛,与迷走神经受坏死心肌刺激和心排血量降低组织灌注不足等有关。

(4)心律失常:见于 75%~95% 的患者,多发生在起病 1~2 d,而以 24 h 内最多见,可伴乏力、头晕、晕厥等症状。以室性心律失常最多。

(5)低血压和休克:疼痛缓解而收缩压仍低于 80 mmHg,有烦躁不安、面色苍白、皮肤湿冷、脉细而快、大汗淋漓、尿量减少(<20 mL/h)、神志迟钝,甚至晕厥者,则为休克表现。

(6)心力衰竭:主要是急性左心衰竭,可在起病最初几天内发生,或在疼痛、休克好转阶段出现,为梗死后心脏舒缩力显著减弱或不协调所致,发生率为 32%~48%。出现呼吸困难、咳嗽、发绀、烦躁等症状,严重者可发生肺水肿。

3. 体征

(1)心脏体征:心率多增快,少数也可减慢;心尖区第一心音减弱;可出现第四心音(心房性)奔马律,少数有第三心音(心室性)奔马律;可有各种心律失常。

(2)血压:除极早期血压可增高外,几乎所有患者都有血压降低。起病前有高血压者,血压可降至正常,且可能不再恢复到起病前的水平。

(3)其他:可有与心律失常、休克或心力衰竭相关的其他体征。

【辅助检查】

心电图常有进行性的改变。对 MI 的诊断、定位、定范围、估计病情演变和预后都有帮助。

1. 心电图

1)特征性改变

(1)ST 段抬高性 MI 者:① ST 段抬高呈弓背向上型,在面向坏死区周围心肌损伤区的导联上出现。②宽而深的 Q 波(病理性 Q 波),在面向透壁心肌坏死区的导联上出现。③T波倒置,在面向损伤区周围心肌缺血区的导联上出现。

(2)非 ST 段抬高性 MI 者心电图有两种类型:①无病理性 Q 波,有普遍性 ST 段压低≥

0.1 mV,但 aVR 导联 ST 段抬高,或有对称性 T 波倒置,为心内膜下 MI 所致;②无病理性 Q 波,也无 ST 段变化,仅有 T 波倒置改变。

2)动态性改变

(1) ST 段抬高性 MI 表现:①起病数小时内,可尚无异常或出现异常高大两肢不对称的 T 波,为超急性期改变。②数小时后,ST 段明显抬高,弓背向上,与直立的 T 波连接,形成单相曲线。数小时～2 日内出现病理性 Q 波,同时 R 波减低,是为急性期改变。Q 波在 3～4 天内稳定不变,以后 70%～80%永久存在。③在早期如不进行治疗干预,ST 段抬高持续数日至两周左右,逐渐回到基线水平,T 波则变为平坦或倒置,是为亚急性期改变。④数周至数月后,T 波呈 V 形倒置,两肢对称,波谷尖锐,是为慢性期改变。T 波倒置可永久存在,也可在数月至数年内逐渐恢复。

(2)非 ST 抬高性 MI:上述的类型①先是 ST 段普遍压低(除 aVR,有时 V1 导联外),继而 T 波倒置加深呈对称型。ST 段和 T 波的改变持续数日或数周后恢复。类型②T 波改变在 1～6 个月内恢复。

2. 超声心动图

二维和 M 型超声心动图也有助于了解心室壁的运动和左心室功能,诊断室壁瘤和乳头肌功能失调等。

3. 实验室检查

(1)血常规:起病 24～48 h 后白细胞可增至(10～20)×10^9/L,中性粒细胞增多;红细胞沉降率增快;C 反应蛋白(CRP)增高均可持续 1～3 周。

(2)血心肌坏死标记物:心肌损伤标记物增高水平与心肌梗死范围及预后明显相关。也可推断心肌梗死的时间。

对心肌坏死标记物的测定应进行综合评价,如肌红蛋白在 AMI 后出现最早,也十分敏感,但特异性不很强;cTnT 和 cTnI 出现稍延迟,而特异性很高,在症状出现后 6 h 内测定为阴性则 6 h 后应再复查,其缺点是持续时间可长达 10～14 d,对在此期间出现胸痛,判断是否有新的梗死不利。CK-MB 虽不如 cTnT、cTnI 敏感,但对早期(<4 h)AMI 的诊断有较重要价值。

【诊断和鉴别诊断】

根据典型的临床表现,特征性的心电图改变以及实验室检查发现,诊断本病并不困难。对老年患者,突然发生严重心律失常、休克、心力衰竭而原因未明,或突然发生较重而持久的胸闷或胸痛者,都应考虑本病的可能。宜先按 AMI 来处理,并短期内进行心电图、血清心肌酶测定和肌钙蛋白测定等的动态观察以确定诊断。对非 ST 段抬高性 MI,血清肌钙蛋白测定的诊断价值更大。鉴别诊断要考虑以下一些疾病:心绞痛、主动脉夹层、急性肺动脉栓塞、急腹症、急性心包炎。

【并发症】

(1)乳头肌功能失调或断裂:总发生率可高达 50%。二尖瓣乳头肌因缺血、坏死等使收缩功能发生障碍,造成不同程度的二尖瓣脱垂并关闭不全,心尖区出现收缩中晚期喀喇音和吹风样收缩期杂音,第一心音可不减弱,可引起心力衰竭。

（2）心脏破裂:少见,常在起病 1 周内出现,多为心室游离壁破裂,造成心包积血引起急性心脏压塞而猝死。

（3）栓塞:发生率 1%～6%,见于起病后 1～2 周,可为左心室附壁血栓脱落所致,引起脑、肾、脾或四肢等动脉栓塞。

（4）心室壁瘤:主要见于左心室,发生率 5%～20%。体格检查可见左侧心界扩大,心脏搏动范围较广,可有收缩期杂音。

（5）心肌梗死后综合征:发生率约 10%。于 MI 后数周至数月内出现,可反复发生,表现为心包炎、胸膜炎或肺炎,有发热、胸痛等症状,可能为机体对坏死物质的过敏反应。

【治疗】

对 ST 段抬高的 AMI,强调及早发现,及早住院,并加强住院前的就地处理。治疗原则是尽快恢复心肌的血液灌注(到达医院后 30 min 内开始溶栓或 90 min 内开始介入治疗)以挽救濒死的心肌、防止梗死扩大或缩小心肌缺血范围,保护和维持心脏功能,及时处理严重心律失常、泵衰竭和各种并发症,防止猝死,使患者不但能渡过急性期,且康复后还能保持尽可能多的有功能的心肌。

1. 监护和一般治疗

（1）休息:急性期卧床休息,保持环境安静。

（2）监测:在冠心病监护室进行心电图、血压和呼吸的监测。

（3）吸氧:对有呼吸困难和血氧饱和度降低者,最初几日间断或持续通过鼻管面罩吸氧。

（4）阿司匹林:无禁忌证者即服水溶性阿司匹林或嚼服肠溶阿司匹林 150～300 mg,然后每日 1 次,3 日后改为 75～150 mg 每日 1 次长期服用。

2. 解除疼痛

（1）哌替啶 50～100 mg 肌内注射或吗啡 5～10 mg 皮下注射。

（2）痛较轻者可用可待因或罂粟碱 0.03～0.06 g 肌内注射或口服。

（3）硝酸甘油 0.3 mg 或硝酸异山梨酯 5～10 mg 舌下含用或静脉滴注。

3. 再灌注心肌

起病 3～6 h,最多在 12 h 内,使闭塞的冠状动脉再通,心肌得到再灌注,濒临坏死的心肌可能得以存活或使坏死范围缩小,减轻梗死后心肌重塑,预后改善,是一种积极的治疗措施。

1）经皮冠状动脉介入治疗(percutaneous coronary intervention,PCI)

（1）直接 PCI。

适应证:①ST 段抬高和新出现左束支传导阻滞(影响 ST 段的分析)的 MI;②ST 段抬高性 MI 并发心源性休克;③适合再灌注治疗而有溶栓治疗禁忌证者;④非 ST 段抬高性

MI,但梗死相关动脉严重狭窄,血流≤TIMIⅡ级。

注意事项:①发病 12 h 以上不宜施行 PCI;②不宜对非梗死相关的动脉施行 PCI;③要由有经验者施术,以避免延误时机。有心源性休克者宜先行主动脉内球囊反搏术,待血压稳定后再施术。

(2)补救性 PCI:溶栓治疗后仍有明显胸痛,抬高的 ST 段无明显降低者,应尽快进行冠状动脉造影,如显示 TIMI 0~Ⅱ级血流,说明相关动脉未再通,宜立即施行补救性 PCI。

(3)溶栓治疗再通者的 PCI:溶栓治疗成功的患者,如无缺血复发表现,可在 7~10 d 后行冠状动脉造影,如残留的狭窄病变适宜于 PCI 可行 PCI 治疗。

2)溶栓疗法

无条件施行介入治疗或因患者就诊延误、转送患者到可施行介入治疗的单位将会错过再灌注时机,如无禁忌证应立即(接诊患者后 30 min 内)行本法治疗。

(1)适应证:①两个或两个以上相邻导联 ST 段抬高(胸导联≥0.2 mV,肢导联≥0.1mV),或病史提示 AMI 伴左束支传导阻滞,起病时间<12 h,患者年龄<75 岁。②ST 段显著抬高的 MI 患者年龄>75 岁,经慎重权衡利弊仍可考虑。③ST 段抬高性 MI,发病时间已达 12~24 h,但如仍有进行性缺血性胸痛,广泛 ST 段抬高者也可考虑。

(2)禁忌证:①既往发生过出血性脑卒中,1 年内发生过缺血性脑卒中或脑血管事件;②颅内肿瘤;③近期(2~4 周)有活动性内脏出血;④未排除主动脉夹层;⑤入院时严重且未控制的高血压(>180/110 mmHg)或慢性严重高血压病史;⑥目前正在使用治疗剂量的抗凝药或已知有出血倾向;⑦近期(2~4 周)创伤史,包括头部外伤、创伤性心肺复苏或较长时间(>10 min)的心肺复苏;⑧近期(<3 周)外科大手术;⑨近期(<2 周)曾有在不能压迫部位的大血管行穿刺术。

(3)溶栓药物的应用:以纤维蛋白溶酶原激活剂激活血栓中纤维蛋白溶酶原,使转变为纤维蛋白溶酶而溶解冠状动脉内的血栓。国内常用:尿激酶、链激酶和重组组织型纤维蛋白溶酶原激活剂。

3)紧急主动脉-冠状动脉旁路移植术

介入治疗失败或溶栓治疗无效有手术指征者,宜争取 6~8 h 内施行主动脉-冠状动脉旁路移植术。

4. 消除心律失常

心律失常必须及时消除,以免演变为严重心律失常甚至猝死。

【预后】

预后与梗死范围的大小,侧支循环产生的情况以及治疗是否及时有关。急性期住院病死率过去一般为 30%左右,采用监护治疗后降至 15%左右,采用溶栓疗法后再降至 8%左右,住院 90 min 内施行介入治疗后进一步降至 4%左右。死亡多发生在第一周内,尤其在数小时内,发生严重心律失常、休克或心力衰竭者,病死率尤高。非 ST 段抬高性 MI 近期预后虽佳,但长期预后则较差,可由于相关冠状动脉进展至完全阻塞或一度再通后再度阻塞以致再梗死或猝死。

第三节　心脏瓣膜病

【概述】

心脏瓣膜病(valvular heart disease)是由于炎症、黏液样变性、退行性改变、先天性畸形、缺血性坏死、创伤等原因引起的单个或多个瓣膜结构(包括瓣叶、瓣环、腱索或乳头肌)的功能或结构异常,导致瓣口狭窄及(或)关闭不全。心室和主、肺动脉根部严重扩张也可产生相应房室瓣和半月瓣的相对性关闭不全。二尖瓣最常受累,所以本节仅仅介绍二尖瓣狭窄和关闭不全。

一、二尖瓣狭窄

【病因】

二尖瓣狭窄的最常见病因为风湿热。2/3 的患者为女性。约半数患者无急性风湿热史,但多有反复链球菌扁桃体炎或咽峡炎史。罕见病因为先天性畸形或结缔组织病。

【病理生理】

正常人的二尖瓣口面积为 $4\sim6$ cm^2,当瓣口减小一半即出现狭窄的相应表现。瓣口面积 1.5 cm^2 以上为轻度、$1\sim1.5$ cm^2 为中度、小于 1 cm^2 为重度狭窄。重度二尖瓣狭窄时跨瓣压差显著增加,可达 20 mmHg。测量跨瓣压差可判断二尖瓣狭窄程度。

左房压升高致肺静脉压升高,肺顺应性减低,从而发生劳力性呼吸困难。心率增快时舒张期缩短,左房压升高,故任何增加心率的诱因均可促使急性肺水肿的发生,如房颤、妊娠、感染、贫血等。由于左房压和肺静脉压升高,引起肺小动脉反应性收缩,最终导致肺小动脉硬化,肺血管阻力增高,肺动脉压力升高。

【临床表现】

1. 症状

一般在二尖瓣中度狭窄(瓣口面积＜1.5 cm^2)时方始有明显症状。

(1)呼吸困难:为最常见的早期症状。患者多先有劳力性呼吸困难,随狭窄加重,出现静息时呼吸困难、端坐呼吸和阵发性夜间呼吸困难,甚至发生急性肺水肿。

(2)咯血:①突然咯大量鲜血,通常见于严重二尖瓣狭窄。当肺静脉压突然升高时,黏膜下淤血、扩张而壁薄的支气管静脉破裂引起大咯血;②阵发性夜间呼吸困难或咳嗽时的血性痰或带血丝痰;③急性肺水肿时咳大量粉红色泡沫状痰;④肺梗死伴咯血为本症晚期伴慢性心力衰竭时少见的并发症。

(3)咳嗽:常见。尤其在冬季明显,有的患者在平卧时干咳,可能与支气管黏膜淤血水肿易患支气管炎或左心房增大压迫左主支气管有关。

（4）声嘶：较少见。由于扩大的左心房和肺动脉压迫左喉返神经所致。

2. 体征

重度二尖瓣狭窄常有"二尖瓣面容"，双颧绀红。

（1）二尖瓣狭窄的心脏体征：①望诊：心尖搏动正常或不明显；②听诊：心尖区可闻第一心音亢进和开瓣音，提示前叶柔顺、活动度好；如瓣叶钙化僵硬，则第一心音减弱，开瓣音消失；心尖区有低调的隆隆样舒张中晚期杂音，局限，不传导。③触诊：常可触及舒张期震颤。

（2）肺动脉高压和右心室扩大的心脏体征：右心室扩大时可见心前区心尖搏动弥散，肺动脉高压时肺动脉瓣区第二心音亢进或伴分裂。当肺动脉扩张引起相对性肺动脉瓣关闭不全时，可在胸骨左缘第二肋间闻及 Graham Steell 杂音（舒张早期吹风样杂音）。

【辅助检查】

1. X 线检查

可见左心房增大、肺淤血、间质性肺水肿和含铁血黄素沉着等征象。

2. 心电图

重度二尖瓣狭窄可有"二尖瓣型 P 波"，P 波宽度＞0.12 s，伴切迹。

3. 超声心动图

为诊断二尖瓣狭窄的可靠方法。M 型超声示二尖瓣城墙样改变（EF 斜率降低，A 峰消失），后叶向前移动及瓣叶增厚。二维超声心动图可显示狭窄瓣膜的形态和活动度，测绘二尖瓣口面积。

【诊断和鉴别诊断】

心尖区有隆隆样舒张期杂音，伴 X 线或心电图示左心房增大，一般可诊断二尖瓣狭窄，超声心动图检查可确诊。

心尖区舒张期隆隆样杂音还可见于如下情况，应注意鉴别：①经二尖瓣口的血流增加：严重二尖瓣反流、大量左至右分流的先天性心脏病（如室间隔缺损、动脉导管未闭）和高动力循环（如甲状腺功能亢进症、贫血）时，心尖区可有短促的隆隆样舒张中期杂音，常紧随于增强的第三心音后。为相对性二尖瓣狭窄。②Austin-Flint 杂音：见于严重主动脉瓣关闭不全。③左房黏液瘤：瘤体阻塞二尖瓣口，产生随体位改变的舒张期杂音，瘤体常致二尖瓣关闭不全。

【并发症】

（1）心房颤动：为相对早期的常见并发症，可能为患者就诊的首发病症，也可为首次呼吸困难发作的诱因和患者体力活动明显受限的开始。

（2）急性肺水肿：为重度二尖瓣狭窄的严重并发症。患者突然出现重度呼吸困难和发绀，不能平卧，咳粉红色泡沫状痰，双肺满布干湿性啰音。如不及时救治，可能致死。

（3）血栓栓塞：20％的患者发生体循环栓塞，偶尔为首发病症。

（4）右心衰竭：为晚期常见并发症。

（5）肺部感染：常见。

【治疗】

1．一般治疗

（1）有风湿活动者应给予抗风湿治疗。特别重要的是预防风湿热复发，一般应坚持至患者 40 岁甚至终生应用苄星青霉素 120 万 U，每 4 周肌注 1 次。

（2）预防感染性心内膜炎。

（3）无症状者避免剧烈体力活动，定期（6～12 个月）复查。

（4）呼吸困难者应减少体力活动，限制钠盐摄入，口服利尿剂，避免和控制诱发急性肺水肿的因素，如急性感染、贫血等。

2．并发症的处理

（1）大量咯血：应取坐位，用镇静剂，静脉注射利尿剂，以降低肺静脉压。

（2）急性肺水肿：处理原则与急性左心衰竭所致的肺水肿相似。

（3）心房颤动：治疗目的为满意控制心室率，争取恢复和保持窦性心律，预防血栓栓塞。

（4）右心衰竭：限制钠盐摄入，应用利尿剂等。

3．介入和手术治疗

为治疗本病的有效方法。当二尖瓣口有效面积＜1.5 cm²，伴有症状，尤其症状进行性加重时，应用介入或手术方法扩大瓣口面积，减轻狭窄。如肺动脉高压明显，即使症状轻，也应及早干预。

（1）经皮球囊二尖瓣成形术：为缓解单纯二尖瓣狭窄的首选方法。系将球囊导管从股静脉经房间隔穿刺跨越二尖瓣，用生理盐水和造影剂各半的混合液体充盈球囊，分离瓣膜交界处的粘连融合而扩大瓣口。在瓣叶（尤其是前叶）活动度好，无明显钙化，瓣下结构无明显增厚的患者效果更好。

（2）直视分离术：适于瓣叶严重钙化、病变累及腱索和乳头肌、左心房内有血栓的二尖瓣狭窄的患者。在体外循环下，直视分离融合的交界处、腱索和乳头肌，去除瓣叶的钙化斑，清除左心房内血栓。

（3）人工瓣膜置换术。适应证：①严重瓣叶和瓣下结构钙化、畸形，不宜做分离术者；②二尖瓣狭窄合并明显二尖瓣关闭不全者。术后存活者，心功能恢复较好。

二、二尖瓣关闭不全

【病因】

收缩期二尖瓣关闭依赖二尖瓣装置（瓣叶、瓣环、腱索、乳头肌）和左心室的结构和功能的完整性，其中任何部分的异常可致二尖瓣关闭不全。

二尖瓣关闭不全最常见的病因是风湿性损害,占二尖瓣关闭不全的 1/3,女性为多。风湿性病变使瓣膜僵硬、变性等。二尖瓣脱垂、感染性心内膜炎、肥厚型心肌病、先天性心脏病等,都可以导致二尖瓣关闭不全。

【病理生理】

二尖瓣关闭不全时,左心房的顺应性增加,左心房扩大。在较长的代偿期,同时扩大的左心房和左心室可适应容量负荷增加,左心房压和左心室舒张末压不致明显上升,肺淤血不出现。持续严重的过度容量负荷终致左心衰竭,左心房压和左心室舒张末压明显上升,导致肺淤血、肺动脉高压和右心衰竭发生。因此,二尖瓣关闭不全主要累及左心房左心室,最终影响右心,出现全心衰竭。

【临床表现】

1. 症状

轻度二尖瓣关闭不全可终身无症状。严重反流有心排出量减少,首先出现的突出症状是疲乏无力,肺淤血的症状如呼吸困难出现较晚。

2. 体征

(1)心尖搏动:呈高动力型,左心室增大时向左下移位。

(2)心音:风心病时瓣叶缩短,导致重度关闭不全时,第一心音减弱。由于左心室射血时间缩短,A2 提前,第二心音分裂增宽。

(3)心脏杂音:全收缩期吹风样高调一贯型杂音,在心尖区最响。杂音可向左腋下和左肩胛下区传导。后叶异常时,杂音则向胸骨左缘和心底部传导。在典型的二尖瓣脱垂为随喀喇音之后的收缩晚期杂音。

【辅助检查】

1. X 线检查

重度反流常见左心房左心室增大,左心室衰竭时可见肺淤血和间质性肺水肿征。

2. 心电图

重度二尖瓣关闭不全主要为左心房增大,部分有左心室肥厚和非特异性 ST-T 改变,少数有右心室肥厚征。

3. 超声心动图

M 型和二维超声心动图不能确定二尖瓣关闭不全。脉冲式多普勒超声和彩色多普勒血流显像可于二尖瓣心房侧和左心房内探及收缩期反流束,诊断二尖瓣关闭不全的敏感性几乎达 100%,且可半定量反流程度。超声心动图还可提供心腔大小、心功能和合并其他瓣膜损害的资料。

【诊断和鉴别诊断】

心尖区有典型杂音伴左心房室增大,诊断可以成立,确诊有赖于超声心动图。由于心尖区杂音可向胸骨左缘传导,应注意与以下情况鉴别。

（1）三尖瓣关闭不全:为全收缩期杂音,在胸骨左缘第 4、5 肋间最清楚,右心室显著扩大时可传导至心尖区,但不向左腋下传导。杂音在吸气时增强,常伴颈静脉收缩期搏动和肝收缩期搏动。

（2）室间隔缺损:为全收缩期杂音,在胸骨左缘第 4 肋间最清楚,不向腋下传导,常伴胸骨旁收缩期震颤。

【并发症】

心房颤动可见于 3/4 的慢性重度二尖瓣关闭不全患者;感染性心内膜炎较二尖瓣狭窄常见;心力衰竭在慢性者晚期发生。

【治疗】

1. 内科治疗

（1）风心病伴风湿活动者需抗风湿治疗并预防风湿热复发。

（2）预防感染性心内膜炎。

（3）无症状、心功能正常者无须特殊治疗,但应定期随访。

（4）心房颤动的处理同二尖瓣狭窄。

（5）心力衰竭者,应限制钠盐摄入,使用利尿剂、血管紧张素转换酶抑制剂、β受体阻滞剂和洋地黄。

2. 外科治疗

外科治疗是恢复瓣膜关闭完整性的根本措施。

1）适应证

（1）重度二尖瓣关闭不全伴心功能 NYHA Ⅲ 或Ⅳ级。

（2）心功能 NYHA Ⅱ级伴心脏大,左室收缩末期容量指数(LVESVI)＞30 mL/m²。

（3）重度二尖瓣关闭不全,左室射血分数(LVEF)减低,左室收缩及舒张末期内径增大,LVESVI 高达 60 mL/m²,虽无症状也应考虑手术治疗。

2）手术方法

（1）瓣膜修补术:如瓣膜损坏较轻,瓣叶无钙化,瓣环有扩大,但瓣下腱索无严重增厚者可行瓣膜修复成形术。LVEF≤0.15～0.20 h 为禁忌。

（2）人工瓣膜置换术:瓣叶钙化,瓣下结构病变严重,感染性心内膜炎或合并二尖瓣狭窄者必须置换人工瓣。严重左心室功能不全(LVEF≤0.30～0.35)或左心室重度扩张(左心室舒张末内径 LVEDD≥80 mm,左心室舒张末容量指数 LVEDVI≥300 mL/m²),已不宜换瓣。

第十一章　泌尿系统疾病

泌尿系统主管机体尿液的生成和排泄功能，由肾、输尿管、膀胱、尿道及有关的血管、神经等组成。肾不仅是人体主要的排泄器官，也是一个重要的内分泌器官，对维持机体内环境的稳定起相当重要的作用。

肾单位是肾脏的基本结构单位和功能单位。每个肾脏有120万个肾单位。肾单位由肾小体和肾小管组成，肾小体由肾小球和肾小囊组成。血液流经肾小球时除大分子蛋白质和血细胞外，血液中的尿酸、尿素、水、无机盐和葡萄糖等物质通过肾小球和肾小囊内壁的滤过作用，到达肾小囊腔中，形成原尿。当原尿流经肾小管时，原尿中对人体有用的全部葡萄糖、大部分水和部分无机盐，被肾小管重新吸收，回到肾小管周围毛细血管的血液里。原尿经过肾小管的重吸收作用，剩下的水和无机盐、尿素和尿酸等就形成了尿液。尿液通过输尿管进入膀胱，最终经尿道排出。

本章重点讨论尿路感染、肾小球疾病、慢性肾功能衰竭。

第一节　尿路感染

【概述】

尿路感染（urinary tract infection，UTI），是指各种病原微生物在尿路中生长、繁殖而引起的尿路感染性疾病。多见于育龄期妇女、老年人、免疫力低下及尿路畸形者。根据感染发生部位可分为上尿路感染和下尿路感染，前者系指肾盂肾炎，后者主要指膀胱炎。

【病因】

革兰氏阴性杆菌为尿路感染最常见致病菌，其中以大肠埃希菌最为常见，占全部尿路感染的80%～90%，其次为变形杆菌、克雷白杆菌。5%～10%的尿路感染由革兰氏阳性细菌引起，主要是粪链球菌和凝固酶阴性的葡萄球菌。

【发病机制】

1. 感染途径

（1）上行感染：病原菌经由尿道上行至膀胱，甚至输尿管、肾盂引起的感染称为上行感染，约占尿路感染的95%。

（2）血行感染：指病原菌通过血运到达肾脏和尿路其他部位引起的感染。此种感染途径少见,不足 3%。

（3）其他途径感染:泌尿系统周围器官、组织发生感染时,病原菌偶可直接侵入到泌尿系统导致感染。盆腔和下腹部的器官感染时,病原菌可从淋巴道感染泌尿系统,但罕见。

2. 机体防御功能

正常情况下,进入膀胱的细菌很快被清除,是否发生尿路感染除与细菌的数量、毒力有关外,还取决于机体的防御功能。

（1）排尿的冲刷作用。

（2）尿道和膀胱黏膜的抗菌能力。

（3）尿液中高浓度尿素、高渗透压和低 pH 值等。

（4）前列腺分泌物中含有的抗菌成分。

（5）感染后,白细胞很快进入膀胱上皮组织和尿液中,起清除细菌的作用。

（6）输尿管膀胱连接处的活瓣,具有防止尿液、细菌进入输尿管的功能。

【临床表现】

1. 急性膀胱炎

占尿路感染的 60% 以上。主要表现为尿频、尿急、尿痛、排尿不适、下腹部疼痛等,部分患者迅速出现排尿困难。尿液常混浊,并有异味,约 30% 可出现血尿。一般无全身感染症状,少数患者出现腰痛、发热,但体温常不超过 38.0 ℃。

2. 急性肾盂肾炎

可发生于各年龄段,育龄女性最多见。临床表现与感染程度有关,通常起病较急。

（1）全身症状:发热、寒战、头痛、全身酸痛、恶心、呕吐等,体温多在 38.0 ℃ 以上,多为弛张热,也可呈稽留热或间歇热。部分患者出现革兰阴性杆菌败血症。

（2）泌尿系症状:尿频、尿急、尿痛、排尿困难、下腹部疼痛、腰痛等。腰痛程度不一,多为钝痛或酸痛。部分患者下尿路症状不典型或缺乏。

（3）体检:除发热、心动过速和全身肌肉压痛外,还可发现一侧或两侧肋脊角或输尿管点压痛和(或)肾区叩击痛。

3. 无症状细菌尿

无症状细菌尿是指患者有真性细菌尿,而无尿路感染的症状,可由症状性尿感演变而来或无急性尿路感染病史。致病菌多为大肠埃希菌,患者可长期无症状,尿常规可无明显异常,但尿培养有真性菌尿,也可在病程中出现急性尿路感染症状。

【辅助检查】

1. 尿液检查

尿液常浑浊,可有异味。

（1）常规检查:可有白细胞尿、血尿、蛋白尿。尿沉渣镜检白细胞>5 个/HP 称为白细胞尿,对尿路感染诊断意义较大;部分尿感患者有镜下血尿,尿沉渣镜检红细胞数多为 3～10

个/HP,呈均一性红细胞尿,极少数急性膀胱炎患者可出现肉眼血尿;蛋白尿多为阴性或微量。部分肾盂肾炎患者尿中可见白细胞管型。

（2）细菌学检查。

① 涂片细菌检查:清洁中段尿沉渣涂片,革兰染色可见细菌,提示尿路感染。

② 细菌培养:中段尿细菌定量培养$\geqslant 10^5$/mL,称为真性菌尿,可确诊尿路感染;尿细菌定量培养 $10^4 \sim 10^5$/mL,为可疑阳性,需复查;如$<10^4$/mL,可能为污染。

（3）亚硝酸盐还原试验:其原理为大肠埃希菌等革兰阴性细菌可使尿内硝酸盐还原为亚硝酸盐,此法诊断尿路感染的敏感性 70% 以上,特异性 90% 以上。

2. 血液检查

（1）血常规:急性肾盂肾炎时血白细胞常升高,中性粒细胞增多,核左移。血沉可增快。

（2）肾功能检查:慢性肾盂肾炎肾功能受损时可出现肾小球滤过率下降,血肌酐升高等。

3. 影像学检查

B超、X线腹平片、静脉肾盂造影、排尿期膀胱输尿管反流造影、逆行性肾盂造影等,目的是为了解尿路情况,及时发现有无尿路结石、梗阻、反流、畸形等导致尿路感染反复发作的因素。

【诊断】

1. 尿路感染的诊断

典型的尿路感染有尿路刺激征、感染中毒症状、腰部不适等,结合尿液改变和尿液细菌学检查,诊断不难。凡是有真性细菌尿者,均可诊断为尿路感染。无症状性细菌尿的诊断主要依靠尿细菌学检查,要求两次细菌培养均为同一菌种的真性菌尿。当女性有明显尿频、尿急、尿痛,尿白细胞增多,尿细菌定量培养$\geqslant 10^5$/mL,并为常见致病菌时,可拟诊为尿路感染。

2. 尿路感染的定位诊断

真性菌尿的存在表明有尿路感染,但不能判定是上尿路或下尿路感染,需进行定位诊断。上尿路感染常有发热、寒战、甚至出现毒血症症状,伴明显腰痛,输尿管点和(或)肋脊点压痛、肾区叩击痛等。而下尿路感染,常以膀胱刺激征为突出表现,一般少有发热、腰痛等。

【鉴别诊断】

（1）尿道综合征:常见于妇女,患者有尿频、尿急、尿痛及排尿不适等尿路刺激症状,但多次检查均无真性细菌尿。部分可能由逼尿肌与膀胱括约肌功能不协调、妇科或肛周疾病、神经焦虑等引起,也可能是衣原体等非细菌感染造成。

（2）肾结核:本病膀胱刺激症状更为明显,一般抗生素治疗无效,尿沉渣可找到抗酸杆菌,尿培养结核分枝杆菌阳性,而普通细菌培养为阴性。

【治疗】

1. 一般治疗

急性期注意休息,多饮水,勤排尿。

2. 抗感染治疗

选用致病菌敏感而对肾脏毒性小的抗生素。

1）急性膀胱炎

（1）单剂量疗法：常用磺胺甲基异噁唑 2.0 g、甲氧苄啶 0.4 g、碳酸氢钠 1.0 g，1 次顿服；氧氟沙星 0.4 g，一次顿服；阿莫西林，3.0 g，一次顿服。

（2）短疗程疗法：目前更推荐此法，与单剂量疗法相比，短疗程疗法更有效；耐药性并无增高；可减少复发，增加治愈率。可选用磺胺类、喹诺酮类、半合成青霉素或头孢类等抗生素，任选一种药物，连用 3 天，约 90% 的患者可治愈。

停服抗生素 7 d 后，需进行尿细菌定量培养。如结果阴性表示急性细菌性膀胱炎已治愈；如仍有真性细菌尿，应继续给予 2 周抗生素治疗。

对于妊娠妇女、老年患者、糖尿病患者、机体免疫力低下及男性患者不宜使用单剂量及短程疗法，应采用较长疗程。

2）肾盂肾炎

首次发生的急性肾盂肾炎的致病菌 80% 为大肠埃希菌，在留取尿细菌检查标本后应立即开始治疗，首选对革兰阴性杆菌有效的药物。72 h 显效者无须换药；否则应按药敏结果更改抗生素。

（1）病情较轻者：可在门诊口服药物治疗，疗程 10～14 d。常用药物有喹诺酮类（如氧氟沙星）、半合成青霉素类（如阿莫西林）、头孢菌素类（如头孢呋辛）等。治疗 14 d 后，通常 90% 可治愈。如尿菌仍阳性，应参考药敏试验选用有效抗生素继续治疗 4～6 周。

（2）严重感染全身中毒症状明显者：需住院治疗，应静脉给药。常用药物，如氨苄西林、头孢噻肟钠、头孢曲松钠、左氧氟沙星等。必要时联合用药。氨基糖苷类抗生素肾毒性大，应慎用。经过上述治疗若好转，可于热退后继续用药 3 d 再改为口服抗生素，完成 2 周疗程。治疗 72 h 无好转，应按药敏结果更换抗生素，疗程不少于 2 周。经此治疗，仍有持续发热者，应注意肾盂肾炎并发症，如肾盂积脓、肾周脓肿、感染中毒症等。

3. 无症状性菌尿

是否治疗目前有争议，一般认为有下述情况者应予治疗：①妊娠期无症状性菌尿；②学龄前儿童；③曾出现有症状感染者；④肾移植、尿路梗阻及其他尿路有复杂情况者。

根据药敏结果选择有效抗生素，主张短疗程用药，如治疗后复发，可选长程低剂量抑菌疗法。

4. 妊娠期尿路感染

宜选用毒性小的抗菌药物，如阿莫西林、呋喃妥因或头孢菌素类等。孕妇的急性膀胱炎治疗时间一般为 3～7 d。

【预防】

（1）坚持多饮水、勤排尿，是最有效的预防方法。

（2）注意会阴部清洁。

（3）尽量避免尿路器械的使用，必需应用时，严格无菌操作。

第二节　肾小球疾病

【概述】

肾小球病系指一组有相似的临床表现（如血尿、蛋白尿、高血压等），但病因、发病机制、病理改变、病程和预后不尽相同，病变主要累及双肾肾小球的疾病。

肾小球疾病的分类方法很多，按照病因分可分原发性、继发性和遗传性；原发性肾小球病常病因不明，按照临床特点可分为急性肾小球肾炎、急进性肾小球肾炎、慢性肾小球肾炎、隐匿性肾小球肾炎、肾病综合征。本节着重介绍急性肾小球肾炎和肾病综合征。

一、急性肾小球肾炎

急性肾小球肾炎（acute glomerulonephritis，AGN）简称急性肾炎，是以急性肾炎综合征为主要临床表现的一组疾病。其特点为急性起病，患者出现血尿、蛋白尿、水肿和高血压，并可伴有一过性氮质血症。多见于链球菌感染后。

【病因和发病机制】

本病常因 β-溶血性链球菌感染所致，常见于上呼吸道感染（多为扁桃体炎）、猩红热、皮肤感染（多为脓疱疮）等链球菌感染后。感染的严重程度与急性肾炎的发生和病变轻重并不完全一致。本病主要是由感染所诱发的免疫反应引起。循环免疫复合物沉积于肾小球，或肾小球的抗原与循环中的特异抗体相结合形成原位免疫复合物，激活补体后导致肾小球炎症反应。

沉积在肾小球的免疫复合物，如被单核-巨噬细胞、局部浸润的中性粒细胞吞噬或肾小球系膜细胞所清除，病变则多可恢复。若肾小球内免疫复合物持续存在或继续沉积，则可导致病变持续和进展。

【病理变化】

肾脏体积可较正常增大、病变主要累及肾小球。光镜下通常为弥漫性肾小球病变，以内皮细胞及系膜细胞增生为主要表现，急性期可伴有中性粒细胞和单核细胞浸润。病变严重时，增生和浸润的细胞可压迫毛细血管袢使管腔狭窄或闭塞。肾小管病变多不明显，但肾间质可有水肿及灶状炎性细胞浸润。电镜检查可见肾小球上皮细胞下有驼峰状大块电子致密物沉积。

【临床表现】

急性肾炎多见于儿童，男性多于女性。通常于前驱感染后 1～3 周（平均 10 d 左右）起病,潜伏期相当于致病抗原初次免疫后诱导机体产生免疫复合物所需的时间,呼吸道感染者的潜伏期较皮肤感染者短。本病起病较急,病情轻重不一。轻者可无明显症状,重者可出现急性肾功能衰竭。本病大多预后良好,常可在数月内临床自愈。

(1)尿异常:几乎全部患者均有肾小球源性血尿,约 30％患者可有肉眼血尿,常为起病首发症状和患者就诊原因。

(2)水肿:80％以上患者均有水肿,常为起病的初发表现,典型表现为晨起眼睑水肿或伴有下肢轻度可凹性水肿,少数严重者可波及全身。

(3)高血压:约 80％患者出现一过性轻、中度高血压,常与其钠水潴留有关,利尿后血压可逐渐恢复正常。少数患者可出现严重高血压,甚至高血压脑病。

【实验室检查】

(1)尿常规检查:肉眼血尿或镜下血尿。可伴有管型或蛋白尿。

(2)肾功能检查:起病早期,可表现为轻度氮质血症。尿量减少。

(3)免疫学检查:起病初期血清 C3 及总补体下降,8 周内渐恢复正常,对诊断本病意义很大。患者血清抗链球菌溶血素"O"滴度可升高,提示近期内曾有过链球菌感染。

【诊断】

于链球菌感染后 1～3 周发生血尿、蛋白尿、水肿和高血压,甚至少尿及氮质血症等急性肾炎综合征表现,伴血清 C3 下降,病情于发病 8 周内逐渐减轻到完全恢复正常者,即可临床诊断为急性肾炎。若肾小球滤过率进行性下降或病情于 2 个月尚未见全面好转者应及时做肾活检,以明确诊断。

【鉴别诊断】

(1)其他病原体感染后急性肾炎:许多细菌、病毒及寄生虫感染均可引起急性肾炎。目前较常见于多种病毒(如水痘-带状疱疹病毒、EB 病毒、流感病毒等)感染极期或感染后 3～5 d 发病,病毒感染后急性肾炎多数临床表现较轻,常不伴血清补体降低,少有水肿和高血压,肾功能一般正常,临床过程自限。

(2)系膜毛细血管性肾小球肾炎:临床上除表现急性肾炎综合征外,经常伴肾病综合征,病变持续无自愈倾向。50％～70％患者有持续性低补体,8 周内不回复。

(3)系膜增生性肾小球肾炎(IgA 肾病及非 IgA 系膜增生性肾小球肾炎):部分患者有前驱感染可呈现急性肾炎综合征,患者血清 C3 一般正常,病情无自愈倾向。IgA 肾病患者疾病潜伏期短,可在感染后数小时至数日内出现肉眼血尿,血尿可反复发作,部分患者血清 IgA 升高。

(4)急进性肾小球肾炎:起病过程与急性肾炎相似,但除急性肾炎综合征外,多早期出现少尿、无尿,肾功能急剧恶化为特征。重症急性肾炎呈现急性肾衰竭者与该病相鉴别困难时,应及时作肾活检以明确诊断。

【治疗】

本病治疗以休息及对症治疗为主。急性肾衰竭病例应予透析,待其自然恢复。本病为自限性疾病,不宜应用糖皮质激素及细胞毒药物。

(1)一般治疗:急性期应卧床休息,待肉眼血尿消失、水肿消退及血压恢复正常后逐步增加活动量。急性期应予低盐(每日 3 g 以下)饮食。

(2)抗感染:反复发作的慢性扁桃体炎,待病情稳定后可考虑做扁桃体摘除,术前、术后两周需注射青霉素。

(3)对症治疗:包括利尿消肿、降血压,预防心脑并发症的发生。休息、低盐和利尿后高血压控制仍不满意时,可加用降压药物。

(4)透析治疗:少数发生急性肾衰竭应及时给予透析治疗以帮助患者渡过急性期。由于本病具有自愈倾向,肾功能多可逐渐恢复,一般不需要长期维持透析。

二、肾病综合征

肾病综合征(nephrotic syndrome,NS)诊断标准是:①尿蛋白大于 3.5 g/d;②血浆白蛋白低于 30 g/L;③水肿;④血脂升高。其中①②两项为诊断所必需。

【病因】

NS 可分为原发性及继发性两大类,可由多种不同病理类型的肾小球病所引起。

【病理生理】

1. 大量蛋白尿

在正常生理情况下,肾小球滤过膜具有分子屏障及电荷屏障作用,当这些屏障作用受损时,致使原尿中蛋白含量增多,当其增多明显超过近曲小管回吸收量时,形成大量蛋白尿。在此基础上,凡增加肾小球内压力及导致高灌注、高滤过的因素(如高血压、高蛋白饮食或大量输注血浆蛋白)均可加重尿蛋白的排出。

2. 血浆蛋白变化

NS 时大量白蛋白从尿中丢失,促进白蛋白肝脏代偿性合成增加,同时由于近端肾小管摄取滤过蛋白增多,也使肾小管分解蛋白增加。当肝脏白蛋白合成增加不足以克服丢失和分解时,则出现低白蛋白血症。此外,NS 患者因胃肠道黏膜水肿导致饮食减退、蛋白质摄入不足、吸收不良或丢失,也是加重低白蛋白血症的原因。

3. 水肿

(1)肾病性水肿:主要由于长期、大量蛋白尿造成血浆蛋白过低,血浆胶体渗透压降低,液体从血管内渗入组织间隙,产生水肿;此外,部分患者因有效血容量减少,刺激肾素-血管紧张素-醛固酮活性增加和抗利尿激素分泌增加等,可进一步加重水钠潴留、加重水肿。

（2）肾炎性水肿：主要是由于肾小球滤过率下降，而肾小管重吸收功能基本正常造成"球-管失衡"和肾小球滤过分数（肾小球滤过率/肾血浆流量）下降、导致水钠潴留。肾炎性水肿时，血容量常为扩张，伴肾素-血管紧张素-醛固酮活性抑制、抗利尿激素分泌减少，因高血压、毛细血管通透性增加等因素而使水肿持续和加重。

4. 高脂血症

高胆固醇和（或）高甘油三酯血症、血清中 LDL、VLDL 和脂蛋白浓度增加，常与低蛋白血症并存。其发生机制与肝脏合成脂蛋白增加和脂蛋白分解减弱相关，目前认为后者可能是高脂血症更为重要的原因。

【原发性 NS 的病理类型及其临床特征】

1. 微小病变型肾病

光镜下肾小球基本正常，免疫病理检查阴性。电镜下有广泛的肾小球脏层上皮细胞足突消失。

微小病变型肾病占儿童原发性 NS 的 $80\%\sim90\%$，占成人原发性 NS 的 $10\%\sim20\%$。本病男性多于女性。15% 左右的患者有镜下血尿，一般无持续性高血压及肾功能减退。

本病 $30\%\sim40\%$ 病例可能在发病后数月内自发缓解。90% 病例对糖皮质激素治疗敏感，治疗后两周左右开始利尿，尿蛋白可在数周内迅速减少至阴性，血浆白蛋白逐渐恢复正常水平，最终可达临床完全缓解。

2. 系膜增生性肾小球肾炎

光镜下可见肾小球系膜细胞和系膜基质弥漫增生，电镜下在系膜区可见到电子致密物。

本组疾病在我国的发病率很高，在原发性 NS 中约占 30%，显著高于西方国家。本病男性多于女性，好发于青少年。约 50% 患者有前驱感染，可于上呼吸道感染后急性起病。部分患者为隐匿起病。

3. 系膜毛细血管性肾小球肾炎

光镜下较常见的病理改变为系膜细胞和系膜基质弥漫重度增生，可插入到肾小球基底膜和内皮细胞之间，使毛细血管祥呈"双轨征"。免疫病理检查常见 IgG 和 C3 呈颗粒状系膜区及毛细血管壁沉积。电镜下系膜区和内皮下可见电子致密物沉积。

该病理类型占我国原发性 NS 的 $10\%\sim20\%$。本病男性多于女性，好发于青壮年。$1/4\sim1/3$ 患者常在上呼吸道感染后，表现为急性肾炎综合征；几乎所有患者均伴有血尿，肾功能损害、高血压及贫血出现早，病情多持续进展。$50\%\sim70\%$ 病例的血清 C3 持续降低，对提示本病有重要意义。

本病所致 NS 治疗困难，糖皮质激素及细胞毒药物治疗可能仅对部分儿童病例有效，成人疗效差。病变进展较快，发病 10 年后约有 50% 的病例将进展至慢性肾衰竭。

4. 膜性肾病

光镜下可见肾小球弥漫性病变，早期仅于肾小球基底膜上皮侧见多数排列整齐的嗜复红小颗粒;进而有钉突形成,基底膜逐渐增厚。免疫病理显示 IgG 和 C3 呈细颗粒状沿肾小球毛细血管壁沉积。电镜下早期可见肾小球基底膜上皮侧有排列整齐的电子致密物,常伴有广泛足突融合。

本病男性多于女性,好发于中老年。通常起病隐匿,约 80% 表现为 NS,约 30% 可伴有镜下血尿,一般无肉眼血尿。常在发病 5~10 年后逐渐出现肾功能损害。本病极易发生血栓栓塞并发症,肾静脉血栓发生率可高达 40%~50%。

膜性肾病约占我国原发性 NS 的 20%。有 20%~35% 患者的临床表现可自发缓解。60%~70% 的早期膜性肾病患者(尚未出现钉突)经糖皮质激素和细胞毒药物治疗后可达临床缓解。

5. 局灶性节段性肾小球硬化

光镜下可见病变呈局灶、节段分布,表现为受累节段的硬化(系膜基质增多、毛细血管闭塞、球囊粘连等),相应的肾小管萎缩、肾间质纤维化。免疫病理检查显示 IgM 和 C3 在肾小球受累节段呈团块状沉积。电镜下可见肾小球上皮细胞足突广泛融合、足突与 GBM 分离及裸露的 GBM 节段。

该病理类型占我国原发性 NS 的 5%~10%。本病好发于青少年男性,多为隐匿起病,部分病例可由微小病变型肾病转变而来。大量蛋白尿,约 3/4 患者伴有血尿。本病确诊时患者约半数有高血压和约 30% 有肾功能减退。

50% 患者治疗有效,只是起效较慢,平均缓解期为 4 个月。NS 能否缓解与预后密切相关,缓解者预后好,不缓解者 6~10 年超过半数患者进入终末期肾衰。

【并发症】

(1)感染:与营养不良、免疫功能紊乱及应用糖皮质激素治疗有关。常见感染部位顺序为呼吸道、泌尿道、皮肤。

(2)血栓、栓塞并发症:由于血液浓缩(有效血容量减少)及高脂血症造成血液黏稠度增加。此外,因某些蛋白质从尿中丢失,及肝代偿性合成蛋白增加,引起机体凝血、抗凝和纤溶系统失衡;加之 NS 时血小板功能亢进、应用利尿剂和糖皮质激素等均进一步加重高凝状态。因此,NS 容易发生血栓、栓塞并发症,其中以肾静脉血栓最为常见。

(3)急性肾衰竭:NS 患者可因有效血容量不足而致肾血流量下降,诱发肾前性氮质血症。经扩容、利尿后可得到恢复。少数病例可出现急性肾衰竭。

【诊断】

诊断包括三个方面:①确诊 NS;②确认病因:必须首先除外继发性的病因和遗传性疾病,才能诊断为原发性 NS;最好能进行肾活检,做出病理诊断;③判定有无并发症。

【鉴别诊断】

1. 过敏性紫癜肾炎

好发于青少年,有典型的皮肤紫癜,可伴关节痛、腹痛及黑便,多在皮疹出现后 1~4 周出现血尿和(或)蛋白尿,典型皮疹有助于鉴别诊断。

2. 系统性红斑狼疮肾炎

好发于青少年和中年女性,依据多系统受损的临床表现和免疫学检查可检出多种自身抗体,一般不难明确诊断。

3. 乙型肝炎病毒相关性肾炎

多见于儿童及青少年,以蛋白尿或 NS 为主要临床表现,常见的病理类型为膜性肾病,其次为系膜毛细血管性肾小球。肾炎等。

(1)血清 HBV 抗原阳性。

(2)患肾小球肾炎,并可除外狼疮性肾炎等继发性肾小球肾炎。

(3)肾活检切片中找到 HBV 抗原。我国为乙型肝炎高发区,对有乙型肝炎患者,儿童及青少年蛋白尿或:NS 患者,尤其为膜性肾病,应认真排除之。

【治疗】

1. 一般治疗

凡有严重水肿、低蛋白血症者需卧床休息。

给予正常量 $0.8\sim1.0$ g/(kg·d)的优质蛋白(富含必需氨基酸的动物蛋白)饮食。热量要保证充分,每日每千克体重不应少于 $126\sim147$ kJ($30\sim35$ kcal)。水肿时应低盐(<3 g/d)饮食。为减轻高脂血症,应少进富含饱和脂肪酸(动物油脂)的饮食。

2. 对症治疗

(1)利尿消肿:利尿治疗的原则是不宜过快过猛,以免造成血容量不足、加重血液高黏倾向,诱发血栓、栓塞并发症。

(2)减少尿蛋白:血管紧张素转换酶抑制剂(如贝那普利)或血管紧张素Ⅱ受体拮抗剂(如氯沙坦),除可有效控制高血压外,均可通过降低肾小球内压和直接影响肾小球基底膜对大分子的通透性,有不依赖于降低全身血压的减少尿蛋白作用。

3. 抑制免疫与炎症反应

(1)糖皮质激素:可能是通过抑制炎症反应、抑制免疫反应、抑制醛固酮和抗利尿激素分泌,影响肾小球基底膜通透性等综合作用而发挥其利尿、消除尿蛋白的疗效。

使用原则和方案:①起始足量:常用药物为泼尼松 1 mg/(kg·d),口服 8 周,必要时可延长至 12 周;②缓慢减药:足量治疗后每 $2\sim3$ 周减原用量的 10%,当减至 20 mg/d 左右时症状易反复,应更加缓慢减量;③长期维持:最后以最小有效剂量(10 mg/d)再维持半年左右。激素可采取全日量顿服或在维持用药期间两日量隔日一次顿服,以减轻激素的副作用。

(2)细胞毒药物:这类药物(环磷酰胺等)可用于"激素依赖型"或"激素抵抗型"的患者,协同激素治疗。若无激素禁忌,一般不作为首选或单独治疗用药。

4. 中医药治疗

中药治疗 NS 疗效出现较缓慢,一般主张与激素及细胞毒药物联合应用。

5．并发症防治

（1）感染：一旦发现感染，应及时选用对致病菌敏感、强效且无肾毒性的抗生素积极治疗，有明确感染灶者应尽快去除。严重感染难控制时应考虑减少或停用激素，但需视患者具体情况决定。

（2）血栓及栓塞并发症：当血浆白蛋白低于 20 g/L 时，提示存在高凝状态，即应开始预防性抗凝治疗。可给予肝素钠 1 875～3 750 U 皮下注射，每 6 小时 1 次，维持试管法凝血时间于正常一倍。抗凝同时可辅以抗血小板药，如双嘧达莫 300～400 mg/d，分 3～4 次服，或阿司匹林 40～300 mg/d 口服。

（3）急性肾衰竭：对袢利尿剂仍有效者应予以较大剂量，以冲刷阻塞的肾小管管型；利尿无效者，并已达到透析指征者，应给血液透析以维持生命。

第三节　慢性肾衰竭

【概述】

慢性肾衰竭（chronic renal failure，CRF）则是指慢性肾脏病引起的肾小球滤过率（GFR）下降及与此相关的代谢紊乱和临床症状组成的综合征，简称慢性肾衰。分为以下四个阶段：①肾功能代偿期；②肾功能失代偿期；③肾功能衰竭期（尿毒症前期）；④尿毒症期。

【病因】

主要有糖尿病肾病、高血压、肾小动脉硬化、原发性与继发性肾小球肾炎、肾小管间质病变、肾血管病变、遗传性肾病（如多囊肾、遗传性肾炎）等。在发达国家，糖尿病肾病、高血压肾小动脉硬化已成为慢性肾衰的主要病因；包括中国在内的发展中国家，这两种疾病在 CRF 各种病因中仍位居原发性肾小球肾炎之后，但近年也有明显增高趋势。

【发病机制】

1．慢性肾衰进展的主要发生机制

（1）肾单位高滤过：CRF 时残余肾单位肾小球出现高灌注和高滤过状态是导致肾小球硬化和残余肾单位进一步丧失的重要原因之一。由于高滤过的存在，可促进系膜细胞增殖和基质增加，导致微动脉瘤的形成、内皮细胞损伤和血小板集聚增强、炎性细胞浸润、系膜细胞凋亡等，因而肾小球硬化不断发展。

（2）肾单位高代谢：CRF 时残余肾单位肾小管高代谢状况是肾小管萎缩、间质纤维化和肾单位进行性损害的重要原因之一。

2．尿毒症症状的发生机制

尿毒症的症状及体内各系统损害的原因，主要与尿毒症毒素的毒性作用有关。目前发现,可能具有尿毒症毒性作用的物质有 30 余种(比如尿素、肌酐等)。同时也与多种体液因子或营养素的缺乏有关。

【临床表现】

在 CRF 的不同阶段,其临床表现也各不相同。在 CRF 的代偿期和失代偿早期,患者可以无任何症状,或仅有乏力、腰酸、夜尿增多等轻度不适;少数患者可有食欲减退、代谢性酸中毒及轻度贫血。CRF 中期以后,上述症状更趋明显。在晚期尿毒症时,可出现急性心衰、严重高钾血症、消化道出血、中枢神经系统障碍等,甚至有生命危险。

1. 水、电解质代谢紊乱

慢性肾衰时,常见代谢性酸中毒和水钠平衡紊乱。多数患者能耐受轻度慢性酸中毒,但如动脉血 HCO_3^- <15 mmol/L,则可有较明显症状,如食欲不振、呕吐、虚弱无力、呼吸深长等。可能是因酸中毒时,体内多种酶的活性受抑制有关。

水钠平衡紊乱主要表现为水钠潴留。肾功能不全时,肾脏对钠负荷过多或容量过多的适应能力逐渐下降。水钠潴留可表现为不同程度的皮下水肿或(和)体腔积液;此时易出现血压升高、左心功能不全和脑水肿。

2. 各个系统的症状

1)心血管系统症状

(1)高血压和左心室肥厚:大部分患者有不同程度的高血压。高血压可引起动脉硬化、左心室肥厚和心力衰竭。

(2)心力衰竭:是尿毒症患者最常见死亡原因。其原因大多与水钠潴留、高血压及尿毒症心肌病变有关。有急性左心衰竭时可出现阵发性呼吸困难、不能平卧、肺水肿等症状。

(3)尿毒症性心肌病:可能与代谢废物的潴留和贫血等因素有关;部分患者可伴有冠状动脉粥样硬化性心脏病。各种心律失常的出现,与心肌损伤、缺氧、电解质紊乱、尿毒症毒素蓄积等因素有关。

(4)心包病变:多与尿毒症毒素蓄积、低蛋白血症、心力衰竭等因素有关,少数情况下也可能与感染、出血等因素有关。轻者可无症状,重者则可有心音低钝、遥远、少数情况下还可有心包填塞。

2)呼吸系统症状

体液过多或酸中毒时均可出现气短、气促,严重酸中毒可致呼吸深长。

3)胃肠道症状

主要表现有食欲不振、恶心、呕吐、口有尿味。消化道出血也较常见。

4)血液系统表现

大多数患者有轻、中度贫血,其原因主要由于红细胞生成素缺乏,故称为肾性贫血;如同时伴有缺铁、营养不良、出血等因素,可加重贫血程度。晚期 CRF 患者有出血倾向,其原因多与血小板功能降低有关。

5）神经肌肉系统症状

早期症状可有疲乏、失眠等。其后会出现性格改变、抑郁、记忆力减退。尿毒症时常有反应淡漠、谵妄、惊厥、幻觉、昏迷、精神异常等。周围神经病变最常见的表现是肢端袜套样分布的感觉丧失，也可有肢体麻木、烧灼感或疼痛感、深反射迟钝或消失，并可有神经肌肉兴奋性增加，如肌肉震颤、痉挛、肌萎缩、肌无力等。

6）内分泌功能紊乱

（1）肾脏内分泌功能紊乱：如维生素 D_3、红细胞生成素不足和肾素-血管紧张素Ⅱ过多。

（2）下丘脑-垂体内分泌功能紊乱：如泌乳素、促黑色素激素（MSH）、促黄体生成激素（FSH）、促卵泡激素（LH）、促肾上腺皮质激素（ACTH）等水平增高。

（3）外周内分泌腺功能紊乱：多数患者有继发性甲旁亢（血 PTH 升高），部分患者有轻度甲状腺素水平降低；性腺功能减退也相当常见。

7）骨骼病变

肾性骨病相当常见，包括纤维囊性骨炎、骨生成不良、骨软化症及骨质疏松症。

【诊断】

依据病史、查体和实验室检查，可明确诊断。要重视肾功能的检查，也要重视血电解质（K、Na、Cl、Ca、P 等）、动脉血液气体分析、影像学等检查。

【鉴别诊断】

CRF 与肾前性氮质血症的鉴别并不困难，在有效血容量补足 48～72 h 后肾前性氮质血症患者肾功能即可恢复，而 CRF 则肾功能难以恢复。

【治疗】

1. 积极治疗基础疾病，延缓 CRF 的发展

（1）控制高血压：24 h 持续、有效地控制高血压，对保护靶器官具有重要作用，也是延缓、停止或逆转 CRF 进展的主要因素之一。透析前 CRF（GFR≤10 mL/min）患者的血压，一般应当控制在 120～130/75～80 mmHg 以下。

（2）控制血糖：使糖尿病患者空腹血糖控制 5.0～7.2 mmol/L，糖化血红蛋白（HbA_{1c}）<7%，可延缓患者 CRF 进展。

（3）控制蛋白尿：将患者蛋白尿控制在<0.5 g/24 hr，可延缓 CRF 病程进展和提高生存率。

（4）饮食治疗：应用低蛋白、低磷饮食，单用或加用必需氨基酸或 α-酮酸，可能具有减轻肾小球硬化和肾间质纤维化的作用，对延缓 CRF 进展有效。

（5）其他：积极纠正贫血、减少尿毒症毒素蓄积、应用他汀类降脂药、戒烟等，很可能对肾功能有一定保护作用，目前正在进一步研究中。

2. CRF 的药物治疗

1）纠正酸中毒和水、电解质紊乱

（1）纠正代谢性中毒：口服碳酸氢钠，轻者 1.5～3.0 g/d 即可；中、重度患者 3～15 g/d，必要时可静脉输入。

（2）水钠紊乱的防治：低盐饮食，对严重肺水肿急性左心衰竭者，常需及时给予血液透析。

（3）高钾血症的防治：首先应积极纠正酸中毒等因素，预防高钾血症的发生。对已有高钾血症的患者，可给予祥利尿剂、聚磺苯乙烯等治疗。效果欠佳者，应及时给予血液透析治疗。

2）高血压的治疗

血管紧张素转化酶抑制剂、血管紧张素 Ⅱ 受体 1 拮抗剂、Ca^{2+} 通道拮抗剂、祥利尿剂、β-阻滞剂、血管扩张剂等均可应用。

3）贫血的治疗

重组人红细胞生成素，开始用量为每周 80～120 U/kg，分 2～3 次注射，皮下注射。

4）钙磷平衡失调的治疗

当 GFR～30 mL/min 时，除限制磷摄入外，可应用磷结合剂口服，以碳酸钙较好。$CaCO_3$ 口服一般每次 0.5～2 g，每日 3 次，餐中服用。对明显高磷血症或血清 Ca、P 乘积＞65(mg/d1)者，则应暂停应用钙剂，以防转移性钙化的加重。此时可短期服用氢氧化铝制剂(10～30 mL/次，每日 3 次)，待 Ca、P 乘积＜65(mg/d1)时，再服用钙剂。

对明显低钙血症患者，可口服骨化三醇 0.25 μg/d，连服 2～4 周；如血钙和症状无改善，可将用量增加至 0.5 μg/d 对血钙不低者，则宜隔日口服 0.25 μg。凡口服骨化三醇患者，治疗中均需要监测血 Ca、P、PTH 浓度，使透析前患者血 iPTH(全段甲状旁腺激素)保持在 35～110 pg/mL(正常参考值为 10～65 pg/ml)；使透析患者血钙磷乘积尽量接近目标值的低限(Ca×P＜55 mg/dl 或 4.52 mmol/L)，血 PTH 保持在 150～300 pg/mL，以防止生成不良性骨病。对已有生成不良性骨病的患者，不宜应用骨化三醇或其类似物。

3. 尿毒症的替代治疗

当慢性肾衰患者 GFR 6～10 mL/min，并有明显尿毒症临床表现，经治疗不能缓解时，则应进行透析治疗。对糖尿病肾病，可适当提前(GFR 10～15 mL/min)安排透析。血液透析(简称血透)和腹膜透析(简称腹透)的疗效相近，但各有其优缺点，在临床应用上可互为补充。但透析疗法仅可部分替代肾的排泄功能(对小分子溶质的清除仅相当于正常肾脏的 10%～15%)，而不能代替其内分泌和代谢功能。患者通常应先做一个时期透析，待病情稳定并符合有关条件后，可考虑进行肾移植术。

（1）血液透析：血透前 3～4 周，应预先给患者做动静脉内瘘(位置一般在前臂)，以形成血流通道、便于穿刺。血透治疗一般每周做 3 次，每次 4～6 h。在开始血液透析 4～8 周内，尿毒症症状逐渐好转；如能长期坚持合理的透析，不少患者能存活 15～20 年以上。

（2）腹膜透析：持续性不卧床腹膜透析疗法(CAPD)设备简单，易于操作，安全有效，可在患者家中自行操作。每日将透析液输入腹腔，并交换 4 次（6 h 一次），每次约 2L。CAPD 是持续地进行透析，对尿毒症毒素持续地被清除，血容量不会出现明显波动，故患者也感觉较舒服。CAPD 在保存残存肾功能方面优于血透，费用也较血透低。CAPD 的装置和操作近年已有很大的改进，例如使用 Y 型管道，腹膜炎等并发症已大为减少。CAPD 尤其适用于老人、心血管功能不稳定者、糖尿病患者、小儿患者或做动静脉内瘘有困难者。

（3）肾移植：成功的肾移植会恢复正常的肾功能，可使患者几乎完全康复。移植肾可由尸体供肾或亲属供肾（由兄弟姐妹或父母供肾），以后者肾移植的效果更好。要在 ABO 血型配型和 HLA 配型合适的基础上，选择供肾者。肾移植需长期使用免疫抑制剂，以防排斥反应，常用的药物为糖皮质激素、环孢素（或他克莫司）、硫唑嘌呤（或麦考酚吗乙酯）等。近年肾移植的疗效已明显改善，尸体供肾移植肾的存活率有较大提高，其 1 年存活率约为 90％，5 年存活率约为 70％。由于移植后长期使用免疫抑制剂，故并发感染者增加，恶性肿瘤的患病率也有增高。

第十二章 消化系统疾病

消化系统包括食管、胃、肠、肝、胆、胰等脏器。消化系统的基本生理功能是摄取、转运、消化食物和吸收营养、排泄废物,提供给机体所需的物质和能量。

食物进入消化道后,通过机械消化和化学消化过程,被分解成小分子,主要在小肠被吸收入血液。化学消化是由消化腺(唾液腺、胰腺等)分泌的各种消化液来完成的。

消化系统受到微生物感染(肝炎病毒、幽门螺旋杆菌等)、化学物质刺激(药物、酒精等)都可能诱发疾病的产生。消化系统疾病也属常见病、多发病。本章重点介绍四种疾病,包括胃炎、消化性溃疡、肝硬化和急性胰腺炎。

第一节 胃 炎

【概述】

胃炎(gastritis)指的是任何病因引起的胃黏膜炎症,常伴有上皮损伤和细胞再生。胃炎是最常见的消化道疾病之一。按临床发病的缓急和病程的长短,一般将胃炎分为急性胃炎和慢性胃炎。

一、急性胃炎

急性胃炎(acute gastritis)是由多种病因引起的急性胃黏膜炎症。急性发病,以上腹部症状为主。

【病因和发病机制】

(1)化学性损伤:造成化学性损伤的药物常见的有非甾体抗炎药(NSAIDs)、某些抗肿瘤药、口服氯化钾或铁剂等。这些药物直接损伤胃黏膜上皮层。胆汁和胰液反流、酒精等都可直接伤害胃黏膜。

(2)应激:严重创伤、大手术、大面积烧伤、颅内病变、败血症及其他严重脏器病变或多器官功能衰竭等均可引起胃黏膜糜烂、出血,严重者发生急性溃疡并大量出血。其发生机制尚未完全明确,但一般认为应激状态下胃黏膜微循环不能正常运行而造成黏膜缺血缺氧是发病的重要环节,由此可导致胃黏膜黏液和碳酸氢盐分泌不足、局部前列腺素合成不足、上皮再生能力减弱等改变,胃黏膜屏障因而受损。

(3)细菌感染:沙门氏菌、幽门螺旋杆菌等感染可以导致胃黏膜炎症。

黏膜屏障的正常保护功能是维持胃腔与胃黏膜内氢离子高梯度状态的重要保证,当上述因素导致胃黏膜屏障破坏,则胃腔内氢离子便会反弥散进入胃黏膜内,从而进一步加重胃黏膜的损害,最终导致胃黏膜糜烂和出血。上述各种因素亦可能导致增加十二指肠液反流入胃腔,其中的胆汁和各种胰酶,参与了胃黏膜屏障的破坏。

【临床表现】

多数患者症状不明显。有症状者大多表现为上腹痛、饱胀不适、恶心等。食物中毒者常常在进食 24 h 内发病,伴发腹泻、发热等症状。急性糜烂出血性胃炎患者多以突然发生呕血和(或)黑便的上消化道出血症状而就诊。有近期服用 NSAIDs 史、严重疾病状态或大量饮酒患者,如发生呕血和(或)黑便,应考虑急性糜烂出血性胃炎的可能。

【诊断】

依据病史和临床表现提示本病,确诊有赖于急诊胃镜检查。内镜可见以弥漫分布的多发性糜烂、出血灶和浅表溃疡为特征的急性胃黏膜病损,一般应激所致的胃黏膜病损以胃体、胃底为主,而 NSAIDs 或乙醇所致者则以胃窦为主。强调内镜检查宜在出血发生后 24～48 h 内进行,因病变可在短期内消失,延迟胃镜检查可能无法确定出血病因。

【治疗】

对急性糜烂出血性胃炎应针对原发病和病因采取防治措施。对处于急性应激状态的上述严重疾病患者,除积极治疗原发病外,应常规给予抑制胃酸分泌的 H2 受体拮抗剂或质子泵抑制剂,或具有黏膜保护作用的硫糖铝作为预防措施;对服用 NSAIDs 的患者应视情况用 H2 受体拮抗剂、质子泵抑制剂或米索前列醇预防。

二、慢性胃炎

慢性胃炎(chronic gastritis)是由各种病因引起的胃黏膜慢性炎症。

【分类】

目前我国将慢性胃炎分成浅表性、萎缩性和特殊类型三大类。慢性浅表性胃炎是指不伴有胃黏膜萎缩性改变、胃黏膜层见以淋巴细胞和浆细胞为主的慢性炎症细胞浸润的慢性胃炎。慢性萎缩性胃炎是指胃黏膜已发生了萎缩性改变的慢性胃炎。特殊类型胃炎种类很多,由不同病因所致,临床上较少见。

【病因和发病机制】

1. 幽门螺杆菌感染

(1)绝大多数慢性活动性胃炎患者胃黏膜中可检出幽门螺杆菌;

(2)幽门螺杆菌在胃内的分布与胃内炎症分布一致;

(3)根除幽门螺杆菌可使胃黏膜炎症消退;

（4）从志愿者和动物模型中可复制幽门螺杆菌感染引起的慢性胃炎。

2. 自身免疫

自身免疫性胃炎以富含壁细胞的胃体黏膜萎缩为主；患者血液中存在自身抗体如抗胃壁细胞抗体（PCA），伴恶性贫血者还可查到内因子抗体（IFA）；本病可伴有其他自身免疫病如桥本甲状腺炎、白癜风等。上述表现提示本病属自身免疫病。自身抗体攻击壁细胞，使壁细胞总数减少，导致胃酸分泌减少或丧失；内因子抗体与内因子结合，阻碍维生素 B_{12} 吸收不良从而导致恶性贫血。

3. 其他因素

酗酒、服用 NSAIDs 等药物、某些刺激性食物等均可反复损伤胃黏膜。理论上这些因素均可各自或与幽门螺杆菌感染协同作用而引起或加重胃黏膜慢性炎症。

【病理变化】

慢性胃炎的过程是胃黏膜损伤与修复的慢性过程，主要组织病理学特征是炎症、萎缩和肠化生。炎症表现为黏膜层以淋巴细胞和浆细胞为主的慢性炎症细胞浸润，幽门螺杆菌引起的慢性胃炎常见淋巴滤泡形成。

【临床表现】

由幽门螺杆菌引起的慢性胃炎多数患者无症状；有症状者表现为上腹痛或不适、上腹胀、早饱、嗳气、恶心等消化不良症状，这些症状之有无及严重程度与慢性胃炎的内镜所见及组织病理学改变并无肯定的相关性。自身免疫性胃炎患者可伴有贫血，在典型恶性贫血时除贫血外还可伴有维生素 B_{12} 缺乏的其他临床表现。

【辅助检查】

（1）胃镜及活组织检查：浅表性胃炎可见红斑、黏膜粗糙不平、出血点/斑、黏膜水肿、渗出等基本表现。萎缩性胃炎主要表现为黏膜呈颗粒状或结节状，黏膜红白相间/白相为主、血管显露、色泽灰暗、皱襞变平甚至消失。

（2）幽门螺杆菌检测：活组织病理学检查时可同时检测幽门螺杆菌，并可在内镜检查时再多取 1 块活组织作快速尿素酶检查以增加诊断的可靠性。根除幽门螺杆菌治疗后，可在胃镜复查时重复上述检查，亦可采用非侵入性检查（13C 或 14C 尿素呼气试验。）

（3）自身免疫性胃炎的相关检查：疑为自身免疫性胃炎者应检测血 PCA 和 IFA，如为该病 PCA 多呈阳性，伴恶性贫血时 IFA 多呈阳性。血清维生素 B_{12} 浓度测定及维生素 B_{12} 吸收试验有助恶性贫血诊断。

（4）血清胃泌素 G17 测定：胃体萎缩者血清胃泌素 G17 水平显著升高；胃窦萎缩者血清胃泌素 G17 水平下降；全胃萎缩者则两者均低。

【诊断】

确诊必须依靠胃镜检查及胃黏膜活组织病理学检查。幽门螺杆菌检测有助于病因诊断。怀疑自身免疫性胃炎应检测相关自身抗体及血清胃泌素。

【治疗】

1. 根除幽门螺杆菌

幽门螺杆菌阳性者可给予以质子泵抑制剂为主的三联疗法如枸橼酸铋钾、羟氨苄青霉素(阿莫西林)及甲硝唑,或者给予铋剂加两种抗菌药物为主的三联疗法,也可给予质子泵抑制剂、枸橼酸铋钾加两种抗菌药物组成的四联疗法,青霉素过敏者可用克拉霉素、四环素、庆大霉素及呋喃唑酮等,对因甲硝唑肠胃反应不能耐受者可改用替硝唑。

2. 对症治疗

有腹胀、恶心、呕吐者可给予胃肠动力药如甲氧氯普胺(胃复安)、多潘立酮或莫沙必利;有高酸症状者可给予制酸剂;对于自身免疫性胃炎有恶性贫血时注射维生素 B12 可纠正;有胆汁反流者可给予硫糖铝或铝碳酸镁及胃肠动力药以中和胆盐,防止反流。

第二节　消化性溃疡

【概述】

消化性溃疡(peptic ulcer)主要指发生在胃和十二指肠的慢性溃疡,即胃溃疡(gastric ulcer,GU)和十二指肠溃疡(duodenal ulcer,DU),因溃疡形成与胃酸/胃蛋白酶的消化作用有关而得名。溃疡的黏膜缺损超过黏膜肌层,不同于糜烂。

【流行病学】

本病可发生于任何年龄,但中年最为常见,DU 多见于青壮年,而 GU 多见于中老年,后者发病高峰比前者约迟 10 年。男性患病比女性较多。临床上 DU 比 GU 为多见,两者之比为(2～3)∶1,但有地区差异,在胃癌高发区 GU 所占的比例有增加。

【病因和发病机制】

(1) 幽门螺杆菌:消化性溃疡患者的幽门螺杆菌检出率显著高于对照组的普通人群,在 DU 的检出率约为 90%、GU 为 70%～80%。成功根除幽门螺杆菌后溃疡复发率明显下降。

对幽门螺杆菌引起 GU 的发病机制研究较少,一般认为是幽门螺杆菌感染引起的胃黏膜炎症削弱了胃黏膜的屏障功能,胃溃疡好发于非泌酸区与泌酸区交界处的非泌酸区侧,反映了胃酸对屏障受损的胃黏膜的侵蚀作用。

(2) 非甾体抗炎药(NSAIDs):服用 NSAIDs 患者发生消化性溃疡及其并发症的危险性显著高于普通人群。NSAIDs 引起的溃疡以 GU 较 DU 多见。NSAIDs 通过削弱黏膜的防御和修复功能而导致消化性溃疡发病。

(3) 胃酸和胃蛋白酶:消化性溃疡的最终形成是由于胃酸/胃蛋白酶对黏膜自身消化所

致。因胃蛋白酶活性对 pH 值存在依赖性,在 pH＞4 时便失去活性,因此在探讨消化性溃疡发病机制和治疗措施时主要考虑胃酸。无酸情况下罕有溃疡发生以及抑制胃酸分泌药物能促进溃疡愈合的事实均确证胃酸在溃疡形成过程中的决定性作用,是溃疡形成的直接原因。胃酸的这一损害作用一般只有在正常黏膜防御和修复功能遭受破坏时才能发生。

（4）其他因素:吸烟、遗传、应激等与消化性溃疡发病有不同程度的关系。

【病理变化】

DU 发生在球部,前壁比较常见;GU 多在胃角和胃窦小弯。溃疡一般为单个,也可为多个,呈圆形或椭圆形。溃疡边缘光整、底部洁净,由肉芽组织构成,上面覆盖有灰白色或灰黄色纤维渗出物。活动性溃疡周围黏膜常有炎症水肿。溃疡浅者累及黏膜肌层,溃破血管时引起出血,穿破浆膜层时引起穿孔。溃疡愈合时可形成瘢痕。

【临床表现】

上腹痛是消化性溃疡的主要症状,但部分患者可无症状或症状较轻以至于不为患者所注意,而以出血、穿孔等并发症为首发症状。典型的消化性溃疡有如下临床特点:①慢性过程,病史可达数年至数十年;②周期性发作,发作与自发缓解相交替,发作期可为数周或数月,缓解期亦长短不一,短者数周、长者数年;发作常有季节性,多在秋冬或冬春之交发病,可因精神情绪不良或过劳而诱发;③发作时上腹痛呈节律性,表现为空腹痛即餐后 2～4 h 或（及）午夜痛,腹痛多在进食或服用抗酸药后有所缓解,典型节律性表现在 DU 多见。

部分患者无上述典型表现的疼痛,而仅表现为无规律性的上腹隐痛或不适。具有或不具有典型疼痛者均可伴有反酸、嗳气、上腹胀等症状。

溃疡活动时上腹部可有局限性轻压痛,缓解期无明显体征。

【辅助检查】

（1）胃镜检查是确诊消化性溃疡首选的检查方法。胃镜检查不仅可对胃十二指肠黏膜直接观察、摄像,还可在直视下取活组织作病理学检查及幽门螺杆菌检测。

内镜下消化性溃疡多呈圆形或椭圆形,也有呈线形,边缘光整,底部覆有灰黄色或灰白色渗出物,周围黏膜可有充血、水肿,可见皱襞向溃疡集中。

（2）X 线钡餐检查:适用于对胃镜检查有禁忌或不愿接受胃镜检查者。溃疡的 X 线征象有直接和间接两种:龛影是直接征象,对溃疡有确诊价值;十二指肠球部激惹和球部畸形、胃大弯侧痉挛性切迹均为间接征象,仅提示可能有溃疡。

（3）幽门螺杆菌检测:幽门螺杆菌检测应列为消化性溃疡诊断的常规检查项目,因为有无幽门螺杆菌感染决定治疗方案的选择。检测方法分为侵入性和非侵入性两大类。前者需通过胃镜检查取胃黏膜活组织进行检测,主要包括快速尿素酶试验、组织学检查和幽门螺杆菌培养;后者主要有 ^{13}C 或 ^{14}C 尿素呼气试验、粪便幽门螺杆菌抗原检测及血清学检查（定性检测血清抗幽门螺杆菌 IgG 抗体）。

快速尿素酶试验是侵入性检查的首选方法,操作简便、费用低。组织学检查可直接观察幽门螺杆菌,与快速尿素酶试验结合,可提高诊断准确率。幽门螺杆菌培养技术要求高,主要用于科研。^{13}C 或 ^{14}C 尿素呼气试验检测幽门螺杆菌的敏感性高、特异性强,无须进行胃镜检查,可作为根除治疗后复查的首选方法。

(4)胃液分析和血清胃泌素测定:GU 患者的胃酸分泌正常或低于正常值,部分 DU 患者则增多,故仅作参考。

【诊断和鉴别诊断】

慢性病程、周期性发作的节律性上腹疼痛,且上腹痛可为进食或抗酸药所缓解的临床表现可初步诊断为消化性溃疡。确诊有赖于胃镜检查和 X 线钡餐检查。

鉴别诊断本病主要临床表现为慢性上腹痛,当仅有病史和体检资料时,需与其他有上腹痛症状的疾病如肝、胆、胰、肠疾病和胃的其他疾病相鉴别。

【并发症】

(1)出血:溃疡侵蚀周围血管可引起出血。出血是消化性溃疡最常见的并发症,也是上消化道大出血最常见的病因(约占所有病因的 50%)。

(2)穿孔:溃疡病灶向深部发展穿透浆膜层则并发穿孔。溃疡穿孔临床上可分为急性、亚急性和慢性三种类型,以第一种常见。急性穿孔的溃疡常位于十二指肠前壁或胃前壁,发生穿孔后胃肠的内容物漏入腹腔而引起急性腹膜炎。

(3)幽门梗阻:主要是由 DU 或幽门管溃疡引起。溃疡急性发作时可因炎症水肿和幽门部痉挛而引起暂时性梗阻,可随炎症的好转而缓解;慢性梗阻主要由于瘢痕收缩而呈持久性。胃镜或 X 线钡剂检查可确诊。

(4)癌变:长期慢性 GU 病史、年龄在 45 岁以上、溃疡顽固不愈者应提高警惕。对可疑癌变者,在胃镜下取多点活检做病理检查。DU 一般不会引起癌变。

【治疗】

治疗的目的是消除病因、缓解症状、愈合溃疡、防止复发和防治并发症。

1. 一般治疗

生活要有规律,避免过度劳累和精神紧张。注意饮食规律,戒烟、酒。服用 NSAIDs 者尽可能停用,即使未用亦要告诫患者今后慎用。

2. 药物治疗

(1)根除幽门螺杆菌治疗:对幽门螺杆菌感染引起的消化性溃疡,根除幽门螺杆菌不但可促进溃疡愈合,而且可预防溃疡复发,从而彻底治愈溃疡。因此,凡有幽门螺杆菌感染的消化性溃疡,无论初发或复发、活动或静止、有无并发症,均应予以根除幽门螺杆菌治疗。具体治疗方案参见慢性胃炎。

(2)抑制胃酸药物:H_2 受体拮抗剂(西咪替丁等)、质子泵抑制剂(奥美拉唑等)均可抑制胃酸分泌或中和胃酸的作用,缓解疼痛,促进溃疡愈合。

(3)保护胃黏膜药物:硫糖铝、枸橼酸铋钾等。

3. 外科手术指征

手术适应证:①大量出血经内科治疗无效;②急性穿孔;③瘢痕性幽门梗阻;④胃溃疡癌变;⑤内科治疗无效的顽固性溃疡。

第三节　肝　硬　化

【概述】

肝硬化(hepatic cirrhosis)是各种慢性肝病发展的晚期阶段。病理上以肝脏弥漫性纤维化、再生结节和假小叶形成为特征。临床上,起病隐匿,病程发展缓慢,晚期以肝功能减退和门静脉高压为主要表现,常出现多种并发症。肝硬化是常见病,世界范围内的年发病率为100(25~400)/10 万,发病高峰年龄在 35~50 岁,男性多见,出现并发症时死亡率高。

【病因】

引起肝硬化的病因很多,在我国以病毒性肝炎为主,欧美国家以慢性酒精中毒多见。

(1)病毒性肝炎:主要为乙型、丙型和丁型肝炎病毒感染,占 60%~80%。甲型和戊型病毒性肝炎不发展为肝硬化。

(2)慢性酒精中毒:在我国约占 15%,近年来有上升趋势。长期大量饮酒,乙醇及其代谢产物(乙醛)的毒性作用,引起酒精性肝炎,继而可发展为肝硬化。

(3)胆汁淤积:持续肝内淤胆或肝外胆管阻塞时,高浓度胆酸和胆红素可损伤肝细胞,引起原发性胆汁性肝硬化或继发性胆汁性肝硬化。

(4)肝静脉回流受阻:慢性充血性心力衰竭、缩窄性心包炎、肝静脉阻塞综合征、肝小静脉闭塞病等引起肝脏长期淤血缺氧。

(5)遗传代谢性疾病:先天性酶缺陷疾病,致使某些物质不能被正常代谢而沉积在肝脏,如肝豆状核变性(铜沉积)、血色病(铁沉积)、α_1-抗胰蛋白酶缺乏症等。

(6)工业毒物或药物:长期接触四氯化碳、磷、砷等或服用双醋酚汀、甲基多巴、异烟肼等可引起中毒性或药物性肝炎而演变为肝硬化;长期服用甲氨蝶呤可引起肝纤维化而发展为肝硬化。

(7)自身免疫性肝炎:可演变为肝硬化。

(8)血吸虫病:虫卵沉积于汇管区,引起纤维组织增生;发生于血吸虫病疫区。

(9)隐源性肝硬化:病因仍不明者占 5%~10%。

【发病机制】

各种因素导致肝细胞损伤,发生变性坏死,进而肝细胞再生和纤维性结缔组织增生,肝纤维化形成,最终发展为肝硬化。其病理演变过程包括以下 4 个方面:①致病因素的作用使肝细胞广泛变性、坏死、肝小叶的纤维支架塌陷;②残存的肝细胞不沿原支架排列再生,形成不规则结节状的肝细胞团(再生结节);③各种细胞因子促进纤维化的产生,自汇管区-汇管区或自汇管区-肝小叶中央静脉延伸扩展,形成纤维间隔;④增生的纤维组织使汇管区-汇管区或汇管区-肝小叶中央静脉之间纤维间隔相互连接,包绕再生结节或将残留肝小叶重新分割,改建成为假小叶,形成肝硬化典型形态改变。

【病理变化】

在大体形态上,肝脏早期肿大、晚期明显缩小,质地变硬,外观呈棕黄色或灰褐色,表面有弥漫性大小不等的结节和塌陷区。切面见肝正常结构被圆形或近圆形的岛屿状结节代替,结节周围有灰白色的结缔组织间隔包绕。在组织学上,正常肝小叶结构被假小叶所代替。假小叶由再生肝细胞结节(或)及残存肝小叶构成,内含两三个中央静脉或一个偏在边缘部的中央静脉。假小叶内肝细胞有不同程度变性甚至坏死。汇管区因结缔组织增生而增宽,其中可见程度不等的炎症细胞浸润,并有小胆管样结构(假胆管)。

肝硬化时其他器官亦可有相应病理改变。脾因长期淤血而肿大。胃黏膜因淤血而见充血、水肿、糜烂。睾丸、卵巢、肾上腺皮质、甲状腺等常有萎缩和退行性变。

【临床表现】

起病隐匿,病程发展缓慢,可隐伏数年至 10 年以上。

代偿期肝硬化症状轻且无特异性。可有乏力、食欲减退、腹胀不适等症状。患者营养状况一般,可触及肿大的肝脏、质偏硬,脾可肿大。肝功能检查正常或仅有轻度酶学异常。常在体检或手术中被偶然发现。

失代偿期肝硬化临床表现明显,可发生多种并发症。

1. 症状

(1)全身症状:乏力、体重下降,少数患者有不规则低热,与肝细胞坏死有关。

(2)消化道症状:食欲不振、恶心、腹胀、腹泻、腹痛,多为肝区隐痛。

(3)出血倾向:可有牙龈、鼻腔出血、皮肤紫癜,女性月经过多等,主要与肝脏合成凝血因子减少及脾功能亢进所致血小板减少有关。

(4)与内分泌紊乱有关的症状:男性可有性功能减退、男性乳房发育,女性可发生闭经、不孕。肝硬化患者糖尿病发病率增加。肝功能严重减退时易发生低血糖。

(5)门静脉高压症状:如食管胃底静脉曲张破裂而致上消化道出血时,表现为呕血及黑粪;脾功能亢进可致血细胞三少,因贫血而出现皮肤黏膜苍白等;发生腹水时腹胀更为突出。

2. 体征

呈肝病病容,面色黝黑而无光泽。晚期患者消瘦、肌肉萎缩。皮肤可见蜘蛛痣、肝掌、男性乳房发育。腹壁静脉以脐为中心显露至曲张,严重者脐周静脉突起呈水母状并可听见静脉杂音。黄疸提示肝功能储备已明显减退,黄疸呈持续性或进行性加深提示预后不良。腹水伴或不伴下肢水肿是失代偿期肝硬化最常见表现,部分患者可伴肝性胸水,以右侧多见。

肝脏早期肿大可触及,质硬而边缘钝;后期缩小,肋下常触不到。半数患者可触及肿大的脾脏,常为中度,少数重度。

【并发症】

1. 食管胃底静脉曲张破裂出血

食管胃底静脉曲张破裂出血为最常见并发症。多突然发生呕血和（或）黑便,常为大量出血,引起出血性休克,可诱发肝性脑病。在血压稳定、出血暂停时内镜检查可以确诊。

2. 感染

肝硬化患者免疫功能低下,常常并发如呼吸道、胃肠道、泌尿道等感染。

3. 肝性脑病

肝性脑病是本病最严重的并发症,亦是最常见的死亡原因,主要临床表现为性格行为失常、意识障碍、昏迷。

4. 电解质和酸碱平衡紊乱

肝硬化患者常见的电解质和酸碱平衡紊乱有低钠血症、低钾低氯血症、呼吸性碱中毒、代谢性碱中毒等。

5. 原发性肝细胞癌

肝硬化特别是病毒性肝炎肝硬化和酒精性肝硬化发生肝细胞癌的危险性明显增高。当患者出现肝区疼痛、肝大、血性腹水、无法解释的发热时要考虑此病,血清甲胎蛋白升高及 B 超提示肝占位性病变时应高度怀疑,CT 可确诊。

6. 肝肾综合征（hepatorenal syndrome,HRS）

HRS 是指发生在严重肝病基础上的肾衰竭,但肾脏本身并无器质性损害,故又称功能性肾衰竭。

7. 肝肺综合征（hepatopulmonary syndrome,HPS）

肝肺综合征是指发生在严重肝病基础上的低氧血症,主要与肺内血管扩张相关而过去无心肺疾病基础。临床特征为严重肝病、肺内血管扩张、低氧血症/肺泡-动脉氧梯度增加的三联征。

8. 门静脉血栓形成

近年发现该并发症并不少见。如果血栓缓慢形成,可无明显的临床症状。如发生门静脉急性完全阻塞,可出现剧烈腹痛、腹胀、血便、休克,脾脏迅速增大和腹水迅速增加。

【辅助检查】

1. 血常规

初期多正常,以后可有轻重不等的贫血。有感染时白细胞升高,脾功能亢进时白细胞、红细胞和血小板计数减少。

2. 尿常规

一般正常,有黄疸时可出现胆红素,并有尿胆原增加。

3. 粪常规

消化道出血时出现肉眼可见的黑便,门脉高压性胃病引起的慢性出血,粪隐血试验呈阳性。

4. 肝功能试验

(1) 血清酶学:转氨酶升高与肝脏炎症、坏死相关。一般为轻至中度升高,以 ALT 升高较明显,肝细胞严重坏死时则 AST 升高更明显。GGT 及 ALP 也可有轻至中度升高。

(2) 蛋白代谢:血清白蛋白下降、球蛋白升高,A/G 倒置,血清蛋白电泳显示以 γ-球蛋白增加为主。

(3) 凝血酶原时间:不同程度延长,且不能为注射维生素 K 纠正。

(4) 胆红素代谢:肝储备功能明显下降时出现总胆红素升高,结合胆红素及非结合胆红素均升高,仍以结合胆红素升高为主。

(5) 其他:①反映肝纤维化的血清学指标:包括Ⅲ型前胶原氨基末端肽(PⅢP)、Ⅳ型胶原、透明质酸、层粘连蛋白等,上述指标升高及其程度可反映肝纤维化存在及其程度,但要注意这些指标会受肝脏炎症、坏死等因素影响。②失代偿期可见总胆固醇特别是胆固醇酯下降。③定量肝功能试验:包括吲哚菁绿(ICG)清除试验、利多卡因代谢产物(MEGX)生成试验,可定量评价肝储备功能,主要用于对手术风险的评估。

5. 血清免疫学检查

(1) 病毒性肝炎血清标记物 :有助于分析肝硬化病因。

(2) 甲胎蛋白(AFP):明显升高提示合并原发性肝细胞癌。但注意肝细胞严重坏死时AFP亦可升高,但往往伴有转氨酶明显升高,且随转氨酶下降而下降。

(3) 血清自身抗体测定:自身免疫性肝炎引起的肝硬化可检出相应的自身抗体。

6. 影像学检查

(1) X 线检查:食管静脉曲张时行食管吞钡 X 线检查显示虫蚀样或蚯蚓状充盈缺损,纵行黏膜皱襞增宽,胃底静脉曲张时胃肠钡餐可见菊花瓣样充盈缺损。

(2) 腹部超声检查:B 型超声可提示肝硬化,但不能作为确诊依据,而且约 1/3 的肝硬化患者超声检查无异常发现。

(3) CT 和 MRI :CT 对肝硬化的诊断价值与 B 超相似,但对肝硬化合并原发性肝癌的诊断价值则高于 B 超,当 B 超筛查疑合并原发性肝癌时常需 CT 进一步检查,诊断仍有疑问者,可配合 MRI 检查,综合分析。

7. 内镜检查

可确定有无食管胃底静脉曲张,阳性率较钡餐 X 线检查为高,尚可了解静脉曲张的程度,并对其出血的风险性进行评估。在并发上消化道出血时,急诊胃镜检查可判明出血部位和病因,并进行止血治疗。

8. 肝穿刺活组织检查

具确诊价值,尤适用于代偿期肝硬化的早期诊断、肝硬化结节与小肝癌鉴别及鉴别诊断有困难的其他情况者。

9. 腹腔镜检查

能直接观察肝、脾等腹腔脏器及组织,并可在直视下取活检,对诊断有困难者有价值。

10．腹水检查

新近出现腹水者、原有腹水迅速增加原因未明者及疑似合并 SBP 者应做腹腔穿刺,抽腹水作常规检查、腺苷脱氨酶(ADA)测定、细菌培养及细胞学检查。无合并 SBP 的肝硬化腹水为漏出液性质,血清—腹水白蛋白梯度(SAAG)>11 g/L;合并 SBP 时则为渗出液。腹水呈血性应高度怀疑癌变,细胞学检查有助诊断。

【诊断】

主要依据:①有病毒性肝炎、长期大量饮酒等可导致肝硬化的有关病史;②有肝功能减退和门静脉高压的临床表现;③肝功能试验有血清白蛋白下降、血清胆红素升高及凝血酶原时间延长等指标提示肝功能失代偿;④B 超或 CT 提示肝硬化以及内镜发现食管胃底静脉曲张。肝活组织检查见假小叶形成是诊断本病的金标准。

【鉴别诊断】

(1)肝脾肿大的鉴别诊断:如血液病、代谢性疾病引起的肝脾肿大,必要时可作肝穿刺活检。

(2)腹水的鉴别诊断:腹水有多种病因,如结核性腹膜炎、缩窄性心包炎、慢性肾小球肾炎等。根据病史及临床表现、有关检查及腹水检查,与肝硬化腹水鉴别并不困难,必要时作腹腔镜检查常可确诊。

(3)肝硬化并发症的鉴别诊断:如上消化道出血、肝性脑病、肝肾综合征等的鉴别诊断。

【治疗】

1．一般治疗

(1)休息:肝功能代偿期患者宜适当减少活动,劳逸结合;失代偿期应卧床休息。

(2)饮食:以高热量、高蛋白和维生素丰富而易消化的食物为宜。肝功能严重损害或有肝性脑病先兆时,应限制或禁食动物蛋白质,可给予少量植物蛋白质;有腹水者应限盐饮食;禁酒、避免进食粗糙或坚硬食物;禁用损害肝脏的药物。

2．病因治疗

针对各种病因采用具体方法,如对病毒复制活跃的病毒性肝炎肝硬化可给予抗病毒治疗、酒精性肝硬化予以戒酒、免疫性肝硬化予以免疫抑制剂等。

3．药物治疗

目前无特效药物,可根据病情给予保护肝细胞和促进肝细胞再生的药物。

4．腹水的治疗

限盐和利尿剂为腹水的一线治疗措施。放腹水加补充清蛋白疗法、腹水浓缩静脉回输术、经颈静脉肝内门体分流术及外科治疗等为二线治疗措施。

5．并发症的治疗

(1)上消化道出血:采取急救措施,包括禁食、静卧、加强监护、迅速补充有效血容量及

采取有效的止血措施,并注意预防肝性脑病等

（2）感染:并发自发性腹膜炎或败血症,常迅速加重肝脏的损害,应强调早期、足量及联合应用抗菌药治疗,一般选用针对革兰阴性杆菌兼顾革兰阳性球菌的抗菌药,用药时间不少于2周;然后根据治疗反应和药敏试验结果,调整抗菌药物。

（3）肝性脑病:肝硬化患者出现行为性格改变,特别是有肝性脑病诱因存在时,应及时诊断并采取治疗措施。

（4）肝肾综合征:在积极改善肝功能的前提下,迅速去除上消化道出血、感染等诱发因素;严格控制输液量,量出为入,纠正水、电解质紊乱和酸碱失衡;避免强烈利尿、单纯大量放腹水及应用损害肾功能的药物;静脉输注右旋糖酐、血浆、清蛋白或自体浓缩腹水等,提高血容量,改善肾血流量,并加用利尿剂;血管活性药物如八肽加压素、多巴胺可改善肾血流量,增加肾小球滤过率。

6. 肝移植

晚期肝硬化治疗的最佳选择。

第四节 急性胰腺炎

【概述】

急性胰腺炎(acute pancreatitis)是多种病因导致胰酶在胰腺内被激活后引起胰腺组织自身消化、水肿、出血甚至坏死的炎症反应。临床以急性上腹痛、恶心、呕吐、发热和血胰酶增高等为特点。病变程度轻重不等,轻者以胰腺水肿为主,临床多见,病情常呈自限性,预后良好。少数重者的胰腺出血坏死,常继发感染、腹膜炎和休克等多种并发症,病死率高。

【病因和发病机制】

急性胰腺炎的病因甚多。常见的病因有胆石症、大量饮酒和暴饮暴食。

1. 梗阻和反流

（1）胆道疾病:约半数急性胰腺炎由胆道疾病引起,其中以胆石症最常见。

（2）胰管阻塞:胰管结石、狭窄及肿瘤等可使胰液排泄受阻及胰管内压增高,导致胰腺腺泡破裂,胰腺消化酶溢入间质。

（3）十二指肠乳头邻近部位病变:十二指肠憩室炎、输入肠袢综合征及肠系膜上动脉综合征等可伴有十二指肠内压增高和Oddi括约肌障碍,使十二指肠液反流入胰管。

2. 大量饮酒和暴饮暴食

在西方国家中,酒精中毒是引起急性胰腺炎的重要原因之一。

3. 其他因素

腹部手术或外伤、内镜下逆行胆管造影、高钙血症、遗传性高脂血症、某些急性传染病或

药物等均可引起急性胰腺炎。此外,尚有少部分急性胰腺炎原因不明。

【病理变化】

(1)急性水肿型:胰腺肿大、水肿、分叶模糊,质脆,病变累及部分或整个胰腺,胰腺周围有少量脂肪坏死。组织学检查见间质水肿、充血和炎症细胞浸润,可见散在的点状脂肪坏死,无明显胰实质坏死和出血。

(2)急性坏死型:大体上表现为红褐色或灰褐色,并有新鲜出血区,分叶结构消失。有较大范围的脂肪坏死灶,散落在胰腺及胰腺周围组织如大网膜,称为钙皂斑。病程较长者可并发脓肿、假性囊肿或瘘管形成。显微镜下胰腺组织的坏死主要为凝固性坏死,细胞结构消失。坏死灶周围有炎性细胞浸润包绕。常见静脉炎、淋巴管炎、血栓形成及出血坏死。

【临床表现】

急性胰腺炎常在饱食、脂餐或饮酒后发生。部分患者无诱因可查。其临床表现和病情轻重取决于病因、病理类型和诊治是否及时。

1. 症状

(1)腹痛:为本病的主要表现和首发症状,突然起病,程度轻重不一,可为钝痛、刀割样痛、钻痛或绞痛,呈持续性,可有阵发性加剧,不能为一般胃肠解痉药缓解,进食可加剧。

腹痛的机制主要是:①胰腺的急性水肿,炎症刺激和牵拉其包膜上的神经末梢;②胰腺的炎性渗出液和胰液外溢刺激腹膜和腹膜后组织;③胰腺炎症累及肠道,导致肠胀气和肠麻痹;④胰管阻塞或伴胆囊炎、胆石症引起疼痛。

(2)恶心、呕吐及腹胀:多在起病后出现,有时颇频繁,吐出食物和胆汁,呕吐后腹痛并不减轻。同时有腹胀,甚至出现麻痹性肠梗阻。

(3)发热:多数患者有中度以上发热,持续 3~5 d。持续发热一周以上不退或逐日升高、白细胞升高者应怀疑有继发感染,如胰腺脓肿或胆道感染等。

(4)低血压或休克:重症胰腺炎常发生。患者烦躁不安、皮肤苍白、湿冷等;有极少数休克可突然发生,甚至发生猝死。主要原因为有效血容量不足,缓激肽类物质致周围血管扩张,并发消化道出血。

(5)水、电解质、酸碱平衡及代谢紊乱:多有轻重不等的脱水,低血钾,呕吐频繁可有代谢性碱中毒。重症者尚有明显脱水与代谢性酸中毒,低钙血症(<2 mmol/L),部分伴血糖增高,偶可发生糖尿病酮症酸中毒或高渗性昏迷。

2. 体征

(1)轻症急性胰腺炎:患者腹部体征较轻,往往与主诉腹痛程度不十分相符,可有腹胀和肠鸣音减少,无肌紧张和反跳痛。

(2)重症急性胰腺炎:患者上腹或全腹压痛明显,并有腹肌紧张,反跳痛。肠鸣音减弱或消失,可出现移动性浊音,并发脓肿时可扪及有明显压痛的腹块。伴麻痹性肠梗阻且有明显腹胀,腹水多呈血性,其中淀粉酶明显升高。少数患者因胰酶、坏死组织及出血沿腹膜间隙与肌层渗入腹壁下,致两侧胁腹部皮肤呈暗灰蓝色,称 Grey-Turner 征;可致脐周围皮肤青紫,称 Cullen 征。在胆总管或壶腹部结石、胰头炎性水肿压迫胆总管时,可出现黄疸。后期出现黄疸应考虑并发胰腺脓肿或假囊肿压迫胆总管或由于肝细胞损害所致。患者因低血钙引起手足搐搦者,为预后不佳表现,系大量脂肪组织坏死分解出的脂肪酸与钙结合成脂肪酸钙,大量消耗钙所致,也与胰腺炎时刺激甲状腺分泌降钙素有关。

【并发症】

1. 局部并发症

(1)胰腺脓肿:重症胰腺炎起病 2～3 周后,因胰腺及胰周坏死继发感染而形成脓肿。此时高热、腹痛、出现上腹肿块和中毒症状;

(2)假性囊肿:常在病后 3～4 周形成,系由胰液和液化的坏死组织在胰腺内或其周围包裹所致。多位于胰体尾部,大小几毫米至几十厘米,可压迫邻近组织引起相应症状。囊壁无上皮,仅见坏死肉芽和纤维组织,囊肿穿破可致胰源性腹水。

2. 全身并发症

重症胰腺炎常并发不同程度的多器官功能衰竭(MOF):急性呼吸衰竭、急性肾衰竭、心力衰竭、消化道出血、胰性脑病、败血症等。

【辅助检查】

1. 白细胞计数

多有白细胞增多及中性粒细胞核左移。

2. 淀粉酶测定

血清(胰)淀粉酶在起病后 6～12 h 开始升高,48 h 开始下降,持续 3～5 d。血清淀粉酶超过正常值 3 倍可确诊为本病。淀粉酶的高低不一定反映病情轻重,出血坏死型胰腺炎淀粉酶值可正常或低于正常。

3. 血清脂肪酶测定

血清脂肪酶常在起病后 24～72 h 开始上升,持续 7～10 d,对病后就诊较晚的急性胰腺炎患者有诊断价值,且特异性也较高。

4. 其他

CRP 是组织损伤和炎症的非特异性标志物。有助于评估与监测急性胰腺炎的严重性,在胰腺坏死时 CRP 明显升高。暂时性血糖升高常见,可能与胰岛素释放减少和胰高血糖素释放增加有关。持久的空腹血糖高于 10 mmol/L 反映胰腺坏死,提示预后不良。

5. 影像学检查

(1)腹部平片:可排除其他急腹症,如内脏穿孔等。"哨兵袢"和"结肠切割征"为胰腺炎的间接指征。弥漫性模糊影、腰大肌边缘不清,提示存在腹水。可发现肠麻痹或麻痹性肠梗阻征。

(2)腹部 B 超:应作为常规初筛检查。急性胰腺炎 B 超可见胰腺肿大,胰内及胰周围回声异常;亦可了解胆囊和胆道情况;后期对脓肿及假性囊肿有诊断意义。但因患者腹胀常影响其观察。

（3）CT显像：CT根据胰腺组织的影像改变进行分级,对急性胰腺炎的诊断和鉴别诊断、评估其严重程度,特别是对鉴别轻和重症胰腺炎,以及附近器官是否累及具有重要价值。轻症可见胰腺非特异性增大和增厚,胰周围边缘不规则;重症可见胰周围区消失;网膜囊和网膜脂肪变性,密度增加;胸腹膜腔积液。增强CT是诊断胰腺坏死的最佳方法,疑有坏死合并感染者可行CT引导下穿刺。

【诊断】

根据典型的临床表现和实验室检查,常可做出诊断。轻症的患者有剧烈而持续的上腹部疼痛,恶心、呕吐、轻度发热、上腹部压痛,但无腹肌紧张,同时有血清淀粉酶和（或）尿淀粉酶显著升高,排除其他急腹症者,即可以诊断。重症除具备轻症急性胰腺炎的诊断标准,且具有局部并发症（胰腺坏死、假性囊肿、脓肿）和（或）器官衰竭。

【鉴别诊断】

（1）消化性溃疡急性穿孔：有较典型的溃疡病史,腹痛突然加剧,腹肌紧张,肝浊音界消失,X线透视见膈下有游离气体等可资鉴别。

（2）胆石症和急性胆囊炎：常有胆绞痛史,疼痛位于右上腹,常放射到右肩部,Murphy征阳性,血及尿淀粉酶轻度升高。B超及X线胆道造影可明确诊断。

（3）急性肠梗阻：腹痛为阵发性,腹胀,呕吐,肠鸣音亢进,有气过水声,无排气,可见肠型。腹部X线可见液气平面。

（4）心肌梗死：有冠心病史,突然发病,有时疼痛限于上腹部。心电图显示心肌梗死图像,血清心肌酶升高。血、尿淀粉酶正常。

【治疗】

1. 内科治疗

（1）密切监护：密切观察腹部疼痛和腹部体征的变化。重症胰腺炎患者应转入重症监护病房。

（2）一般治疗：禁食、胃肠减压、静脉输液,积极补足血容量,维持水电解质和酸碱平衡,注意维持热能供应;

（3）营养支持：重症胰腺炎患者尤为重要。早期一般采用全胃肠外营养（TPN）;如无肠梗阻,应尽早进行空肠插管,过渡到肠内营养。

（4）止痛：腹痛剧烈者可予哌替啶;

（5）抗菌药物：重症胰腺炎常规使用抗生素,有预防胰腺坏死合并感染的作用。

（6）抑酸治疗：临床习惯应用 H_2 受体拮抗剂或质子泵抑制剂静脉给药,认为可通过抑制胃酸而抑制胰液分泌,兼有预防应激性溃疡的作用。

（7）抑制胰酶活性：仅用于重症胰腺炎的早期,但疗效尚有待证实。

（8）中医中药：柴胡、黄连、黄芩、枳实、厚朴、木香、白芍、芒硝、大黄（后下）等，随症加减。

2. 内镜治疗

适用于胆源性胰腺炎合并胆道梗阻或胆道感染者。行 Oddi 括约肌切开术及（或）放置鼻胆管引流。

3. 外科治疗

手术适应证有：①胰腺坏死合并感染：在严密监测下考虑手术治疗，行坏死组织清除及引流术。②胰腺脓肿：可选择手术引流或经皮穿刺引流。③胰腺假性囊肿：视情况选择手术治疗、经皮穿刺引流或内镜治疗。④胆道梗阻或感染：无条件进行 EST 时予手术解除梗阻。⑤诊断未明确，疑有腹腔脏器穿孔或肠坏死者行剖腹探查术。

【预后】

急性胰腺炎的病程经过及预后取决于病变程度以及有无并发症。轻症常在一周内恢复，不留后遗症。重症病情凶险，预后差，病死率在 $20\%\sim40\%$。经积极抢救幸免于死者，多遗留不同程度的胰功能不全，极少数演变为慢性胰腺炎。影响预后的因素包括：年龄大、低血压、低白蛋白、低氧血症、低血钙及各种并发症。

【预防】

积极治疗胆道疾病、戒酒及避免暴饮暴食。

第十三章 脑血管疾病

脑血管疾病(cerebrovascular disease)是指各种原因导致的脑血管病变或血流障碍所引起的脑部疾病的总称。

脑的血液供应来自两个动脉系统,即颈内动脉系统和椎-基底动脉系统。脑血流量占全身血流量的20%左右,因为脑组织的代谢很活跃,耗氧量很大,其能量主要来自糖的有氧代谢,因此脑组织对缺血缺氧很敏感。脑血管病发生后,致残率和死亡率都很高,给社会及家庭带来沉重的负担。与西方发达国家相比,我国脑血管疾病的发病率和死亡率都明显高于心血管疾病。

脑血管疾病按照发病特点分为缺血性脑血管疾病和出血性脑血管疾病;按照发病进程分为急性脑血管疾病和慢性脑血管疾病。急性脑血管疾病又叫脑卒中,包括短暂性脑缺血发作、脑血栓形成、脑栓塞、脑出血等。本章重点介绍急性脑血管疾病。

第一节 短暂性脑缺血发作

【概述】

短暂性脑缺血发作(transient ischemic attack,TIA)是颈动脉或椎-基底动脉系统发生短暂性血液供应不足,引起局灶性脑缺血,导致突发性、短暂性、可逆性神经功能障碍。发作持续数分钟,通常在30 min内完全恢复,超过2小时者常遗留轻微神经功能缺损表现。TIA好发于50~70岁,男性多于女性。多在体位改变、活动过度、颈部突然转动或屈伸等情况下发病。发病无先兆,有一过性的神经系统定位体征。一般无意识障碍,历时短暂,可反复发作。

【病因和发病机制】

1. 脑动脉粥样硬化

粥样硬化的脑动脉内膜表面形成灰黄色斑块,血管平滑肌细胞增生,动脉管腔狭窄。狭窄处的血流容易形成漩涡,刺激小血管痉挛,导致局部血供障碍。

2. 微栓塞

动脉粥样硬化斑块的内容物及其发生溃疡时的附壁血栓凝块的碎屑,可散落在血流中成为微栓子,造成微栓塞,引起局部缺血症状。微栓子经酶的作用而分解,或因栓塞远端血管缺血扩张,使栓子移向血液末梢,则血供恢复,症状消失。

3. 心脏疾病

各种心脏病如风湿性心脏病、冠状动脉粥样硬化性心脏病、高血压性心脏病、先天性心脏病等,通过影响血流动力学及栓子脱落,增加了缺血性脑血管病的危险。

4. 血流动力学改变

急速的头部转动或颈部屈伸,可改变脑血流量而发生头晕,严重的可触发短暂脑缺血发作。特别是有动脉粥样硬化、颈椎病等情况时更易发生。

5. 血液成分的改变

各种影响血氧、血糖、血脂、血蛋白质含量、血液黏度、凝血因子等疾病均可触发短暂性脑缺血发作,如严重贫血、红细胞增多症、白血病、血小板增多症、异常脂蛋白质血症等。

【临床表现】

1. 颈内动脉系统短暂性脑缺血发作

主要表现为,单眼突然出现一过性黑蒙,或视野缺损,或复视,持续数分钟可恢复。对侧肢体轻度偏瘫或偏身感觉异常。优势半球受损出现一过性的失语,或同时面肌、舌肌无力。偶有同侧偏盲。其中单眼突然出现一过性黑蒙是颈内动脉分支眼动脉缺血的特征性症状。

2. 椎-基底动脉系统短暂性脑缺血发作

最常见的症状是一过性眩晕、眼震、站立或步态不稳;一过性视物成双或视野缺损等;一过性吞咽困难、饮水呛咳、语言不清或声音嘶哑;一过性单肢或双侧肢体无力、感觉异常;一过性听力下降、交叉性瘫痪、轻偏瘫和双侧轻度瘫痪等。少数可有意识障碍或猝倒发作。

【辅助检查】

1. 血液流变学检查

血黏度、血细胞比容、纤维蛋白原及血小板聚集率等指标均增高。

2. 脑血管检查

经颅多普勒(TCD)检查、颈动脉 B 超检查、数字减影血管造影(DSA)检查等。

3. 颈椎检查

可选用 X 线、CT 扫描或 MRI 检查等。

4. 头颅 CT 扫描或 MRI 检查

观察颅内缺血情况,除外出血性疾病。

5. 心电图

主要是排除诊断。患者是否有房颤、频发早搏、陈旧心肌梗死、左室肥厚等。

【诊断】

主要是依靠详细病史,即突发性、反复性、短暂性和刻板性特点,结合必要的辅助检查而诊断,必须排除其他脑血管病后才能诊断。

【治疗】

1. 病因治疗

积极治疗相关疾病,减少危险因素,如高血压、高血脂、心脏病、糖尿病、脑动脉硬化等。

2. 药物治疗

(1)抗血小板聚集:可选用肠溶阿司匹林或氯吡格雷等。

(2)改善脑微循环:如尼莫地平、桂利嗪等。

(3)扩血管药物:如曲克芦丁等。

3. 手术治疗

颈动脉狭窄严重者,可以进行血管内支架植入术或颈内动脉内膜剥离术。

第二节 脑血栓形成

【概述】

脑血栓形成(cerebral thrombosis,CT)是在脑动脉血管粥样硬化的基础上,形成血栓,管腔变狭窄,造成脑局部血流减少或中断,供血范围内的脑组织缺血、缺氧而坏死,出现相应的神经系统症状和体征如偏瘫、失语等。脑血栓形成是脑梗死最常见的类型。

【病因】

1. 动脉粥样硬化

动脉粥样硬化是基本病因。高血压病、糖尿病和高脂血都可加速动脉粥样硬化的进程。

2. 动脉炎症

动脉壁的各种炎症,包括结缔组织病、微生物感染(结核杆菌)等也可促进脑血栓的形成。

【病理生理特点】

动脉粥样硬化斑块导致管腔狭窄和血栓形成,可见于颈内动脉和椎-基底动脉系统任何部位,多见于动脉分叉处。

脑组织对缺血、缺氧损害非常敏感,阻断血流 30 s 脑代谢发生改变,缺血 1 min 神经元功能活动停止,缺血超过 5 min 可发生脑梗死。

1. 中心坏死区及周围的缺血半暗带组成

坏死区由于完全性缺血导致脑细胞死亡。但缺血半暗带仍存在侧支循环,可获得部分血液供应,尚有大量可存活的神经元。如果血流迅速恢复使脑代谢改善,损伤仍然可逆,神经细胞仍可存活并恢复功能。因此,保护这些可逆性损伤神经元是急性脑梗死治疗的关键。

2. 再灌注损伤

脑缺血超早期治疗时间窗为 6 h 之内,如果脑血流再通超过此时间窗时限,脑损伤可继续加剧,产生再灌注损伤。

【病理分期】

1. 超早期(1~6 h)

病变脑组织变化不明显,可见部分血管内皮细胞、神经细胞及星形胶质细胞肿胀,线粒体肿胀空泡化。

2. 急性期(6~24 h)

缺血区脑组织苍白和轻度肿胀,神经细胞、胶质细胞及内皮细胞呈明显缺血改变。

3. 坏死期(24~48 h)

大量神经细胞消失,胶质细胞坏死,中性粒细胞、淋巴细胞及巨噬细胞浸润,脑组织明显水肿。

4. 软化期(3 天~3 周)

病变区液化变软。

5. 恢复期(3~4 周后)

液化坏死脑组织被格子细胞清除,脑组织萎缩,小病灶形成胶质瘢痕,大病灶形成卒中囊,此期持续数月至两年。

【临床表现】

动脉粥样硬化性脑梗死多见于中老年人,动脉炎所致脑梗死以中青年多见。常在安静或睡眠中发病,部分病例有短暂性脑缺血发作的前驱症状如肢体麻木无力等。局灶性体征多在发病后 10 余小时或 1~2 天达到高峰。病人意识清楚或有轻度意识障碍。

常见的脑梗死临床综合征如下。

1. 颈内动脉闭塞综合征

(1)单眼一过性黑矇,偶见永久性失明(视网膜动脉缺血)或 Horner 综合征(颈上交感神经节后纤维受损)。

(2)对侧偏瘫、偏身感觉障碍或同向性偏盲等(大脑中动脉缺血);优势半球受累伴失语症。

(3)颈动脉搏动减弱或血管杂音。

2. 大脑中动脉闭塞综合征

(1)主干闭塞:导致病灶对侧中枢性面舌瘫与偏瘫、偏身感觉障碍及偏盲(三偏);优势半球受累可出现完全性失语症。

(2)皮质支闭塞:偏瘫、偏身感觉障碍以面部和上肢为重。

3. 大脑前动脉闭塞综合征

(1)主干闭塞:导致对侧中枢性面舌瘫与下肢瘫;尿潴留或尿急(旁中央小叶受损),感情淡漠、反应迟钝、欣快和缄默等(额极与胼胝体受损);强握及吸吮反射(额叶受损);优势半球病变可出现 Broca 失语和上肢失用。

(2)皮质支闭塞:导致对侧中枢性下肢瘫,可伴感觉障碍(胼周和胼缘动脉闭塞);对侧肢体短暂性共济失调、强握反射及精神症状(眶动脉及额极动脉闭塞)。

(3)深穿支闭塞:引起对侧中枢性面舌瘫,上肢近端轻瘫(累及内囊膝部及部分前肢)。

4. 大脑后动脉闭塞综合征

(1)主干闭塞:引起对侧同向性偏盲,上部视野损伤较重,黄斑视力可不受累(黄斑视觉皮质代表区为大脑中、后动脉双重血液供应)。

(2)优势半球枕叶受累:可出现命名性失语、失读不伴失写双侧大脑后动脉闭塞导致皮质盲记忆受损(累及颞叶),不能识别熟悉面孔(面容失认症)幻视和行为综合征。

(3)深穿支闭塞:累及丘脑和脑干上部,产生丘脑综合征,表现为对侧半身深感觉障碍、自发性疼痛、感觉过度、对侧肢体轻瘫、共济失调和舞蹈-手足徐动症等。

5. 椎-基底动脉闭塞综合征

(1)基底动脉或双侧椎动脉闭塞:脑干梗死,出现眩晕、呕吐、四肢瘫、共济失调、昏迷和高热等。中脑受累出现中等大固定瞳孔,脑桥病变出现针尖样瞳孔。

(2)中脑支闭塞:出现 Weber 综合征(动眼神经交叉瘫)、Benedit 综合征(同侧动眼神经瘫,对侧不自主运动)。

(3)脑桥支闭塞:出现 Millard-Gubler 综合征(面神经交叉瘫)、Foville 综合征(同侧凝视麻痹和周围性面瘫,对侧偏瘫)。

(4)小脑动脉闭塞:可导致小脑梗死,常见眩晕呕吐、眼球震颤、共济失调、站立不稳和肌张力降低等,可出现脑干受压和颅内压增高症状。

【并发症】

(1)肺部感染:重症卧床患者常合并肺部感染。

(2)上消化道出血:上消化道应激性溃疡导致出血,是脑血管病的严重并发症之一。

(3)褥疮:躯体长期不变动体位,局部组织受到压迫时间过长而发生缺血、坏死。

【诊断】

(1)中老年,有高血压及动脉硬化病史。

(2)突然发病,安静时发病。一至数天内出现脑局灶性损害的症状体征。

(3)CT 或 MRI 检查:早期多正常,24 h 后出现低密度梗死灶。

【鉴别诊断】

(1)脑出血:发病更急,常在活动中起病,病情进展快,有头痛呕吐等颅内压增高的症状。CT 检查可以确诊。

(2)脑栓塞:发病更急,症状更重,常有心脏病史。

【辅助检查】

(1) CT 检查:应常规进行 CT 检查。多数病例发病 24 h 后逐渐显示低密度梗死灶。发病后 2～15 d 可见均匀片状或楔形的明显低密度灶;但有时 CT 不能显示脑干和小脑的较小梗死灶。

(2) MRI:可清晰显示早期缺血性梗死,脑干及小脑梗死后数小时即出现 T1 低信号 T2 高信号病灶。

(3) 经颅多普勒(TCD):可发现颈动脉及颈内动脉狭窄、动脉粥样硬化斑或血栓形成。

(4) 脑脊液(CSF)检查:腰穿只在不能做 CT 检查,临床又难以区别脑梗死与脑出血时进行,通常脑压及 CSF 常规正常。

(5) 三大常规及生化检查:主要用于确定脑血管病的危险因素如高血压、糖尿病、高血脂、心脏病动脉粥样硬化等。

【治疗】

1. 急性期治疗的原则

(1) 超早期治疗:力争在 3～6 h 治疗时间窗内溶栓治疗,并降低脑代谢控制脑水肿及保护脑细胞,挽救缺血半暗带。

(2) 个体化治疗:根据病人年龄、病情和基础疾病等采取最适当的治疗。

(3) 防治并发症:如感染等。

(4) 整体化治疗:采取支持疗法、对症治疗和早期康复治疗。

2. 急性期治疗的方法

(1) 对症治疗:包括维持生命功能和处理并发症。

(2) 溶栓治疗:可能恢复梗死区血流灌注,减轻神经元损伤,挽救缺血半暗带。

① 静脉溶栓疗法:我国常用的溶栓药物是尿激酶(UK)和重组组织型纤溶酶原激活剂(rtPA)。尿激酶 5×10^5～1.5×10^6 U 加入 0.9％生理盐水 100 mL 在 1 h 内静脉滴注;用药过程中出现严重头痛、呕吐和血压急骤升高时,应立即停用尿激酶,并进行 CT 检查。尿激酶有诱发出血的潜在风险,用药后应监测凝血时间及凝血酶原时间。

溶栓适应证:急性缺血性卒中,无昏迷;发病 3 h 内,在 MRI 指导下可延长至 6 h;年龄≥18 岁;CT 未显示低密度病灶,已排除颅内出血;患者本人或家属同意。绝对禁忌证:症状轻微者;有活动性出血者;患者近两周做过大手术;正在应用抗凝剂;严重心、肝、肾等实质脏器疾病者。

② 动脉溶栓疗法:作为卒中紧急治疗可在 DSA 直视下进行动脉溶栓。尿激酶动脉溶栓合用小剂量肝素静脉滴注,可能对出现症状 3～6 h 的大脑中动脉分布区卒中病人有益。

(3) 脑保护治疗:目前推荐早期(小于 2 h)应用头部或全身亚低温治疗等。可通过降低脑代谢,减轻缺血性脑损伤。

(4) 抗血小板聚集剂:对于不适合溶栓治疗的患者,如果没有禁忌证,可以使用抗血小板聚集剂,比如口服阿司匹林,150～300 mg/d。

（5）组建卒中单元(stroke unit,SU)：SU 由多科医师护士和治疗师参与经过专业培训将卒中的急救治疗、护理及康复等有机地融为一体使病人得到及时、规范的诊断和治疗,有效降低病死率和致残率,改进患者预后,提高生活质量,缩短住院时间和减少花费,有利于出院后管理和社区治疗。

2.康复期治疗

应早期进行,并遵循个体化原则,制定短期和长期治疗,对病人进行针对性体能和技能训练,降低致残率,增进神经功能恢复,提高患者的生存质量。

【预后】

脑梗死比脑出血的病死率低而致残率高。随年龄增长病死率明显上升,平均病死率为25％左右,常见死因是脑疝、多脏器衰竭、继发感染及心肺功能不全。幸存者中病残率亦较高,大约 20％的幸存者在 1～2 年内再次复发。

第三节　脑　栓　塞

【概述】

脑栓塞(cerebral embolism)是指各种栓子随血流进入颅内动脉使血管腔急性闭塞,当侧支循环并不能代偿时,造成相应供血区脑组织缺血、坏死或梗死,出现神经功能障碍,占脑梗死的 15％～20％。

【病因及发病机制】

1.心源性栓子

心源性栓子是脑栓塞的最常见病因,占脑栓塞的 60％～75％。栓子在心内膜和瓣膜产生,脱落后随血流进入脑动脉,引起颅内动脉阻塞,还可以刺激动脉导致动脉痉挛,甚至全脑动脉痉挛。主要见于心房颤动、心脏瓣膜病、心肌梗死等。

2.非心源性栓子

心脏以外的栓子随血流进入脑动脉内造成脑栓塞。包括血栓、脂肪栓、空气栓等。

【临床表现】

1.一般特点

（1）脑栓塞可发生于任何年龄,以青壮年多见。

（2）多在活动中急骤发病,大多数没有先兆,突然起病。

（3）局灶性神经体征：在数秒至数分钟达到高峰,抽搐大多数为局限性。如为全身性大发作,则提示栓塞范围广泛,病情严重。

2. 神经系统症状

不同部位血管栓塞会造成相应的血管闭塞综合征。栓子常停止于颅内血管的分叉处或其他管腔的自然狭窄部位,常见于颈内动脉系统,其中大脑中动脉尤为多见,因每分钟颈内动脉通过 300 mL 血液,椎动脉仅为 100 mL,颈内动脉的血流 80% 进入大脑中动脉,而椎-基底动脉系统约占 20%。与脑血栓形成相比,脑栓塞更易导致多发性梗死,并容易复发和出血,出血性梗死为脑栓塞的典型表现,可达 50%～60%。

(1)颈内动脉栓塞:栓子首先停滞于颈内动脉,形成完全的半球综合征。即对侧肢体偏瘫,偏深感觉障碍,同侧霍纳征,优势半球受累有失语。而后栓子可通过颈内动脉达到远端,在这个过程中症状逐渐减轻,最后仅剩轻度失语。

(2)大脑中动脉栓塞:大脑中动脉起始部栓塞,梗死灶包括基底节及内囊,产生对侧三偏症。以后也可能出现栓子向远端移动,最终只剩有感觉性失语。

(3)大脑后动脉栓塞:栓子首先达到基底动脉顶部产生双侧大脑后动脉的症状。也可进入一侧大脑后动脉产生症状。

(4)大脑前动脉栓塞:少见。

【辅助检查】

(1)CT 检查:栓塞早期(6 h 以内)常不能发现梗死灶。可出现大脑中动脉近端呈高密度,局部脑沟消失及基底节或白质模糊不清等影像学表现。CT 检查在发病后 24～48 h 内可见病变部位呈低密度改变,发生出血性梗死时可见低密度梗死区出现 1 个或多个高密度影。

(2)MRI 检查:可显示缺血性梗死或出血性梗死改变,合并出血性梗死高度支持脑栓塞诊断。

(3)脑脊液检查:一般压力正常,压力增高提示大面积脑梗死,如非必要尽量避免行此项检查。

(4)心电图检查:作为确定心房纤颤、心肌梗死和律失常的依据。

【诊断】

(1)本病任何年龄均可发病,以青壮年较多见。

(2)骤然起病,数秒至数分钟达到高峰,出现偏瘫、失语等局灶性神经功能缺损。

(3)既往有栓子来源的基础疾病如心脏病、房颤、大动脉粥样硬化、严重的骨折等病史。

(4)CT 和 MRI 检查可确定脑栓塞部位、数目。

【鉴别诊断】

注意与血栓性脑梗死、脑出血鉴别,极迅速的起病过程和栓子来源可提供脑栓塞的诊断证据。

【治疗】

(1)治疗原则:改善循环、减轻脑水肿、防止出血、减小梗死范围。

（2）原发病治疗：针对性治疗原发病有利于脑栓塞病情控制和防止复发。比如纠正心律失常；对感染性栓塞应使用抗生素；对脂肪栓塞，可采用肝素、5％碳酸氢钠 250 mL 静脉点滴，有助于脂肪颗粒溶解；空气栓塞者可进行高压氧治疗。

（3）心源性脑栓塞治疗：有大面积脑梗死，明显脑水肿，应使用脱水药。发病 3 h 以内可应用组织型纤溶酶原激活药（t-PA）静脉溶栓；在发病 6 h 内可用尿激酶静脉溶栓。在合并出血性梗死时，应停用溶栓、抗凝和抗血小板药，防止出血加重。

【预防】

积极治疗各种类型的心脏病，可以预防心源性脑栓塞。针对性应用抗生素可减少细菌性心内膜炎及肺脓肿的细菌性栓子。长骨骨折及时固定以减少脂肪栓塞的产生。潜水员及高压舱作业者，应缓慢减压以防出现氮气气泡栓塞。

【预后】

脑栓塞预后与被栓塞血管大小、栓子数目及栓子性质有关。脑栓塞急性期病死率为 5％～15％，多死于严重脑水肿、脑疝、肺部感染和心力衰竭。心肌梗死所致脑栓塞预后较差，存活的脑栓塞患者多遗留严重后遗症。如栓子来源不能消除，10％～20％的脑栓塞患者可能在病后 1～2 周内再发，再发病死率高。

第四节　脑　出　血

【概述】

脑出血（intracerebral hemorrhage，ICH）是指原发性非外伤性脑实质内自发性出血，大多数为高血压小动脉硬化的血管破裂所致。脑出血的好发年龄为 50～70 岁，男性稍多于女性，冬春两季发病率较高，多在情绪激动或活动中突然发病，发病后病情常于数分钟至数小时内达到高峰。急性期病死率非常高。

【病因】

（1）高血压合并小动脉硬化：是最常见的病因，特别是无症状性高血压患者及未经正规抗高血压治疗的患者。

（2）动脉瘤或动-静脉血管畸形。

（3）血液病：白血病、再生障碍性贫血、血小板减少性紫癜、血友病等。

【发病机制】

（1）血管壁结构异常：颅内动脉具有中层肌细胞和外层结缔组织少、外弹力层缺失的特点。长期高血压可使脑细小动脉发生玻璃样变性、纤维素样坏死，甚至形成微动脉瘤或夹层动脉瘤,在此基础上血压骤然升高时易导致血管破裂出血。豆纹动脉和旁正中动脉等深穿支动脉,自脑底部的动脉直角发出,承受的血流冲击力更高,易导致血管破裂出血。

(2)凝血机制障碍:血液病、慢性肝病、酗酒、长期服用抗凝剂的患者,由于凝血功能障碍,一旦发生脑出血较容易出现血肿扩大。

【病理变化】

(1)血肿形成后压迫脑组织,脑组织水肿、软化、坏死。

(2)出血灶表现为不规则的空腔,充满血液,四周是坏死的脑组织、出血性软化带和炎症细胞浸润。

(3)出血侧脑水肿可能将脑组织推向对侧,而形成脑疝。

(4)急性期后,小出血灶可能形成瘢痕,大出血灶可能形成中风囊。

【临床表现】

(1)基底节区出血:最常见是壳核出血和丘脑出血,常累及内囊。表现为"三偏征",即病灶对侧偏瘫、偏身感觉障碍和偏盲,还可出现双眼球凝视病灶侧,优势半球受累可有失语。还可出现定向障碍、记忆力和计算力障碍、意识障碍等。

丘脑出血有特殊的症状和体征,但往往不典型,变化多样,易被忽视,给临床诊断带来困难。某些眼征可提示丘脑出血,如眼球垂直运动不能、双眼分离性斜视、双眼向下内侧凝视、对光反射迟钝或消失、瞳孔缩小。感觉障碍重于运动障碍,多有意识障碍,均提示丘脑出血。

(2)脑桥出血:多由基底动脉脑桥支破裂所致。突然起病,表现为头痛、呕吐、眩晕、复视、交叉性瘫痪或偏瘫、四肢瘫等。小量出血时意识可清楚,表现为交叉性瘫痪和共济失调性偏瘫等。大量出血(血肿>5 mL)累及双侧被盖部和基底部,常破入第四脑室,患者迅即出现昏迷、针尖样瞳孔、呕吐咖啡样胃内容物、中枢性高热、中枢性呼吸障碍、四肢瘫痪和去大脑强直发作等,多迅速死亡。

(3)小脑出血:好发于小脑半球深部的齿状核区,多由小脑上动脉分支破裂所致。起病突然,常有眩晕、反复呕吐、枕部疼痛;出血量较少者,主要表现为小脑受损症状,如患侧共济失调、肌张力低、意向性震颤、眼震、站立步态不稳等,多无瘫痪;出血量较多时,病情迅速进展,发病时或病后12~24 h内出现意识障碍及脑干受压征象,双侧瞳孔缩小至针尖样、呼吸不规则等。暴发型则常突然昏迷,在数小时内迅速死亡。

(4)脑室出血:原发性脑室出血多由脉络丛血管或室管膜下动脉破裂出血所致,其常见病因为动脉瘤及动静脉畸形。继发性脑室出血是指脑实质出血破入脑室。急性起病,常有诱因,出现头痛、呕吐,严重者出现意识障碍如深昏迷、抽搐、脑膜刺激征、针尖样瞳孔、四肢肌张力高、双侧病理征阳性及去脑强直发作、高热、应激性溃疡、呼吸不规则、脉搏和血压不稳定等症状。轻者仅表现为头痛、呕吐、脑膜刺激征,无局限性神经体征,临床上易误诊为蛛网膜下腔出血。

【辅助检查】

(1)CT检查:CT是诊断脑出血安全有效的方法,可准确、清楚显示出血部位、出血量的大小等。病灶多呈均匀高密度区,边界清楚。

（2）MRI 检查:可发现结构异常,明确脑出血的病因。对检出脑干和小脑的出血灶和监测脑出血的演进过程优于 CT 扫描。

（3）脑脊液检查:脑出血患者一般无须进行腰椎穿刺检查。只有在没有条件或不能进行 CT 扫描时,可行腰穿检查,可见血性脑脊液,但阳性率仅为 60％左右。

（4）DSA:脑出血患者一般不需要进行 DSA 检查。中青年非高血压性脑出血或 CT 和 MRI 怀疑有血管畸形,又需外科手术或血管介入治疗时,应进行 DSA 检查。DSA 可清楚显示异常血管和造影剂外漏的破裂血管及部位。

【诊断】

（1）病史:中老年患者有长期高血压病史。

（2）临床表现:在活动中或情绪激动时急性起病,血压常明显升高,迅速出现局灶性神经功能缺损症状以及头痛、呕吐等颅内高压症状,可有意识障碍和脑膜刺激征,应考虑脑出血的可能。

（3）脑 CT 检查:有脑出血表现。

【鉴别诊断】

（1）与其他类型的脑血管疾病鉴别:包括脑栓塞等。

（2）与引起昏迷的全身性疾病鉴别:包括中毒及代谢性疾病（低血糖、肝性脑病、肺性脑病和尿毒症等)等。应仔细询问病史,并进行相关的实验室检查,脑 CT 可除外脑出血。

（3）对有头部外伤史者应与外伤性颅内血肿相鉴别。

【治疗】

治疗原则:保持安静,脱水降颅压、调整血压,防治继续出血,减轻血肿造成的继发性损害,促进神经功能恢复,加强护理,防治并发症,降低死亡率和残疾率,减少复发。

（1）降低颅内压:脑出血后脑水肿约在 48 h 达到高峰,维持 3～5 d 后逐渐消退。脑水肿可使颅内压增高,并致脑疝形成。因此,积极控制脑水肿、降低颅内压是脑出血急性期治疗的重要环节。常用 20％甘露醇 125～250 mL 快速静脉滴注,6～8 h 1 次。呋塞米（利尿剂）:一般用 20～40 mg 静注,6～8 h 1 次。呋塞米与甘露醇交替使用可减轻二者的不良反应。

（2）调控血压:关于脑出血患者的血压调控目前尚无一定的公认标准。应视患者的年龄、既往有无高血压、有无颅内压增高、出血原因、发病时间等情况而定。在降颅压的同时可慎重平稳降血压治疗,使血压维持在略高于发病前水平。

（3）止血治疗:若有凝血功能障碍,可针对性给予止血药物治疗,例如肝素并发的脑出血可用鱼精蛋白中和。服用华法林引起的脑出血可应用维生素 K_1 皮下注射或静脉注射。溶栓治疗所导致的脑出血,目前尚无理想的治疗措施,可选用纤维蛋白原等进行处理。

（4）降温治疗:局部亚低温治疗是辅助治疗脑出血的一种方法,能够减轻脑水肿,减少自由基的产生,改善患者预后。可采用冰帽降温。

（5）并发症的防治。

① 感染：合并意识障碍的老年患者易并发肺部感染，可预防性给予抗生素；如果已出现系统感染，应及时选用敏感的抗生素。

② 应激性溃疡：对重症或高龄患者应预防性应用 H_2 受体阻滞剂。

③ 癫痫发作：有癫痫频繁发作者，可静脉缓慢推注安定 10～20 mg，或苯妥英钠 15～20 mg/kg 缓慢静注。

④ 中枢性高热：主要是由于丘脑下部散热中枢受损所致，大多采用物理降温，可用冰帽或冰毯等，也可酒精擦浴，必要时给予人工亚冬眠。

⑤ 下肢深静脉血栓形成或肺栓塞：鼓励患者尽早活动、腿抬高、穿弹性长筒袜，预防下肢静脉血栓形成。

（6）外科治疗：对于出血量较大的患者（壳核出血≥30 mL，丘脑出血≥15 mL，小脑出血量≥10 mL）可考虑进行手术治疗，清除血肿。手术方法包括：去骨减压术、小骨窗开颅血肿清除术、钻孔血肿抽吸术和脑室穿刺引流术等。

（7）康复治疗：患者病情稳定后，应尽早进行康复治疗。早期分阶段综合康复治疗，对恢复患者的神经功能，提高生活质量有益。

【预后】

脑出血死亡率约为 40%，脑水肿、颅内压增高和脑疝形成是致死的主要原因。预后与出血量、出血部位及有无并发症有关。脑血肿急速增加的患者，预后极差，死亡率为 25%～100%。脑干、丘脑和大量脑室出血预后较差。

第四篇　外科学基础

第十四章　外科学基础

第一节　无　菌　术

【概述】

无菌术(asepsis)是临床医学的一个基本操作规范,对外科意义尤为重要。在人体和周围环境,普遍存在各种微生物,在手术、穿刺、插管、注射及换药等过程中,若不采取一系列严格措施,防止微生物通过接触、空气或飞沫进入伤口或组织,就可能引起感染。无菌术就是针对微生物及感染途径所采取的一系列预防措施。无菌术的内容包括灭菌法、消毒法(抗菌法)、操作规则及管理制度。

灭菌法是指杀灭一切活的微生物。而消毒法是指杀灭病原微生物和其他有害微生物,但并不要求清除或杀灭所有微生物(如芽孢等)。

无菌术中的操作规则和管理制度则是为了防止已经灭菌和消毒的物品,以进行无菌准备的手术人员或手术区不再被污染所采取的措施。任何人都应严格遵守这些规定,否则无菌术的目的就不能达到。

灭菌方法有高温、紫外线和电离辐射(γ线、X线)等,以高温的应用最为普遍。手术器械和应用物品如手术衣、手术巾、纱布、盆罐以及各种常用手术器械等都可用高温来灭菌。电离辐射主要用于药物如抗生素、激素、维生素等的制备过程,还包括一次性医用敷料、手术衣、容器、注射器及缝线等的灭菌。紫外线可以杀灭悬浮在空气中和附于物体表面的细菌、真菌、支原体和病毒等,常用于室内空气的灭菌,但它不能射入食物和衣料、被服等纺织品。某些药液的蒸气(如甲醛)可渗入纸张、衣料和被服等而发挥灭菌作用。

【灭菌方法】

1. 手术器械、物品、敷料的灭菌法

(1)高压蒸汽灭菌法:当蒸汽压力达到 102.97 kPa～137.30 kPa 时,温度可达 121～126 ℃,维持此温度 30 min,即能杀灭一切微生物(包括细菌芽孢)。物品经高压灭菌后,可保持包内无菌 2 周。此法用于能耐高温的物品,如金属器械、玻璃、搪瓷、敷料、橡胶制品等。其应用广泛,效果可靠。

(2)煮沸法:在水中煮沸至 100 ℃并持续 15～20 min,一般细菌即可被杀灭,但带芽孢的细菌至少需煮沸 1 h 才能被杀灭。高原地区气压低,水的沸点亦低,煮沸灭菌的时间需相应延长。海拔高度每增高 300 m,灭菌时长应延长 2 min。此法适用于金属器械、玻璃制品及橡胶类等物品。

（3）火烧法：将器械置于搪瓷或金属盆中，倒入95％酒精少许，点火直接燃烧，也可达到灭菌目的。此法可用于紧急特殊情况下对金属器械的灭菌。

2. 手术器械、物品、敷料的消毒法

（1）药液浸泡消毒法：不适用于热力灭菌的器械（锐利器械、内镜和腹腔镜等），可用化学药液浸泡消毒。

常用的化学灭菌剂和消毒剂有下列几种：

① 2％中性戊二醛水溶液：适用于刀片、剪刀、缝针及显微器械的消毒。浸泡时间为30 min。

② 10％甲醛溶液：适用于导尿管等树脂类、塑料类以及有机玻璃制品的消毒。浸泡时间为20～30 min。

③ 70％酒精：用途与戊二醛溶液相同。目前较多用于已消毒过的物品的浸泡，以维持消毒状态。浸泡30 min。

④ 1∶1000新洁尔灭溶液：适用于已消毒的持物钳的浸泡。浸泡30 min。

（2）甲醛蒸气熏蒸法：用有蒸格的容器，在蒸格下放一个量杯，按容器体积加入高锰酸钾及40％福尔马林溶液，物品置蒸格上部，容器盖紧，熏蒸1 h即可达消毒目的。但灭菌需6～12 h。

【注意事项】

一切器械、敷料和用具在使用后，都必须经过一定的处理。绿脓杆菌、破伤风杆菌感染的伤口和乙型肝炎患者，所用的布类、敷料、注射器及导管应尽量选用一次性物品，用后即焚烧处理，以免交叉感染。金属物品冲洗干净后置于20％碘附溶液内浸泡1 h。

第二节　输　　血

【概述】

输血（blood transfusion）是医疗和急救的重要措施之一。输血可补充血容量，改善循环，提高携氧能力、增加血浆蛋白、增进免疫力和凝血功能。

【适应证】

（1）急性大出血：急性大出血是外科输血的主要适应证。严重创伤、大手术、大面积烧伤等应及时输血。凡一次性失血量低于总血容量10％（500 mL）者，临床上常无血容量不足的表现，此时不需要输血。如果失血量低于总血容量10％～20％（500～1 000 mL）时，应根据有无血容量不足的临床表现及其严重程度，同时参照血红蛋白和血细胞比容（HCT）的变化选择治疗方案。如果失血量超过总血容量20％（1 000 mL），则应及时输血。原则上，失血低于 30% 时,不输全血。

(2)贫血及低蛋白血症:术前可输血或血浆蛋白,以纠正贫血及低蛋白血症,提高手术的耐受力,减少术后并发症。

(3)严重感染:少量多次输新鲜血,可提供抗体、补体等,以增强抗感染能力。

(4)凝血功能障碍:输入新鲜血液可补充各种凝血因子,输入针对病因的有关成分,如纤维蛋白原、血小板、抗血友病球蛋白等,以改善凝血功能。

根据 2000 年卫生部输血指南建议:Hb>100 g/L 不需要输血;Hb<70 g/L 可输浓缩红细胞。Hb 为 70~100 g/L 应根据患者的贫血程度、心肺代偿功能、有无代谢率增高以及年龄等因素来决定是否输血。对于可输可不输的患者尽量不输血。

【输血技术】

1. 输血途径

常用的输血途径是静脉内输血,成人身上最容易穿刺也最常用的血管是肘正中静脉、贵要静脉;次常用的是手背静脉和大隐静脉。对婴幼儿,较常用的是手背静脉和大隐静脉,对 1 岁以下儿童可用头皮静脉。下肢静脉壁比上肢静脉壁厚,又容易发生痉挛,所以应尽量选择上肢静脉。为防止输入的血液在进入心脏前从手术部位的创面流失,故凡头颈部和上肢的手术,应选用下肢静脉输血;凡下肢、盆腔和腹部手术,应选择上肢或颈部静脉输血。对新生儿输血或换血可用脐静脉。

2. 注意事项

(1)输血前需向患者或家属说明输血的目的及可能发生的输血不良反应和经血液传播的疾病,征得患者或家属的同意并签订输血同意书。输血同意书必须与病历同时保存。

(2)输血前应做血型鉴定和交叉配合试验,同时应作病毒肝炎、梅毒、艾滋病的检测。

(3)输血前必须仔细核对患者姓名、住院号、血型、血瓶号、交叉配合试验结果等,最好经两人核对。

(4)最好选用密闭式输血器,以减少污染机会,并配有过滤装置,以防输入微小血块。

(5)输血前将血袋轻轻倒转,使血浆与血球均匀混合,并注意血袋内有无溶血、混浊或血块。

(6)从冰箱中取出的冷血不宜立即输入,在室内放置 0.5 h 为宜,但不能超过 4 h。

(7)输血时,不应在血液内加入任何药物(除生理盐水外)。

(8)输血过程中,密切观察有无输血反应,一旦出现严重输血反应时,应立即停止输血,重新鉴定血型和交叉配合试验,取血袋内余血作细菌培养,采患者尿液检查有无游离血红蛋白。

【并发症及其防治】

(1)发热:发热反应较多见。一般无血压下降,1~2 h 内好转。出现发热反应后,应立即减慢或暂停输血,肌注异丙嗪 25 mg 或静滴地塞米松 5~10 mg。发热的原因是致热原和免疫反应。

(2)过敏反应:常表现为皮肤红斑、荨麻疹和瘙痒。可给抗组胺药物处理。如果出现支气管痉挛、喘鸣、呼吸困难,进而神志不清、休克,应立即停止输血,地塞米松 10 mg 静注,或异丙嗪 25 mg、肾上腺素 0.5～1 mg 肌注。

(3) 溶血反应:常见的原因是误输血型不合的血、红细胞已有破坏的质量不佳的血、已有细胞污染的血等。典型的表现是输血 20～50 mL 后,患者出现头痛、寒战高热、呼吸困难、心前区压迫感、腰背酸痛;继而出现面色苍白、皮肤湿冷、烦躁不安、脉搏微弱、血压下降、休克等,同时可出现血红蛋白尿、黄疸,甚至发生 DIC 及急性肾衰竭。疑有溶血反应,应立即停止输血,再次核对受血者、供血者的姓名和血型,重新测定血型和交叉配合试验,将血袋内剩血作涂片和细菌培养,以排除细菌污染反应。

治疗手段主要是防治休克、维持循环功能、保护肾功能。

(4) 细菌污染:多数是革兰阴性细菌污染。临床表现为输入 10～20 mL 血液后,即发生寒战高热、呼吸困难、脉搏增快、血压下降等感染性休克的表现,并可有血红蛋白尿和创面渗血。取血袋内剩血作涂片和细胞培养,同时作患者的血、尿细菌培养,可明确诊断。治疗与感染性休克治疗相同,包括大剂量有效抗菌药物和激素的应用。

(5) 大量快速输血的并发症:大量快速输血是指在 6～8 h 内,输入相当于患者全身血容量的血,为 4000～5000 mL,可能发生心力衰竭、肺水肿等并发症。

(6) 输血传染病:由于输血及血液制品后引起的、用患者原发疾病不能解释的疾病。为避免发生输血传染病,对供血者及患者均应作严格检验。

(7) 免疫抑制:近年来发现,输血后降低了肿瘤患者的存活率,减弱患者的抗感染能力,可能与输血后的非特异性免疫抑制和抑制 T 淋巴细胞的生成有关。

【成分输血】

凡以非全血的方式输注血液中的一种或几种成分,称为成分输血。成分输血有如下优点:一血多用,节约血源,针对性强,疗效好,副作用少,便于保存和运输。

(1) 浓缩红细胞:是使用较多的一种成分输血,主要用来增加红细胞,治疗贫血或血容量正常的患者。输血前需要测定血型、做配血试验。

(2) 代血浆血:将分离、浓缩的红细胞,用左旋糖酐或羟乙基淀粉液稀释即成代血浆血,除可供给红细胞外还能维持胶体渗透压,扩充血容量,需测定血型和做配血试验。

(3) 血浆成分。

① 新鲜冰冻血浆:是在 −30～−20 ℃低温下保存的,主要凝血因子可保存 6 个月,主要用于肝功能不全、DIC、血液稀释而引起的凝血障碍等,输前需行 ABO 配型,但无须交叉配血。

② 冰冻干燥血浆:是经冻干制成的淡黄色粉末样物,在 10 ℃以下保存 5 年。使用时用等渗盐水或 5％葡萄糖液溶解,不需测定血型。可用于血浆大量丢失和低血容量休克患者。

(4) 血浆蛋白成分。

① 清蛋白液:用于补充清蛋白。

② 血浆蛋白液:是含清蛋白和少量球蛋白的 5％溶液。

③ 免疫球蛋白:包括丙种球蛋白、正常人免疫球蛋白、特异性免疫球蛋白(如抗破伤风、抗狂犬病高效价免疫球蛋白)。

（5）浓缩血小板：用于血小板减少或血小板病引起的出血。

（6）其他：有浓缩白细胞、凝血因子、凝血酶原复合物、纤维蛋白原等。

【自体输血】

自体输血是指在一定条件下，采集患者自身的血液或血液成分，经保存和处理后，当患者手术或紧急情况需要时回输给患者的一种输血方法。

自体输血有如下优点。

（1）可以避免经血液传播的疾病，如肝炎、艾滋病、梅毒、疟疾等。

（2）不需检测血型和做交叉配合试验，可避免同种异体输血产生的抗体抗原免疫反应所致的溶血、发热和过敏反应。

（3）可避免同种异体输血引起的差错事故。

（4）反复放血，可刺激红细胞再生，使病人术后造血速度比术前加快。

（5）自体输血可以缓解血源紧张的矛盾。

自体输血适用于具有特殊输血问题的人群，比如稀有血型者。

第三节　麻　　醉

【概述】

麻醉（anesthesia）是指用药物或其他方法使患者整体或局部暂时失去感觉，从而消除手术所致的疼痛和不适，保障手术病人的安全，并为手术创造良好的工作条件。除临床麻醉外，危重病人的监测治疗、急救复苏、疼痛治疗等都属于麻醉学的范畴。

麻醉方法分为全身麻醉和局部麻醉两大类。前者又分为吸入麻醉、静脉麻醉及复合麻醉；后者又分为表面麻醉、局部浸润、区域阻滞、神经阻滞及椎管内麻醉。

选择麻醉方法的原则主要是根据病情特点、手术性质和要求、麻醉方法的使用指征和条件等进行全面估计，权衡利弊，选择比较安全而有效的麻醉方法。

【麻醉前的准备】

为了增强病人对麻醉和手术的耐受力，麻醉前应尽力改善病人的营养状况，纠正生理功能紊乱，治疗潜在内科疾病，使病人各实质器官功能处于良好状态。例如呼吸系统感染者，应用抗生素等药物积极控制。高血压病人应予降压治疗。严重贫血者，需先多次少量输血纠正。有高热者应作降温处理。

为预防麻醉下的呕吐和误吸，成人选择性手术，麻醉前 12 h 内禁食、4 h 内禁饮。婴幼儿于麻醉前 4 h 内禁饮和哺食。术前晚应灌肠或给轻泻剂。急症手术亦应适当准备，饱餐病人又不得不在全麻下施行手术时，可先作清醒气管插管，能主动地先控制呼吸道为佳。

病人精神方面的准备着重于消除病人对麻醉的顾虑,以充分取得病人的信任和合作。

【麻醉前用药】

1. 麻醉前用药目的

(1)消除病人对手术的恐惧和紧张情绪。

(2)提高痛阈,增强止痛效果。

(3)减少口腔和呼吸道的分泌物,以便于麻醉操作和减少术后肺部并发症。

(4)抑制迷走神经反射,预防手术中发生呕吐,心律失常或心搏骤停的意外。

2. 麻醉前用药

(1)镇静催眠药:巴比妥类、苯二氮卓类及吩噻嗪类药物均有镇静、催眠、抗焦虑及抗惊厥作用,并能预防局麻药的毒性反应,常用者有苯巴比妥钠、安定、异丙嗪等。

(2)镇痛药:阿片类药能解除或减轻疼痛并改变对疼痛的情绪反应。常用哌替啶和吗啡,哌替啶镇痛效能约为吗啡的 1/10,抑制呼吸和咳嗽反射较轻,对腺体的分泌和平滑肌的收缩有较弱的抑制作用,较少发生恶心呕吐。

(3)抗胆碱药:常用阿托品或东莨菪碱。能阻断节后胆碱能神经支配的效应器上的胆碱受体、抑制腺体分泌,便于保持呼吸道通畅,松弛胃肠平滑肌,较大剂量时抑制迷走神经反射。此外,阿托品有兴奋中枢作用,东莨菪碱有抑制中枢作用。

【全身麻醉】

全身麻醉(简称全麻)是麻醉药对中枢神经系统的抑制,呈现可逆的知觉和神志消失状态,也可有反射抑制和肌肉松弛。

1. 分类

(1)吸入麻醉:麻醉药经呼吸道吸入进入血循环,作用于中枢神经系统而产生麻醉作用者,称为吸入麻醉。常用的吸入麻醉药有乙醚、氟烷、安氟醚、异氟醚及氧化亚氮等。

(2)静脉麻醉:将麻醉药注入静脉,作用于中枢神经系统而产生全麻状态者称静脉麻醉。常用药有硫喷妥钠、氯胺酮和羟丁酸钠等。

(3)复合麻醉:为了弥补单一的麻醉药及方法不足,常以多种药或方法合理组合,借以发挥优势,取长补短,最大限度地减少对病人生理功能的不利影响,充分满足麻醉和手术的需要。复合麻醉内容由三部分组成。

① 安静或意识抑制:常用安定、羟丁酸钠、氟哌利多、异丙嗪等药以达到镇静、催眠、遗忘或神志消失等目的。

② 镇痛和抑制反射:可选用浅全麻药(如安氟醚、异氟醚、氧化亚氮、氯胺酮等)、镇痛药(如芬太尼、吗啡、哌替啶等),有些药兼有镇静与镇痛两种作用。为了抑制内脏反射,又可采用局部阻滞法,封闭反射区。

③ 肌肉松弛:可使用各种类型的肌肉松弛药。

总之,应根据统一的用药原则并结合病情、手术特点合理组合,在不同的麻醉阶段灵活运用。如果配伍不当,对病人的耐受性估计不足,则可产生不良的副作用,如循环和呼吸的抑制过度或苏醒延迟等。

2．气管内插管术

将特制的气管导管通过口腔或鼻腔插入气管内，是气管内麻醉、心肺复苏或呼吸治疗的必要技术。气管内插管能便于保持呼吸道通畅，防止误吸和易于清除气道内的分泌物；便于吸氧和施行辅助或控制通气；能经导管吸入麻醉药及便于全麻下呼吸管理，因此适于多数需要全麻的手术，尤以下列情况更为适合：①开胸手术或应用肌松药后需行人工通气者；②需全麻的饱胃或急性肠梗阻病人；③头颈部全麻手术，插管后使麻醉操作远离手术野，尤其是口鼻及颅底骨折手术，可防止血液误吸；④气道受压或不能保持正常通气的俯卧或侧卧位等手术。

3．常见并发症和处理

1）呕吐、反流与窒息

（1）原因：呕吐是通过反射性动作迫使胃内容物排出。反流为胃内容物受重力作用或因腹内压力的影响而逆流入咽喉腔。呕吐或反流物易造成误吸，而引起呼吸道阻塞、窒息或吸入性肺炎等，为全麻主要危险之一。

（2）处理方法：为预防呕吐和反流引起误吸的意外，全麻前应严禁饮食，使用镇静、镇吐或抗胃酸类药，必要时作胃肠减压。对饱胃患者的全麻应先行清醒气管插管或快速插管，亦可用食管阻塞器，麻醉诱导力求平稳。

2）呼吸道梗阻

（1）舌后坠：全麻下下颌松弛，使舌根后坠而堵塞咽喉通道，造成上呼吸道部分或完全梗阻，可听到鼾音，正常睡眠时亦可出现。

处理方法：托起下颌；放入口咽或鼻咽通气道；头偏一侧或肩背垫高头后仰位。麻醉病人未醒前头底下不宜垫枕，以免发生舌后坠。

（2）喉痉挛：是一种防御反射。硫喷妥钠麻醉、缺氧及二氧化碳蓄积可使咽喉部应激性增高；浅麻醉下对咽喉部的直接刺激如乙醚浓度突然增高、分泌物和手术操作刺激或是远隔部位的刺激性反射，均可诱发喉痉挛。

处理原则：消除诱发原因，解除呼吸困难，包括吸除咽喉部异物、加压吸氧或药物治疗。

（3）下呼吸道分泌物梗阻：常因脓性痰、血液、唾液或误吸物等阻塞下呼吸道，表现为呼吸困难，三凹征，发绀，肺部能听到啰音，手压呼吸囊感觉阻力增加。如不及时解除气道阻塞，则可因严重缺氧和二氧化碳蓄积而导致死亡。

处理方法：及时用吸引器将气道内分泌物吸出，应减浅麻醉以恢复病人咳嗽反射，或结合体位引流以排除痰液，同时要吸氧，坚持有效的人工通气以维持较好的氧合。

3）低血压

（1）常见原因：①药物抑制或麻醉过深；②术中失血；③神经反射；④严重缺氧和酸血症；⑤手术操作的影响，收缩压下降超过原来血压水平的30%，就会影响组织血流灌注，严重低血压可导致循环功能衰竭而致死。

（2）处理原则：控制麻醉药用量或麻醉深度，补充血容量，封闭神经反射区，纠正缺氧、水和电解质紊乱及酸碱平衡失调，手术操作中应避免对心脏或大血管的压迫，必要时使用升压药。

4）心律失常

（1）常见原因：①二氧化碳蓄积和缺氧；②某些药物（如氟烷）作用；③手术操作刺激；④神经反射；⑤电解质紊乱；⑥低温。

（2）处理方法：①完全性房室传导阻滞，用阿托品、异丙肾上腺素或安装起搏器治疗。②频发性早搏和室性心动过速，用利多卡因或电击转复治疗。

5）心搏骤停

（1）常见原因：病情危重、低血容量、冠心病、严重缺氧和高碳酸血症、电解质或酸碱平衡紊乱、低温、麻醉药逾量或中毒、神经反射、手术刺激等。

（2）处理方法：应针对各种原因积极预防，早期发现和及时抢救以减少死亡。

【局部麻醉】

局部麻醉是应用局部麻醉药暂时阻断身体某一区域的神经传导而产生麻醉作用，简称局麻。局麻简便易行，安全性大，能保持病人清醒，对生理功能干扰小，并发症少。适用于较表浅局限的中小型手术。但用于范围大和部位深的手术时，往往止痛不够完善，肌肉松弛欠佳，用于不易合作的病人尤其是小儿时必须加用基础麻醉或辅助麻醉，故其应用范围受到一定的限制。

1. 常用方法及药物

（1）表面麻醉：将穿透力强的局麻药施用于黏膜表面，使其穿透黏膜而阻滞其浅表的神经末梢，以产生黏膜麻醉。用于眼、鼻、口腔、咽喉、气管、尿道等处的浅表手术或检查。

① 方法：点滴、涂敷、喷雾、灌注等。

② 常用药：0.5%～1%丁卡因，一次限量为 40 mg；2%利多卡因，一次限量为 200 mg。因黏膜供血丰富，药物可被迅速吸收而易中毒，故表面麻醉药的剂量应减至相当于浸润麻醉药最大剂量的 1/4～1/2。

（2）局部浸润麻醉：将局部麻醉药注射于手术部位的各层组织内，使神经末梢发生传导阻滞，称为局部浸润麻醉。

① 方法：先在皮肤切口一端皮内注射一皮丘，继沿切口走行方向做成一连串皮丘，作新皮丘时注射针应在前一皮丘内刺入，故局麻药只有第一针刺入时才有痛感。然后分层注射，即由皮丘按解剖层次向四周及深部扩大浸润范围。注药时应将较大量麻药在短时内加压注入，使麻药在组织内产生水压作用，即为张力性浸润，因此麻药能与神经末梢广泛而均匀地接触，使麻醉效果增强。每次注药前都要回抽注射器，以免误注入血管内。

② 常用药：0.5%～1%普鲁卡因，一次总量不超过 1 g。

（3）区域阻滞麻醉：采用局部浸润的方法，由皮丘向四周及深层组织扩大浸润，由点成线、由线成面，由许多面而成为一立体阻滞区域，对手术区形成一包围圈，以阻滞神经纤维的向心传导，即为区域阻滞麻醉。常用于囊肿切除、肿块活组织检查等。其优点是能避免穿刺病理组织，不会使手术区的局部解剖因注药难以辨认。

（4）神经阻滞麻醉：将局麻药注射于神经干（丛或节）的周围，以阻滞其神经传导，使该神经支配区产生麻醉作用,称神经阻滞麻醉。此法能以少量的局麻药产生较大的无痛区,效果好而安全,常用臂丛阻滞、颈丛阻滞等。

(5) 椎管内麻醉:将局麻药注射入椎管(蛛网膜下腔或硬脊膜外腔)内,脊神经根受到阻滞,使该神经根支配的相应区域产生麻醉作用,可以产生下半身或局部的麻醉。适用于下腹部、盆腔、肛门、下肢的手术。

2. 不良反应及处理原则

(1) 毒性反应:指单位时间内血液中局麻药浓度超过了机体的耐受力而引起的中毒症状。

原因:①局麻药逾量;②单位时间内药物吸收过快,如注射到含血管丰富的部位或误入血管内。③机体对局麻药的耐受性降低,多见于恶病质、严重感染、严重贫血、肝功能不良、维生素缺乏、高热等病人。④药物间的相互作用,如同时使用两种局麻药而不减量(按规定两同类药物相加剂量应相当于其中一种药的最大量)。

症状:主要表现为中枢神经及循环系统的变化。中枢神经的抑制性神经元容易遭受局麻药的抑制,结果使兴奋性神经元的作用相对加强,由此引起中枢兴奋和惊厥。如局麻药浓度再升高,则使兴奋和抑制性神经元都受到抑制,即引起中枢兴奋的全面抑制,表现为神志模糊或昏迷、呼吸抑制或停止、循环衰竭等。局麻药中毒时除直接舒张外周血管外,亦抑制心肌的收缩和传导,使心排血量下降,导致低血压、循环衰竭甚至心跳停止。

治疗:①立即停用局麻药。②支持呼吸和循环功能,如人工呼吸、给氧和使用升压药,心跳停止时应立即复苏。③抗惊厥:静注安定 0.1~0.2 mg/kg 或 2.5%硫喷妥钠 3~5 mL,亦可用速效肌松药。

预防:局麻前应给予适量镇静药。局麻药液中加肾上腺素,浓度为 1∶(200000~500000),可使局部血管收缩,减少创口渗血。延长局麻药的吸收,增加麻醉作用时间,减少局麻中毒反应。肾上腺素的浓度不宜过高,以免组织缺血坏死。足趾、手指和阴茎等处作局麻时,不应加肾上腺素,老年、甲亢、心律失常、高血压和周围疾病亦不宜使用。

(2) 过敏反应:有极少数病人在使用局麻药后出现皮肤黏膜水肿、荨麻疹、哮喘、低血压或休克等症状,称为过敏反应。有即刻反应和迟缓反应两种。目前尚无可靠的方法预测。皮内或眼结合膜试验均可能有假阳性和假阴性,只供参考而难做定论。凡病人属过敏体质或有过敏史者应小心。

第四节 外科感染

【概述】

外科感染(surgical infection)是指需要用外科方法治疗的感染性疾病以及由于创伤、手术、器械检查或插管等引起的感染。外科感染占外科疾病的 30%~50%。外科感染一般有以下特点:①多由几种细菌引起;②多数有明显的局部症状;③多为器质性病变,常有组织化脓坏死,需外科处理。

【病因】

外科感染是由致病菌侵入人体所引起,常见的致病菌有葡萄球菌、链球菌、变形菌、大肠埃希菌、铜绿假单胞菌及白色念珠菌等。

【分类】

1. 按感染的性质分类

(1) 非特异性感染:是一般感染或化脓性感染,如疖痈、丹毒、蜂窝织炎、急性乳腺炎等。

(2) 特异性感染:在致病菌、病程发展和防治方面都比较特殊的感染,如破伤风、气性坏疽等。

2. 按病程分类

病程在三周以内者,称为急性感染;病程两月以上者为慢性感染;介于两者之间为亚急性感染。

3. 按发生条件分类

(1) 原发性感染:由伤口直接污染造成。

(2) 继发性感染:在伤口愈合过程中出现的病菌感染。

(3) 外源性感染:病原体由外环境或体表侵入人体造成的感染。

(4) 内源性感染:病原体存在于体内,经由空腔脏器如肠道、胆道、肺等造成的感染。

【诊断】

(1) 局部症状:局部红、肿、热、痛和功能障碍五大症状。

(2) 全身症状:发热、畏寒、全身不适,严重者可发生感染性休克。

(3) 波动感:当局部形成脓肿时,可触及波动感,但深部脓肿波动感不明显。可结合超声波、X 线检查,或行穿刺诊断。

(4) 实验室检查:白细胞计数升高,核左移,胞质内可有中毒颗粒。做脓液或血培养及药物敏感试验。

【治疗】

1. 全身治疗

(1) 抗生素:可根据临床表现、细菌培养和药物敏感试验选择抗生素,感染严重者应联合用药。但应注意过敏反应、毒副反应和二重感染的发生。

(2) 支持疗法:包括补充液体、热量,纠正贫血、低蛋白血症,严重感染者可应用皮质激素。

2. 局部治疗

包括抬高患肢、局部制动、外敷消炎止痛类软膏、局部热敷理疗、手术切开引流和清创术等。

【常见外科感染举例】

1. 疖和痈

疖和痈是毛囊及其所属皮脂腺的急性化脓性感染,大多由金黄色葡萄球菌引起的。常发生在头面部、前胸、后背、臀部等易受摩擦的部位。疖是一个毛囊及其所属皮脂腺的急性化脓性感染。痈是多个相邻的毛囊及其所属皮脂腺的急性化脓性感染。

疖的治疗:一般不用抗菌药物,如有明显的全身症状者可使用抗菌药物,局部可外搽2%碘酊,然后用酒精脱碘,也可外敷2%鱼石脂软膏、50%硫酸镁等。发生在口唇、鼻周围的疖(危险三角区)切忌挤压,因该部位有较丰富的淋巴管和血管网,如被挤压,可使细菌或脓栓沿内眦静脉和眼静脉等进入颅内海绵窦,引起化脓性海绵窦炎,出现高热、寒战、头痛、昏迷、病情严重,死亡率高。

痈的治疗:必须早期应用足量抗菌药物,如已形成蜂窝状或破溃时应作"十"字形切开引流,深达筋膜者清除坏死组织后,肉芽创面较大,难以愈合,可行植皮。

2. 急性淋巴管炎和淋巴结炎

致病菌从皮肤、黏膜表浅的损伤或感染病灶侵入,经组织的淋巴间隙进入淋巴管,引起急性淋巴管炎。急性淋巴结炎多数由其他感染病灶的化脓菌沿淋巴管侵入淋巴结所致。致病菌多为金黄色葡萄球菌和溶血性链球菌。

急性淋巴管炎分为深、浅两种,浅层者在伤口近侧出现一条或数条"红线",硬而有压痛;深层者不出现红线,但患肢可出现肿胀、压痛。

急性淋巴结炎时,局部淋巴结肿大、疼痛、压痛,甚至发生脓肿,局部有波动感。

急性淋巴管炎、淋巴结炎均可发生感染引起的全身症状。

急性淋巴结炎和淋巴管炎的治疗都需要应用抗菌药物;处理原发病灶;淋巴结炎形成脓肿时进行切开引流。

3. 破伤风

1) 病因和发病机制

破伤风是由破伤风杆菌侵入人体伤口,生长繁殖并产生毒素所引起的一种特异性感染。破伤风杆菌广泛存在于泥土和人畜粪便内,当皮肤或黏膜破损时侵入人体,在局部伤口中生长繁殖,并产生两种外毒素,即痉挛毒素和溶血毒素。前者对神经有特殊的亲和力,引起全身横纹肌痉挛;后者可引起组织局部坏死及心肌损害。

2) 临床表现

患者发病前有皮肤或黏膜损伤史,潜伏期为6~10 d,但也有24 h或数周、数月者。发病初期,常头晕、乏力、烦躁不安、咀嚼肌发酸无力等症状,继而出现牙关发紧,张口渐困难,吞咽不便,流口水。面部表情肌痉挛,形成"苦笑"面容。颈项强直、头向后仰,呈"角弓反张"状。阵发性肌肉收缩及痉挛,每次发作可持续数秒或数分钟,任何光线、声音、震动等轻微刺激,可诱发抽搐,患者全身大汗,面唇发绀,呼吸急促,表情非常痛苦。喉头及呼吸肌痉挛可引起呼吸困难或窒息,是造成死亡的主要原因。患者始终神志清楚。

3）治疗方法

（1）将患者安置在隔离病房，保持安静，避免光线和各种刺激，防止坠落。

（2）清除毒素来源：无论伤口愈合与否，均应作清创术，敞开伤口。

（3）中和游离毒素：入院当日用 5×10^4 U 破伤风抗毒素（TAT）缓慢静滴，以后每日静滴 1×10^4 U，直到症状好转。深部肌注入破伤风免疫球蛋白（TIG），$3000\sim6000$ U，只用一次即可。

（4）控制和解除痉挛：地西泮、苯巴比妥钠、硫喷妥钠、冬眠合剂等药，每 $4\sim6$ h 交替使用。

（5）保持呼吸道通畅：是抢救破伤风患者的关键措施。抽搐频繁，药物无法控制，呼吸极为困难者，宜及早作气管切开。

（6）预防并发症：静滴大剂量青霉素，$1\times10^7\sim2\times10^7$ U/日，可抑制破伤风杆菌，减少毒素的产生，并可预防其他感染。

第五节　急性阑尾炎

【概述】

急性阑尾炎（acute appendicitis）是发生在阑尾的急性炎症，是外科常见病，也是最多见的急腹症。

【病因】

（1）阑尾管腔阻塞：是急性阑尾炎最常见的病因。淋巴滤泡的明显增生和粪石是阻塞的主要原因；异物、炎性狭窄、食物残渣、蛔虫、肿瘤等则是较少见的病因。由于阑尾管腔细，开口狭小，系膜短小使阑尾蜷曲，这些都是造成阑尾管腔易于阻塞的因素。阑尾管腔阻塞后阑尾黏膜仍继续分泌黏液，腔内压力上升，血液循环发生障碍，使阑尾炎症加剧。

（2）细菌入侵：由于阑尾管腔阻塞，细菌繁殖，分泌内毒素和外毒素，损伤黏膜上皮，并使黏膜形成溃疡，细菌穿过溃疡的黏膜进入阑尾肌层。阑尾壁间质压力升高，妨碍动脉血流，造成阑尾缺血，最终造成梗死和坏疽。致病菌多为肠道内的各种革兰阴性杆菌和厌氧菌。

【病理分型】

（1）急性单纯性阑尾炎：属轻型阑尾炎或病变早期。病变多只限于黏膜和黏膜下层。阑尾外观轻度肿胀，浆膜充血并失去正常光泽，表面有少量纤维素性渗出物。镜下，阑尾各层均有水肿和中性粒细胞浸润，黏膜表面有小溃疡和出血点。临床症状和体征均较轻。

（2）急性化脓性阑尾炎：亦称急性蜂窝织炎性阑尾炎，常由单纯性阑尾炎发展而来。阑尾肿胀明显，浆膜高度充血，表面覆以纤维素性（脓性）渗出物。镜下，阑尾黏膜的溃疡面加大并深达肌层和浆膜层，管壁各层有小脓肿形成，腔内亦有积脓。阑尾周围的腹腔内有稀薄脓液,形成局限性腹膜炎。临床症状和体征较重。

（3）坏疽性及穿孔性阑尾炎:重型阑尾炎。阑尾管壁坏死或部分坏死,呈暗紫色或黑色。阑尾腔内积脓,压力升高,阑尾壁血液循环障碍。穿孔部位多在阑尾根部和尖端。穿孔如未被包裹,感染继续扩散,则可引起急性弥漫性腹膜炎。

（4）阑尾周围脓肿:急性阑尾炎化脓、坏疽或穿孔。如果此过程进展较慢,大网膜可移至右下腹部,将阑尾包裹并形成粘连、炎性肿块或阑尾周围脓肿。

【转归】

（1）炎症消退:一部分单纯性阑尾炎经及时药物治疗后炎症消退。大部分将转为慢性阑尾炎,易复发。

（2）炎症局限化:化脓、坏疽或穿孔性阑尾炎被大网膜包裹粘连,炎症局限,形成阑尾周围脓肿。需用大量抗生素或中药治疗,治愈缓慢。

（3）炎症扩散:阑尾炎症重,发展快,未予及时手术切除,又未能被大网膜包裹局限,炎症扩散,发展为弥漫性腹膜炎、化脓性门静脉炎、感染性休克等。

【临床表现】

1. 症状

（1）转移性腹痛:典型的腹痛发作始于上腹,逐渐移向脐部,数小时(6～8 h)后转移并局限在右下腹。此过程的时间长短取决于病变发展的程度和阑尾位置。70％～80％的病人具有这种典型的转移性腹痛的特点。部分病例发病开始即出现右下腹痛。不同类型的阑尾炎的腹痛也有差异,如单纯性阑尾炎表现为轻度隐痛;化脓性阑尾炎呈阵发性胀痛和剧痛;坏疽性阑尾炎呈持续性剧烈腹痛;穿孔性阑尾炎因阑尾腔压力骤减,腹痛可暂时减轻,但出现腹膜炎后,腹痛又会持续加剧。

（2）胃肠道症状:发病早期可能有厌食,恶心、呕吐也可发生,但程度较轻。有的病例可能发生腹泻。盆腔位阑尾炎,炎症刺激直肠和膀胱,引起排便、里急后重症状。弥漫性腹膜炎时可致麻痹性肠梗阻,腹胀、排气排便减少。

（3）全身症状:早期乏力。炎症重时出现中毒症状,心率增快,发热,达 38 ℃左右。阑尾穿孔时体温会更高,达 39 ℃或 40 ℃。如发生门静脉炎时可出现寒战、高热和轻度黄疸。

2. 体征

（1）右下腹压痛:是急性阑尾炎最常见的重要体征。压痛点通常位于麦氏点,可随阑尾位置的变异而改变,但压痛点始终在一个固定的位置上。发病早期,腹痛尚未转移至右下腹时,右下腹便可出现固定压痛。压痛的程度与病变的程度相关。老年人对压痛的反应较轻。当炎症加重时,压痛的范围也随之扩大。当阑尾穿孔时,疼痛和压痛的范围可波及全腹。但此时,仍以阑尾所在位置的压痛最明显。

（2）腹膜刺激征象:反跳痛,腹肌紧张,肠鸣音减弱或消失等。这是壁腹膜受炎症刺激出现的防卫性反应,提示阑尾炎症加重,出现化脓、坏疽或穿孔等病理改变。腹膜炎范围扩大,说明局部腹腔内有渗出或阑尾穿孔。但是,在小儿、老人、孕妇、肥胖、虚弱者或盲肠后位阑尾炎时,腹膜刺激征象可不明显。

（3）右下腹包块：如体检发现右下腹饱满,扪及一压痛性包块,边界不清,固定,应考虑阑尾周围脓肿。

【实验室检查】

1. 血常规检查

大多数急性阑尾炎病人的白细胞计数和中性粒细胞比例增高。白细胞计数升高,超过$10×10^9/L$,可发生核左移。部分病人白细胞可无明显升高,多见于单纯性阑尾炎或老年病人。

2. 影像学检查

（1）腹部平片：可见盲肠扩张和液平面,偶尔可见钙化的粪石和异物影,可帮助诊断。

（2）B超检查：有时可发现肿大的阑尾或脓肿。

（3）螺旋CT扫描：可获得与B超相似的效果,尤其有助于阑尾周围脓肿的诊断。但是必须强调,这些特殊检查在急性阑尾炎的诊断中不是必需的,当诊断不肯定时可选择应用。在有条件的单位,腹腔镜检查也可用于诊断急性阑尾炎并同时作阑尾切除术。

【诊断和鉴别诊断】

依据典型的症状(转移性右下腹疼痛等)、体征(右下腹压痛等)、实验室检查(白细胞计数增高),可以初步诊断为急性阑尾炎。

有许多急腹症的症状和体征与急性阑尾炎很相似,需与其鉴别。尤其当阑尾穿孔发生弥漫性腹膜炎时鉴别诊断则更难。有时需在剖腹探查术中才能鉴别清楚。

（1）胃十二指肠溃疡穿孔：穿孔溢出的胃内容物可沿升结肠旁沟流至右下腹部,容易误认为是急性阑尾炎的转移性腹痛。病人多有溃疡病史,表现为突然发作的剧烈腹痛。体征除右下腹压痛外,上腹仍具疼痛和压痛,腹壁板状强直等腹膜刺激症状也较明显。胸腹部X线检查如发现膈下有游离气体,则有助于鉴别诊断。

（2）右侧输尿管结石：突然发生的右下腹阵发性剧烈绞痛,疼痛向会阴部、外生殖器放射。右下腹无明显压痛,或仅有沿右侧输尿管径路的轻度深压痛。尿中查到多量红细胞。B超检查或X线摄片在输尿管走行部位可呈现结石阴影。

（3）妇产科疾病：在育龄妇女中特别要注意。异位妊娠破裂表现为突然下腹痛,常有急性失血症状和腹腔内出血的体征,有停经史及阴道不规则出血史;检查时宫颈举痛、附件肿块、阴道后穹隆穿刺有血等。卵巢滤泡或黄体囊肿破裂的临床表现与异位妊娠相似,但病情较轻,多发病于排卵期或月经中期以后。急性输卵管炎和急性盆腔炎,下腹痛逐渐发生,可伴有腰痛;腹部压痛点较低,直肠指诊盆腔有对称性压痛;伴发热及白细胞计数升高,常有脓性白带,阴道后穹隆穿刺可获脓液,涂片检查细菌阳性。卵巢囊肿蒂扭转有明显而剧烈腹痛,腹部或盆腔检查中可扪及有压痛性的肿块。B超检查有助于诊断和鉴别诊断。

【治疗】

1. 手术治疗

绝大多数急性阑尾炎一旦确诊,应早期施行阑尾切除术。早期手术系指阑尾炎症还处于管腔阻塞或仅有充血水肿时就手术切除,此时手术操作较简易,术后并发症少。如化脓坏疽或穿孔后再手术,不但操作困难且术后并发症会明显增加。术前即应用抗生素,有助于防止术后感染的发生。

阑尾切除术的技术要点如下。

(1)麻醉:一般采用硬脊膜外麻醉,也可采用局部麻醉。

(2)切口选择:一般情况下宜采用右下腹麦氏切口或横切口。如诊断不明确或腹膜炎较广泛应采用右下腹经腹直肌探查切口,以便术中进一步探查和清除脓液。切口应加以保护,防止被污染。

(3)寻找阑尾:部分病人阑尾就在切口下,容易显露。沿结肠带向盲肠顶端追踪,即能找到阑尾。如仍未找到阑尾,应考虑可能为盲肠后位阑尾,用手指探查盲肠后方,或者剪开盲肠外侧腹膜,将盲肠向内翻即可显露盲肠后方的阑尾。

(4)处理阑尾系膜:用阑尾钳钳夹阑尾系膜,不要直接钳夹阑尾,将阑尾提起显露系膜。如系膜菲薄,可用血管钳贴阑尾根部戳孔带线一次集束结扎阑尾系膜,包括阑尾血管在内,再剪断系膜;如阑尾系膜肥厚或较宽,一般应分次钳夹、切断结扎或缝扎系膜。

(5)处理阑尾根部:在距盲肠 0.5 cm 处用钳轻轻钳夹阑尾后用丝线或肠线结扎阑尾,再于结扎线远侧 0.5 cm 处切断阑尾,残端用碘酒、酒精涂擦处理。于盲肠壁上缝荷包线将阑尾残端埋入。荷包线缝合要点:距阑尾根部结扎线 1 cm 左右,勿将阑尾系膜缝入在内,针距 2~3 mm,缝在结肠带上。荷包缝合不宜过大,防止肠壁内翻过多,形成无效腔。也可做8 字缝合,将阑尾残端埋入同时结扎。最后,在无张力下再将系膜绑扎在盲肠端缝线下覆盖加固。

2. 非手术治疗

仅适用于单纯性阑尾炎及急性阑尾炎的早期阶段,病人不接受手术治疗或客观条件不允许,或伴存其他严重器质性疾病有手术禁忌证者。主要措施包括选择有效的抗生素和补液治疗。也可经肛门直肠内给予抗生素栓剂。

【并发症及其处理】

1. 阑尾炎并发症

腹腔脓肿是急性阑尾炎未经及时治疗的后果。在阑尾周围形成的阑尾周围脓肿最常见,也可在腹腔其他部位形成脓肿。临床表现有麻痹性肠梗阻的腹胀症状、压痛性包块和全身感染中毒症状等。B超和CT扫描可协助定位。一经诊断即应在超声引导下穿刺抽脓冲洗或置管引流,或必要时手术切开引流。阑尾脓肿非手术疗法治愈后其复发率很高。因此应在治愈后 3 个月左右择期手术切除阑尾,比急诊手术效果好。

2. 阑尾切除术后并发症

(1) 出血:阑尾系膜的结扎线松脱,引起系膜血管出血。表现为腹痛、腹胀和失血性休克等症状。关键在于预防,阑尾系膜结扎确切。

处理原则:一旦发生出血,应立即输血补液,紧急再次手术止血。

(2) 切口感染:是最常见的术后并发症。在化脓或穿孔性急性阑尾炎中多见。近年来,由于外科技术的提高和有效抗生素的应用,此并发症已较少见。术中加强切口保护,切口冲洗,彻底止血,消灭无效腔等措施可预防切口感染。切口感染的临床表现包括,术后 2~3 d 体温升高,切口胀痛或跳痛,局部红肿、压痛等。

处理原则:可先行试穿抽出脓液,或于波动处拆除缝线,排出脓液,放置引流,定期换药。短期可治愈。

(3) 粘连性肠梗阻:也是阑尾切除术后的较常见并发症,与局部炎症重、手术损伤、切口异物、术后卧床等多种原因有关。术后早期离床活动可减少此并发症。粘连性肠梗阻病情重者须手术治疗。

第六节 疼 痛 治 疗

【概述】

疼痛(pain)是指与实际的或潜在的组织损伤相关联,或者可以用组织损伤描述的一种不愉快的感觉和情绪上的体验。因此,疼痛是人对伤害性刺激的一种主观感受,是人的理性因素、情感因素和生理因素相互作用的结果。不同个体对疼痛的感受是不同的,同一个体在不同时期对疼痛的反应也不一样。疼痛是许多疾病常见或主要的症状,可引起机体发生一系列病理生理变化和严重后果。如手术后疼痛可影响病人术后的恢复,慢性疼痛可使人不能正常生活和工作等。由于疼痛生理学、镇痛药理学及疼痛治疗技术方面与麻醉学的关系非常密切,疼痛诊疗学已成为麻醉学科的重要组成部分。

【疼痛的临床分类】

(1) 按疼痛程度分类:①轻微疼痛;②中度疼痛;③剧烈疼痛。

(2) 按起病缓急分类:①急性疼痛;②慢性疼痛。

(3) 按疼痛部位分类:①浅表痛;②深部痛。

【疼痛程度的评估】

(1) 视觉模拟评分法:是临床上最常用的疼痛程度的定量方法。即在纸上画一条 10 cm 长的直线,两端分别标明"0"和"10"的字样。"0"代表无痛,"10"代表最剧烈的疼痛。让病人根据自己所感受的疼痛程度,在直线上标出相应位置,起点至记号点的距离(以 cm 表示),即为评分值。分值越高,表示疼痛程度越重。

（2）语言描述评分法：病人描述自身感受的疼痛状态，一般将疼痛分为四级：①无痛；②轻微疼痛；③中度疼痛；④剧烈疼痛。每级 1 分，如为"剧烈疼痛"，其评分为 4 分。此法很简单，病人容易理解，但不够精确。

【疼痛对身体的影响】

1. 循环系统

剧痛可兴奋交感神经，血中儿茶酚胺和血管紧张素水平的升高可使病人血压升高、心动过速和心律失常，对伴有高血压、冠脉供血不足的病人极为不利。而醛固酮、皮质激素和抗利尿激素的增多，又可引起病人体内水钠潴留，进一步加重心脏负荷。剧烈的深部疼痛有时可引起副交感神经兴奋，使血压下降，脉率减慢，甚至发生虚脱、休克。

2. 呼吸系统

胸、腹部手术后的急性疼痛对呼吸系统影响很大。因疼痛引起的肌张力增加，使总顺应性下降；病人呼吸浅快，肺活量、潮气量和功能残气量均降低，肺泡通气/血流比值下降，易产生低氧血症。同时病人可因疼痛而不敢深呼吸和用力咳嗽，积聚于肺泡和支气管内的分泌物不能很好地咳出，容易引起肺炎或肺不张，老年人更易发生。故疼痛是术后肺部并发症的重要因素之一。

3. 消化系统

慢性疼痛常引起食欲不振，消化不良以及恶心、呕吐。

4. 精神神经系统

急性疼痛引起病人焦虑烦躁，甚至哭闹不安。长期慢性疼痛可使人精神抑郁、表情淡漠。

5. 内分泌系统

疼痛可引起应激反应，促使体内释放多种激素，如儿茶酚胺、皮质激素、血管紧张素、抗利尿激素、促肾上腺皮质激素、醛固酮、生长激素和甲状腺素等。由于儿茶酚胺可抑制胰岛素的分泌和促进胰高血糖素分泌增加，后者又促进糖原异生和肝糖原分解，最后造成血糖升高和负氮平衡。

6. 凝血机制

如手术后急性疼痛等应激反应可改变血液黏稠度，使血小板黏附功能增强，纤维蛋白溶解功能降低，使机体处于一种高凝状态，促进血栓形成，甚至可酿成致命的并发症。

【慢性疼痛治疗】

慢性疼痛是指疼痛持续时间比较长，超过了疾病恢复或损伤愈合所需的一般时间。慢性疼痛常常让患者的生存质量下降，痛不欲生。慢性疼痛的治疗不仅是医疗问题，也是社会问题。

【诊治范围】

（1）头痛：偏头痛、紧张性头痛。

（2）颈肩痛和腰腿痛：颈椎病、颈肌筋膜炎、肩周炎、腰椎间盘突出症、腰椎骨质增生症、腰背肌筋膜炎、腰肌劳损。

（3）四肢慢性损伤性疾病：滑囊炎、狭窄性腱鞘炎（如弹响指）、腱鞘囊肿、肱骨外上髁炎（网球肘）。

（4）神经痛：三叉神经痛、肋间神经痛、灼性神经痛、幻肢痛、带状疱疹和带状疱疹后遗神经痛。

（5）周围血管疾病：血栓闭塞性脉管炎、雷诺综合征。

（6）癌症疼痛。

（7）心理性疼痛。

【常用治疗方法】

1. 药物治疗

药物治疗是疼痛治疗最基本、最常用的方法。

（1）解热消炎镇痛药：常用的有阿司匹林、对乙酰氨基酚、保泰松、布洛芬等。它们通过抑制体内前列腺素的生物合成而减轻疼痛。这些药物对头痛、牙痛、神经痛、肌肉痛或关节痛的效果较好，对创伤性剧痛和内脏痛无效。除了对乙酰氨基酚外，它们不但镇痛，还有较强的消炎和抗风湿作用。

（2）麻醉性镇痛药：常用的有吗啡、哌替啶、芬太尼、美沙酮、可待因和喷他佐辛等。这类药物很多有成瘾性，仅用于急性剧痛和晚期癌症疼痛。

（3）催眠镇静药：常用的有地西泮、硝西泮等。此类药物反复使用后，可引起药物依赖性和耐药性。

（4）抗癫痫药：苯妥英钠和卡马西平可治疗三叉神经痛。

（5）抗抑郁药：因长期受到疼痛的折磨，病人可出现精神忧郁，情绪低落，言语减少，行动迟缓等，需用抗忧郁药。常用的有丙米嗪、阿米替林、多塞平和马普替林等。

2. 神经阻滞

神经阻滞是慢性疼痛的主要治疗手段。一般选用长效局麻药，对癌症疼痛、顽固性头痛（如三叉神经痛）可以采用无水乙醇或5%～10%苯酚，以达到长期止痛目的。许多疾病的疼痛与交感神经有关，可通过交感神经阻滞进行治疗，例如用交感神经阻滞治疗急性期带状疱疹，不但可解除疼痛，使皮疹迅速消退，而且还可减少后遗神经痛的发生率。

（1）星状神经节阻滞：星状神经节由下颈交感神经节和第1胸交感神经节融合而成，位于第7颈椎和第1胸椎之间前外侧，支配头、颈和上肢。在星状神经节处注入0.25%丁哌卡因或1%利多卡因（均含肾上腺素）10 ml，注药后同侧出现霍纳综合征和手指温度增高，即示阻滞有效。适用于偏头痛、患肢痛、雷诺综合征、血栓闭塞性脉管炎、带状疱疹等。

并发症：①局麻药的毒性反应；②药物意外注入椎管内，引起血压下降，呼吸停止；③气胸；④膈神经麻痹；⑤喉返神经麻痹。

（2）腰交感神经阻滞：腰交感神经节位于腰椎椎体的前侧面，左右各有4～5对神经节，支配下肢。在腰交感神经节处注入0.25%丁哌卡因或1%利多卡因（均含肾上腺素）10 mL，即可阻滞腰交感神经节。阻滞后下肢温度升高,血管扩张。

并发症:①药液意外注入蛛网膜下腔;②局麻药毒性反应;③损伤引起局部血肿。

3.椎管内注药

1)蛛网膜下腔注药

用无水乙醇或5%～10%酚甘油注入以治疗晚期癌痛。

2)硬脊膜外间隙注药

(1)糖皮质激素:主要治疗颈椎病和腰椎间盘突出症。可减轻或消除因脊神经根受机械性压迫引起的炎症,或消除髓核突出后释放出糖蛋白和类组胺等物质引起神经根的化学性炎症,从而缓解症状。

常用药物:泼尼松龙2 mL(50 mg)、地塞米松1 mL(5 mg)及2%利多卡因4 mL的混合药液。一般每周注射一次,3～4次为一疗程。

(2)阿片类药物:常用吗啡。因其成瘾问题,多限于癌症疼痛治疗。

(3)局麻药:可单独使用,但常与糖皮质激素或阿片类药物合用。

4.痛点注射

主要用于慢性疼痛疾病,如腱鞘炎、肩周炎、肱骨外上髁炎、紧张性头痛及腰肌劳损等。可在局部固定压痛点注药,每一痛点注射1%利多卡因或0.25%丁哌卡因1～4 mL,加泼尼松龙混悬液0.5 mL(12.5 mg),每周1～2次,3～5次为一疗程。

5.针灸疗法

针灸疗法在我国具有悠久的历史,针刺疗法止痛确切,较灸法常用。适用于各种急、慢性疼痛治疗。针刺方法分为体针和耳针两种,体针疗法较常用。

6.推拿疗法

在治疗时医生根据病情在病人身体的特定部位或体表穴位,施用各种手法技巧,矫正骨与关节解剖位置异常,改善神经肌肉功能,调整脏器的功能状态,以达到治疗目的。常用于治疗颈椎病、肩周炎、腰肌劳损等。

7.物理疗法(简称理疗)

在疼痛治疗中应用很广,种类很多,常用的有电疗、光疗、磁疗等。电疗法有短波、超短波、微波等高频电疗。光疗法常用近红外线和远红外线两种。理疗的主要作用是消炎、镇痛、解痉、改善局部血液循环等。

8.经皮神经电刺激疗法

采用电脉冲刺激治疗仪,通过放置在身体相应部位皮肤上的电极板,将低压的低频或高频脉冲电流透过皮肤刺激神经,以提高痛阈、缓解疼痛。

9.心理疗法

心理因素在慢性疼痛治疗中起着重要作用。医务人员采用解释、鼓励、安慰和保证等手段,帮助病人消除焦虑、忧郁和恐惧等不良心理因素,从而调动病人主观能动性,增强机体抗病痛的能力,积极配合治疗。此外,催眠与暗示疗法、认知疗法以及生物反馈疗法等也有一定疗效。

【癌症疼痛治疗】

癌症是多发病,约 70% 晚期癌症病人都有剧烈疼痛,有些病人可能绝望并产生轻生念头。这对病人、家庭和社会都带来很大影响。现在绝大多数癌性疼痛都能得到有效控制。但是,癌症病人常常有严重心理障碍,因此,在积极治疗癌痛的同时,要重视心理治疗。

1. 癌痛的三阶梯疗法

(1)第一阶梯用药:轻度疼痛时,选用非阿片类镇痛药,代表药物是阿司匹林。也可选用胃肠道反应较轻的布洛芬和对乙酰氨基酚等。

(2)第二阶梯用药:在轻、中度疼痛时,单用非阿片类镇痛药不能控制疼痛,应加用弱阿片类药以提高镇痛效果。代表药物为可待因。

(3)第三阶梯用药:选用强阿片类药,代表药物是吗啡。常用缓释或控释剂型。

(4)辅助药:在癌痛治疗中,常采取联合用药的方法,即加用一些辅助药以减少主药的用量和副作用。①弱安定药,如地西泮;②强安定药,如氯丙嗪;③抗忧郁药,如阿米替林。

2. 椎管内注药

(1)硬膜外间隙注入吗啡可选择于疼痛部位相应的间隙进行穿刺,成功后置入导管以便反复注药。每次注入吗啡 1~2 mg,用生理盐水 10 mL 稀释,每日一次。

(2)蛛网膜下隙内注入神经破坏性药物常用苯酚或无水乙醇注入蛛网膜下隙,破坏后根神经,使其产生脱髓鞘作用而达到止痛目的。

3. 放疗、化疗和激素疗法

这些都是治疗癌肿的方法,同时也可用作晚期癌症止痛。

放疗或化疗用于对其敏感的癌瘤,可使肿块缩小,减少由于其压迫和侵犯神经组织引起的疼痛。对放疗敏感的癌瘤有精原细胞瘤、鼻咽癌、小细胞肺癌等,对于骨转移癌痛放疗效果显著。而化疗可用于乳癌、睾丸癌、卵巢癌等,肝动脉插管化疗对治疗肝癌有效。对于一些激素依赖性肿瘤可使用激素疗法,例如雄激素和孕激素用于晚期乳癌,雌激素用于前列腺癌,都能起到止痛的作用。

【术后镇痛】

术后疼痛是人体对手术伤害刺激后的一种反应,它所引起的病理生理改变能影响术后恢复,导致呼吸、泌尿及心血管系统的并发症。因而越来越引起人们的重视。

1. 镇痛药物

术后镇痛最常用的药物有阿片类药(如吗啡和芬太尼)、非阿片类药(如曲马朵)等。解热镇痛药因对锐痛和内脏痛效果较差,故较少使用。硬膜外镇痛时局麻药常选用丁哌卡因,其作用时间较长,如浓度低于 0.2% 则对运动神经的阻滞很弱,比较安全。

2. 镇痛方法

传统的术后镇痛方法包括口服药物、静脉注射药物和直肠给药等。这些方法有如下缺点：①不能及时止痛；②血药浓度波动大，有效镇痛时间有限，镇痛效果往往不够满意；③不能个体化用药，对于药物需求量很大的病人常镇痛不全，而对于需求量较小的病人又可能用药过量，抑制呼吸；④重复肌内注射造成注射部位疼痛，对病人产生不良的心理影响。因此现在多用硬膜外镇痛和病人自控镇痛法。

（1）硬膜外镇痛：包括硬膜外单次和持续给药。常选用吗啡，吗啡可透过硬膜外间隙进入蛛网膜下隙，作用于脊髓后角的阿片受体。成人常用剂量为 2～3 mg/次，用生理盐水稀释至 10 mL 注入，注药后约 30 min 起效；持续 6～24 h，平均为 12 h。疼痛再度出现时，可重复给药。

不良反应：常有恶心、呕吐、皮肤瘙痒、尿潴留和呼吸抑制。药液中加入氟哌利多 2.5 mg，既可增强镇痛，又可减少恶心呕吐的发生。由于注射吗啡可产生延迟性呼吸抑制，故应密切观察，最好控制一次剂量在 2～3 mg，对老年危重病人更应警惕。

（2）病人自控镇痛（PCA）：在病人感到疼痛时，可自行按压 PCA 装置的给药键，按设定的剂量注入镇痛药，从而达到止痛效果。它弥补了传统镇痛方法存在的镇痛不足和忽视病人个体差异，以及难以维持血药浓度稳定等问题。

第七节　腰　腿　痛

【概述】

腰腿痛是指腰部、臀部等处的疼痛，可伴有一侧或两侧下肢痛、马尾神经症状。腰腿痛的发生与其解剖生理特点有关。

（1）脊柱有四个生理弧度：颈椎和腰椎向前凸，胸椎和骶椎向后凸。当直立活动时，各种负荷应力均集中在腰段，尤其是两个相反弯曲的交界处，故该处容易发生急、慢性损伤及退行性变化。

（2）脊柱依靠椎间盘、关节突关节、韧带等将各脊椎连接而成。髂腰肌、腰背肌和腹肌等协助增强其稳定性。以上任何一种结构的病损，均会使脊柱的稳定及平衡受到破坏而产生症状。

（3）椎间盘是由上、下软骨终板，中心的髓核及四周的纤维环构成。软骨终板是厚约 1 mm 的透明软骨，连接于椎体与椎间盘之间。髓核为胶冻状胶原物质，具有弹性和膨胀性。纤维环由胶原纤维和纤维软骨组成，承受纵向压力的能力较强，但易于受反复的扭转应力而撕裂。软骨终板及髓核无血管、神经结构，仅靠软骨终板中央区域血管的弥散作用取得营养，故椎间盘损伤后难以自行修复。

（4）通过椎间盘测压发现，站立位脊柱负荷如以 100% 计算，在坐位增加到 150 % ，而站立前屈位为 210% ，坐位前屈达 270% 。当站立持重 20 kg 时，腰椎负荷为 210 kg ，弯腰持同一重量，腰段脊柱负荷增加到 340 kg 。用腰围后可减少负荷约 30% 。说明前屈位活动或负重是导致腰段脊柱退变或损伤的不良姿势。

（5）脊髓在腰 1 椎管水平形成马尾神经,而腰神经则呈一角度向下、后、外经神经根管出椎间孔。因此,腰段椎管狭窄或小关节退变、增生使神经根管及椎间孔狭窄,均可刺激或压迫马尾神经、腰神经根而出现相应的症状和体征。

【疼痛性质及压痛点】

1. 疼痛性质

（1）局部疼痛:由于病变本身或继发性肌痉挛所致。其部位较局限,多有固定的明显压痛点,用麻醉剂行局部封闭治疗,疼痛可在短期内迅速消失。

（2）牵涉痛:是指腰骶椎或腹膜、盆腔脏器疾病时,刺激传递到脊神经后根或脊髓丘脑束神经元,通过"聚合-易化"或"聚合-投射"作用,使同一节段的神经元兴奋,在相应的皮肤支配区出现感觉异常。其疼痛部位较模糊,少有神经损害的客观体征,但可伴有肌痉挛。

（3）放射痛:是神经根受到损害的特征性表现。疼痛沿受损神经向末梢放射,有较典型的感觉、运动、反射损害的定位体征。病程长者有肌萎缩及皮肤神经营养不良胜表现。

2. 压痛点

病人在俯卧位,放松肌肉后易找准压痛点。表浅组织疾患的压痛点常有特定的部位。如棘上或棘间韧带劳损压痛点在该棘突表面或两相邻棘突之间;腰肌劳损的压痛点在腰段髂腰肌中外侧缘。

【病因】

腰腿痛的病因繁多,创伤、炎症、肿瘤和先天性疾患等可引起腰腿痛。与运动系统有直接关系者以损伤和退行性变最为多见,其中又以腰椎间盘突出症最具代表性。以下重点介绍腰椎间盘突出症。

【腰椎间盘突出症】

腰椎间盘突出症是因椎间盘变性,纤维环破裂,髓核突出刺激或压迫神经根、马尾神经所表现的一种综合征,是腰腿痛最常见的原因之一。腰椎间盘突出症中以腰 4~5 、腰 5~骶 1 间隙发病率最高,占 90％～96％,多个椎间隙同时发病者占 5％～22％。

病因有以下几点。

（1）椎间盘退行性变:随年龄增长,纤维环和髓核含水量逐渐减少,使髓核张力下降、椎间盘变薄。同时,透明质酸及角化硫酸盐减少,低分子量糖蛋白增加,胶原纤维变性,胶原纤维沉积增加,髓核失去弹性,椎间盘结构松弛,软骨板囊性变。在没有后纵韧带支持的纤维环后外侧,这些变化更明显,出现向心性小裂隙。MRI 证实,15 岁青少年已可发生椎间盘退行性变。无退变的椎间盘可承受 6 865 kPa 压力,但已退变的椎间盘仅需 294 kPa 压力即可破裂。

（2）损伤积累伤力:是椎间盘变性的主要原因,也是椎间盘突出的诱因。积累伤力中,反复弯腰、扭转动作最易引起椎间盘损伤,故本症与某些职业、工种有密切关系。一次性暴力(高处坠落或重物击中背部)多引起椎骨骨折,甚或压碎椎间盘,但少见单纯纤维环破裂、髓核突出者。

（3）遗传因素：有色人种本症发病率较低；小于 20 岁的青少年患者中约 32％有家族史。

（4）妊娠：妊娠期盆腔、下腰部组织充血明显，各种结构相对松弛，而腰骶部又承受较平时更大的重力，这样就增加了椎间盘损害的机会。

【分型及病理】

（1）膨隆型：纤维环有部分破裂，而表层完整，此时髓核因压力而向椎管局限性隆起，但表面光滑。这一类型经保守治疗大多可缓解或治愈。

（2）突出型：纤维环完全破裂，髓核突向椎管，仅有后纵韧带或一层纤维膜覆盖，表面高低不平或呈菜花状。常需手术治疗。

（3）脱垂游离型：破裂突出的椎间盘组织或碎块脱入椎管内或完全游离。此型不单可引起神经根症状，还易压迫马尾神经，必须手术治疗。

（4）许莫氏结节（Schmorl 结节）及经骨突出型：前者是指髓核经上、下软骨终板的发育性或后天性裂隙突入椎体松质骨内；后者是髓核沿椎体软骨终板和椎体之间的血管通道向前纵韧带方向突出，形成椎体前缘的游离骨块。这两型临床上仅出现腰痛，而无神经根症状，无须手术治疗。

【临床表现】

腰椎间盘突出症常见于 20～50 岁患者，男女之比为 4～6：1。20 岁以内占 6％左右，老人发病率最低。患者多有弯腰劳动或长期坐位工作史，首次发病常是弯腰持重或突然作扭腰动作过程中。

1. 症状

（1）腰痛是大多数本症患者最先出现的症状，发生率约 91％。由于纤维环外层及后纵韧带受到突出髓核刺激，经窦椎神经而产生的下腰部感应痛，有时亦影响到臀部。

（2）坐骨神经痛：虽然高位腰椎间盘突出（腰 2～3、腰 3～4）可引起股神经痛，但其发病率不高。绝大多数患者是腰 4～5、腰 5～骶 1 间隙突出，故坐骨神经痛最为多见，发生率达 97％左右。典型坐骨神经痛是从下腰部向臀部、大腿后方、小腿外侧直到足部的放射痛。约 60％患者在喷嚏或咳嗽时由于增加腹压而使疼痛加剧。早期为痛觉过敏，病情较重者出现感觉迟钝或麻木。少数患者可有双侧坐骨神经痛。

引起坐骨神经痛的原因有三：①破裂的椎间盘组织产生化学性物质的刺激及自身免疫反应使神经根发生炎症；②突出的髓核压迫或牵张已有炎症的神经根，使其静脉回流受阻，进一步增加水肿，从而对疼痛的敏感性增高；③受压的神经根缺血。这三种原因相互关联，难以截然分开。

（3）马尾神经受压：向正后方突出的髓核或脱垂、游离椎间盘组织可压迫马尾神经，出现大、小便障碍，鞍区感觉异常。

2. 体征

（1）腰椎侧凸：是一种为减轻疼痛的姿势性代偿畸形，具有辅助诊断价值。如髓核突出在神经根外侧,上身向健侧弯曲,腰椎凸向患侧可松弛受压的神经根;当突出髓核在神经根内侧时,上身向患侧弯曲,腰椎凸向健侧可缓解疼痛。如神经根与脱出的髓核已有粘连,则无论腰椎凸向何侧均不能缓解疼痛。

（2）腰部活动受限:几乎全部患者都有不同程度的腰部活动受限。其中以前屈受限最明显,是由于前屈位时进一步促使髓核向后移位并增加对受压神经根的牵张之故。

（3）压痛及骶棘肌痉挛:在病变间隙的棘突间有压痛,沿坐骨神经的放射痛。约 1/3 患者有腰部骶棘肌痉挛,使腰部固定于强迫体位。

（4）直腿抬高试验及加强试验:患者仰卧,伸膝,被动抬高患肢。正常人神经根有 4 mm 滑动度,下肢抬高到 60°～70°,始感腘窝不适。

本症患者神经根受压或粘连使滑动度减少或消失,抬高在 60° 以内即可出现坐骨神经痛,称为直腿抬高试验阳性。其阳性率约 90%。在直腿抬高试验阳性时,缓慢降低患肢高度,待放射痛消失,这时再被动背屈患肢踝关节以牵拉坐骨神经,如又出现放射痛称为加强实验阳性。有时因突出髓核较大,抬高健侧下肢也可因牵拉硬脊膜而累及患侧诱发患侧坐骨神经产生放射痛。

（5）神经系统表现。

① 感觉异常:80% 患者有感觉异常。腰神经根受累者,小腿前外侧和足内侧的痛、触觉减退;骶 1 神经根受压时,外踝附近及足外侧痛、触觉减退。检查需注意,有较大髓核突出者,可压迫下一节段神经根,而出现双节段神经根损害征象。

② 肌力下降:70%～75% 患者肌力下降。腰 5 神经根受累时,踝及趾背伸力下降;骶 1 神经根受累者,趾及足拓屈力减弱。

③ 反射异常:约 71 % 患者出现反射异常。马尾神经受压,肛门括约肌张力下降及肛门反射减弱或消失。

3. 特殊检查

（1）X 线平片:单纯 X 线平片不能直接反映是否存在椎间盘突出。片上所见脊柱侧凸,椎体边缘增生及椎间隙变窄等均提示退行性改变。如发现腰骶椎结构异常（移行椎、椎弓根崩裂、脊椎滑脱等）,说明相邻椎间盘将会由于应力增加而加快变性,增加突出的机会。此外,X 线平片可发现有无结核、肿瘤等骨病,有重要鉴别诊断意义。

（2）CT 和 MRI:CT 可显示骨性椎管形态,黄韧带是否增厚及椎间盘突出的大小、方向等,对本病有较大诊断价值,目前已普遍采用。MRI 可全面地观察各腰椎间盘是否病变,也可在矢状面上了解髓核突出的程度和位置,并鉴别是否存在椎管内其他占位性病变。以上两种方法的缺点是当多个椎间隙有不同程度的椎间盘退变、突出时,难以确认是哪一处病变引起症状。

（3）B 型超声检查:B 型超声诊断椎间盘突出症是一种简单的无损伤方法,近年来发展较快。因受到病人体型影响,定位诊断较困难以及操作者局部解剖知识的水平、临床经验等影响,尚需进一步研究,总结经验。

（4）其他电生理检查:肌电图、神经传导速度及诱发电位等的测定可协助确定神经损害的范围及程度,观察治疗效果。

【诊断】

典型腰椎间盘突出症病人,根据病史、症状、体征,以及 X 线平片上相应神经节段有椎盘退行性表现者即可做出初步诊断。结合 X 线、CT 、MRI 等方法,能准确地做出病变间隙、突出方向、突出物大小、神经受压情况及主要引起症状部位的诊断。如仅有 CT 、MRI 表现而无临床表现,不应诊断本病。

【治疗】

(1)非手术治疗:腰椎间盘突出症中多数病人可经非手术疗法缓解或治愈。其目的是使椎间盘突出部分和受到刺激的神经根的炎性水肿加速消退,从而减轻或解除对神经根的刺激或压迫。非手术治疗主要适应于年轻、初次发作或病程较短者;休息后症状可自行缓解者;X 线检查无椎管狭窄。

① 卧床休息:当症状初次发作时,立即卧床休息。卧床 3 周后带腰围起床活动,3 个月内不作弯腰持物动作。此方法简单有效,但难以坚持。

② 持续牵引:采用骨盆牵引可使椎间隙略为增宽,减少椎间盘内压,扩大椎管容量从而减轻对神经根的刺激或压迫。牵引重量根据个体差异在 7～15 kg 之间,抬高床足作反牵引,共 2 周。孕妇、高血压和心脏病患者禁用。也可使用间断牵引法,每日 2 次,每次 1～2 h。但效果不如前者。目前有多种电脑控制的牵引床问世,可控制牵引重量、改变力线、操作简便,适应不同情况的病人。

③ 理疗、推拿、按摩:可使痉挛的肌松弛,进一步减轻椎间盘压力。具体方法繁多,国内这方面从业人员甚多,水平参差不齐,故疗效差异较大。应注意的是,暴力推拿按摩往往弊多于利。

④ 皮质激素硬膜外注射:皮质激素是一种长效抗炎剂,可减轻神经根周围的炎症、粘连。常用长效皮质类固醇制剂加 2 ‰利多卡因行硬膜外注射,每 7～10 d 1 次,3 次为一疗程。间隔 2～4 周后可再用一疗程,如无效则无须再用此法。

⑤ 髓核化学溶解法:本方法是将胶原酶注入椎间盘内或硬脊膜与突出的髓核之间,利用这种酶选择性溶解髓核和纤维环,而基本不损害神经根的特点,使椎间盘内压力降低或突出髓核缩小达到缓解症状的目的。由于这种酶是一种生物制剂,故有产生过敏反应可能或局部刺激出血、黏连再次影响神经根的功能,值得重视。

(2)经皮髓核切吸术:是通过椎间盘镜或特殊器械在 X 线监视下直接进入椎间隙,将部分髓核绞碎吸出,从而减轻了椎间盘内压力达到缓解症状的目的。主要适合于膨出或轻度突出型的病人,且不合并侧隐窝狭窄者。

(3)手术治疗:已确诊的腰椎间盘突出症患者,经严格非手术治疗无效,或马尾神经受压者可考虑行髓核摘除术。手术治疗有可能发生椎间盘感染、血管或神经根损伤,以及术后粘连症状复发等并发症,故应严格掌握手术指征及提高手术技巧。

近年来采用微创外科技术使手术损伤减小,取得良好效果。

【预防】

由于腰椎间盘突出症是在退行性变基础上受到积累伤力所致,而积累伤又是加速退变的重要因素,故减少积累伤就显得非常重要。长期坐位工作者需注意桌、椅高度,定时改变姿势。职业工作中常弯腰劳动者,应定时伸腰、挺胸活动,并使用宽腰带。治疗后病人在一定时期内佩戴腰围,但应同时加强背肌训练,增加脊柱的内在稳定性。长期使用腰围而不锻炼腰背肌,反可因失用性肌萎缩带来不良后果。如需弯腰取物,最好采用屈膝下蹲方式,减少对椎间盘后方的压力。

第八节 颈 肩 痛

【概述】

颈肩痛主要痛点在肩关节周围,故称肩关节周围炎,简称肩周炎。起病多因肩关节周围组织,如肌腱、滑囊等受冷冻、外伤、感染所致。不少患者是由风湿病引起的。其主要症状为颈肩持续疼痛,患侧上肢抬高、旋转、前后摆动受限,遇风遇冷感觉有沉重隐痛。如不及时治疗,拖延日久可使关节粘连,患侧上肢变细,无力甚至形成失用性萎缩。该病多见于 50 岁左右的中年人,青年与老年人也有发生。

【解剖生理概要】

(1) 脊柱颈段有 7 个颈椎,6 个椎间盘。第 1 颈椎又叫寰椎,没有椎体和棘突,由前、后弓和两侧块组成。第 2 颈椎又称枢椎,其椎体上方隆起形成齿状突,与寰椎的前弓构成寰齿关节。第 1～7 颈椎的横突有孔,称为横突孔,椎动脉通过颈 6～颈 1 横突孔进入颅底。当颈段脊柱不稳定,或椎体侧方骨质增生时,可刺激椎动脉使其痉挛,继发颅内缺血。颈椎椎体上缘之侧后方有岭状突起,称为钩突,椎体下缘侧后方呈斜坡状。下一椎体的钩突与上一椎体的斜坡构成钩椎关节,这一结构在胸、腰段脊椎并不存在。钩椎关节能防止椎间盘向侧后方突出,但当其退行性变而增生时,反可刺激侧后方的椎动脉,或压迫后方的颈神经根。

(2) 颈椎之间的连接有以下特点:① 椎体间有五个关节相连,即椎间盘、两侧钩椎关节和两侧关节突关节;② 后纵韧带在颈段较宽,其中部厚而坚实,故颈椎间盘正后方突出者较少。但颈部后纵韧带退变而钙化却较胸、腰段多见,是导致椎管前后径狭窄,脊髓受压的一个重要原因;③ 颈部之棘上韧带特别坚强,形成所谓项韧带,有对抗颈椎前屈作用。项韧带退变钙化也是颈痛原因之一。当颈椎退行性变而出现节段性不稳定时,该节段的项韧带常见钙化,故项韧带节段性钙化也提示相应节段颈椎不稳定。

(3) 颈脊柱是脊柱中活动范围最大的一个节段,头的屈伸动作主要在寰枕关节,旋转在寰枢关节,而颈部屈伸主要发生在下颈段。任何一节段因病活动受限后,相邻节段颈椎各关节及韧带所承受的压力均明显增加,从而产生关节、椎间盘、韧带的变性。

（4）与颈脊柱有关的神经结构较复杂,病变后临床表现也多样化:脊髓有三个生理性膨大,以下颈段的颈膨大为最大。颈膨大的左右径约为前后径的 1 倍;故使椎管变得相对狭窄,容易受到外来因素压迫。颈 1～4 神经的前支组成颈丛,支配颈部肌肉及颈、枕、面部感觉。其后支形成颈后丛,以颈 2 后支发出的枕大神经与临床关系较大,当受刺激时,可出现枕下肌痛及同侧头皮感觉异常。颈 5～胸 1:脊神经前支组成臂丛,其分支支配肩脚、肩、胸肌及上肢肌肉及皮肤。脊神经的皮肤支配虽然有一定重叠,但有其主要分布区:上肢外侧为颈;支配区;拇指为颈 6 支配区;示、中指为颈;支配区;前臂内侧、环、小指为颈 8 支配区;上臂内侧为胸;支配区。熟悉颈神经支配范围有助于判断颈肩痛时受损害神经的节段和部位。颈脊髓没有交感神经的节前纤维,而是从上胸段脊髓发出,并上升、换元后形成颈交感神经节。以后发出节后纤维,分别与颈脊神经吻合,有的尚与脑神经连接。其支配范围极广,可随颈外动脉支配面部汗腺及血管;通过颈内动脉支配脑干、小脑、大脑颗叶、枕叶和内耳血管;颈部三个神经节共同发出节后纤维形成心脏支,以控制心律。故颈部交感神经受到刺激可表现出多器官、多系统症状和体征。

颈肩痛的病因及分类大致与腰腿痛相似。应注意的是,椎动脉、交感神经受到刺激后出现的头、眼、耳、心、胸等表现与这些器官本身病变时的症状和体征相似。此外,老年性退行性变是颈肩痛的重要原因,而老人又常患有头、眼、耳、心、肺等疾患,故这些因素既可相互影响,又可共同存在。这样就给颈肩痛的诊断和治疗带来较多困难。可发生颈肩痛的疾病较多,本节仅仅介绍颈椎病。

【颈椎病】

颈椎病泛指颈段脊柱病变后所表现的临床症状和体征。目前国际上较一致的看法是指颈椎间盘退行性变,及其继发性椎间关节退行性变所致脊髓、神经、血管损害而表现的相应症状和体征。

1. 病因

（1）颈椎间盘退行性变:是颈椎病的发生和发展中最基本的原因。由于椎间盘退变而使椎间隙狭窄,关节囊、韧带松弛,脊柱活动时稳定性下降,进而引起椎体、关节突关节、钩椎关节、前后纵韧带、黄韧带及项韧带等变性、增生、钙化。这样形成颈段脊柱不稳定的恶性循环,最后发生脊髓、神经、血管受到刺激或压迫的表现。

（2）损伤急性损伤:可使原已退变的颈椎和椎间盘损害加重而诱发颈椎病;慢性损伤对已退变颈椎加速其退变过程而提前出现症状。但暴力伤致颈椎骨折、脱位所并发的脊髓或神经根损害则不属颈椎病范畴。

（3）颈椎先天性椎管狭窄:是指在胚胎或发育过程中椎弓根过短,使椎管矢状径小于正常。在此基础上,即使退行性变比较轻,也可出现压迫症状而发病。

2. 临床表现

（1）神经根型颈椎病:颈椎病中神经根型发病率最高（50%）。是由于颈椎间盘侧后方突出、钩椎关节或关节突关节增生、肥大、刺激或压迫神经根所致。开始多为颈肩痛,短期内加重,并向上肢放射。放射痛范围根据受压神经根不同而表现在相应皮节。皮肤可有麻木、过敏等感觉异常。同时可有上肢肌力下降、手指动作不灵活。当头部或上肢姿势不当，或突然牵动患肢即可发生剧烈的闪电样锐痛。

检查可见患侧颈部肌痉挛，故头喜偏向患侧，且肩部上耸。病程长者上肢肌可有萎缩。在横突，斜方肌，肱二头肌长、短头，肩袖及三角肌等处有压痛。患肢上举、外展和后伸有不同程度受限。上肢牵拉试验阳性：术者一手扶患侧颈部，一手握患腕，向相反方向牵拉。此时因臂丛神经被牵张，刺激已受压之神经根而出现放射痛。压头试验阳性：患者端坐，头后仰并偏向患侧，术者用手掌在其头顶加压，出现颈痛并向患手放射。神经系统检查有较明确的定位体征。

X线平片显示颈椎生理前凸消失，椎间隙变窄，椎体前、后缘骨质增生，钩椎关节、关节突关节增生及椎间孔狭窄等退行性改变征象。CT或MRI可见椎间盘突出、椎管及神经根管狭窄及脊神经受压情况。

（2）脊髓型颈椎病：占颈椎病的 $10\%\sim15\%$ 。脊髓受压的主要原因是中央后突之髓核、椎体后缘骨赘、增生肥厚的黄韧带及钙化的后纵韧带等。由于下颈段椎管相对较小（脊髓颈膨大处），且活动度大，故退行性变亦发生较早、较重，脊髓受压也易发生在下颈段。脊髓受压早期，由于压迫物多来自脊髓前方，故临床上以侧束、锥体束损害表现突出。此时颈痛不明显，而以四肢乏力，行走、持物不稳为最先出现的症状。随病情加重发生自下而上的上运动神经元性瘫痪。有时压迫物也可来自侧方（关节突关节增生）或后方（黄韧带肥厚），而出现不同类型的脊髓损害。

X线平片表现与神经根型相似。CT、MRI可显示脊髓受压情况。脑脊液动力学测定、核医学检查及生化分析可反映椎管通畅程度。

（3）交感神经型颈椎病：本型的发病机制尚不太清楚。颈脊神经没有白交通支，但灰交通支与颈交感神经及第1、2胸交感神经节的白交通支相连。故颈椎各种结构病变的刺激通过脊髓反射或脑-脊髓反射而发生一系列交感神经症状：① 交感神经兴奋症状。如头痛或偏头痛，头晕特别在头转动时加重，有时伴恶心、呕吐；视物模糊、视力下降、瞳孔扩大或缩小，眼后部胀痛；心跳加速、心律不齐、心前区痛和血压升高；头颈及上肢出汗异常以及耳鸣、听力下降，发音障碍等；② 交感神经抑制症状。主要表现为头昏，眼花，流泪，鼻塞，心动过缓，血压下降及胃肠胀气等。影像学检查结果与神经型颈椎病相似。

（4）椎动脉型颈椎病：颈椎横突孔增生狭窄、上关节突明显增生肥大可直接刺激或压迫椎动脉；颈椎退变后稳定性降低，在颈部活动时椎间关节产生过度移动而牵拉椎动脉；或颈交感神经兴奋，反射性地引起椎动脉痉挛等均是本型病因。当患者原有动脉硬化等血管疾病时则更易发生本病。临床表现如下。① 眩晕：为本型的主要症状，司表现为旋转性、浮动性或摇晃性眩晕。头部活动时可诱发或加重。② 头痛。是椎-基底动脉供血不足而侧支循环血管代偿性扩张引起。主要表现为枕部、顶枕部痛，也可放射到颞部。多为发作性胀痛，常伴自主神经功能紊乱症状。③ 视觉障碍：为突发性弱视或失明、复视，短期内自动恢复。是大脑后动脉及脑干内3、4、6脑神经核缺血所致。④ 摔倒：是椎动脉受到刺激突然痉挛引起。多在头部突然旋转或屈伸时发生，倒地后再站起即可继续正常活动。⑤ 其他：还可有不同程度运动及感觉障碍，以及精神症状。椎-基底动脉血供不足的临床表现常为突发性,并有反复发作倾向。在复发中其表现可不完全相同,神经检查可正常。

3. 诊断

中年以上患者,根据病史、体检,特别是神经系统检查,以及 X 线摄片(正位、侧位、斜位、过伸及过屈位)一般能做出诊断,必要时可辅以椎动脉造影、CT 、MRI 及核医学等特殊检查。值得注意的是,神经根型颈椎病发病率高,表现多典型,诊断时易想到,却往往忽视了脊髓、神经根本身的病变,而延误诊断,带来严重后果;其他类型颈椎病临床表现复杂,又易被误诊为心脏、五官、神经系统的疾病,故鉴别诊断特别重要。

【治疗】

1. 非手术治疗

(1)枕颌带牵引:适用于脊髓型以外的各型颈椎病。可解除肌痉挛、增大椎间隙、减少椎间盘压力,从而减轻对神经根的压力和对椎动脉的刺激,并使嵌顿于小关节内的滑膜皱襞复位。坐、卧位均可进行牵引,头前屈15°左右,牵引重量 2~6 kg 。牵引时间:以项、背部肌能耐受为限,每日数次,每次 1 h。如无不适者,可行持续牵引,每日 6~8 h,2 周为一疗程。

(2)颈托和围领:主要用以限制颈椎过度活动,而病人行动不受影响。目前应用的种类较多,其中充气型颈托,除固定颈椎外,还有一定撑开牵张作用。

(3)推拿按摩:对脊髓型以外的早期颈椎病有减轻肌痉挛,改善局部血循环的作用。应注意手法需轻柔,不宜次数过多,否则反而会增加损伤。由非专业人员进行颈部拔伸、推扳而产生颈椎脱位并发四肢瘫痪的病例不时可见。

(4)理疗:有加速炎性水肿消退和松弛肌的作用。

(5)自我保健疗法:在工作中定时改变姿势,作颈部轻柔活动及上肢运动,有利于颈、肩肌肉弛张的调节和改善血循环。在睡眠时,宜用平板床,枕头高度适当,不让头部过伸或过屈。

(6)药物治疗:目前尚无颈椎病的特效药物,所用非甾体抗炎药、肌松弛剂及镇静剂均属对症治疗。颈椎病系慢性疾病,如长期使用上述药物,可产生一定副作用,故宜在症状剧烈、严重影响生活及睡眠时才短期、交替使用。当局部有固定而范围较小的痛点时,可局部注射皮质类固醇制剂。如有典型神经根痛者可行颈硬膜外注射,通常用醋酸泼尼松龙 1.7 mL,加 2%利多卡因 4 mL ,7~10 d 1 次,3~4 次为一疗程,一般间隔 1 个月可重复一疗程。如注射 3 次无效,则无须继续注射。本方法有一定危险性,应请麻醉科医师执行。

2. 手术治疗

诊断明确的颈椎病经非手术治疗无效,或反复发作者,或脊髓型颈椎病诊断确立后适于手术治疗。根据手术途径不同,可分为前路手术、前外侧手术及后路手术三种。

(1)前路及前外侧手术:适合于切除突出之椎间盘、椎体后方骨赘及钩椎关节骨赘,以解除对脊髓、神经根和椎动脉的压迫。同时需进行椎体间植骨融合术,以稳定脊柱。

(2)后路手术:主要是通过椎板切除或椎板成形术达到对脊髓的减压。减压后应辅以后方脊柱融合术。

第九节 创 伤

【概述】

创伤是指机械性致伤因素作用于人体所造成的组织结构完整性的破坏或功能障碍。随着社会进步和科学技术的不断发展,不少疾病已逐步得到有效控制,但创伤却有增无减,而且已成为继心脏疾病、恶性肿瘤和脑血管疾病之后的第四位死亡原因。所以,创伤越来越受到社会的广泛关注,医务人员更应给予足够的重视。

【分类】

(1) 按致伤因素分类:可分为烧伤、冷伤、挤压伤、刃器伤、火器伤、冲击伤、毒剂伤、核放射伤及多种因素所致的复合伤等。

(2) 按受伤部位分类:一般分为颅脑伤、颌面部伤、颈部伤、胸(背)部伤、腹(腰)部伤、骨盆伤、脊柱脊髓伤、四肢伤和多发伤等。

(3) 按伤后皮肤完整性分类:皮肤保持完整无开放性伤口者称闭合伤,如挫伤、挤压伤、扭伤、震荡伤、关节脱位和半脱位、闭合性骨折和闭合性内脏伤等。有皮肤破损者称开放伤,如擦伤、撕裂伤、切割伤、砍伤和刺伤等。在开放伤中,又可根据伤道类型再分为贯通伤(既有入口又有出口者)、盲管伤(只有入口没有出口者)、切线伤(致伤物沿体表切线方向擦过所致的沟槽状损伤)、反跳伤(入口和出口在同一点)。

(4) 按伤情轻重分类:一般分为轻、中、重伤。轻伤主要是局部软组织伤,暂时失去作业能力,但仍可坚持工作,无生命危险,或只需小手术者;中等伤主要是广泛软组织伤、上下肢开放骨折、肢体挤压伤、机械性呼吸道阻塞、创伤性截肢及一般的腹腔脏器伤等,丧失作业能力和生活能力,需手术,但一般无生命危险;重伤指危及生命或治愈后有严重残疾者。

创伤评分是一种相对量化的分类方法,是以计分的形式估计创伤的严重程度。一般用量化和权重处理的方法,选择生命体征、解剖部位的损伤严重度和其他指标(如年龄、既往疾病、生化指标等)作为参数,经数学计算而得,并以分值大小反映伤员伤情的轻重。

【病理】

在致伤因素的作用下,机体迅速产生各种局部和全身性防御性反应,目的是维持机体自身内环境的稳定。局部反应和全身反应往往同时存在,但不同的损伤,机体的反应也不相同。如局部软组织轻微损伤,一般以局部反应为主,全身反应较轻或持续时间短;而严重的局部损伤,特别是战伤,局部组织损伤较重,且往往有坏死组织存在,此时,不仅局部反应重,全身反应也较明显且持续时间也长,两者还可相互加重以形成恶性循环。所以,对局部伤口的早期正确处理将有利于全身反应的减轻,并可促进局部反应的消退。伤后局部和全身反应是机体稳定自身内环境的需要,但过度的反应往往可对机体造成损害,需在治疗中加以调整。

1. 局部反应

局部反应是由于组织结构破坏，或细胞变性坏死、微循环障碍，或病原微生物入侵，异物存留等所致。主要表现为局部炎症反应，其基本病理过程与一般炎症相同。局部反应的轻重与致伤因素的种类、作用时间、组织损害程度和性质，以及污染轻重和是否有异物存留等有关。对创伤，特别是战伤，由于局部组织细胞损伤较重，多存在组织结构破坏及邻近组织细胞严重变性坏死，加之伤口常有污染、异物存留、局部微循环障碍、缺血缺氧及各种化学物质生成而造成的继发性损伤，从而使局部炎症反应更为严重，血管通透性及渗出更加明显，局部炎症细胞浸润更为显著，炎症持续时间可能更长，对全身的影响将更大。创伤性炎症反应是非特异性的防御反应，有利于清除坏死组织、杀灭细菌及组织修复。

2. 全身反应

全身反应是致伤因素作用于人体后引起的一系列神经内分泌活动增强，并由此而引发的各种功能和代谢改变的过程，是一种非特异性应激反应。其表现非常复杂，涉及神经内分泌系统、物质能量代谢、凝血系统、免疫系统等。

（1）神经内分泌系统变化：伤后机体的应激反应首先表现为神经内分泌系统的改变，它起着调节各组织器官功能与物质代谢之间相互关系的主导作用。通过下丘脑-垂体-肾上腺皮质轴和交感神经-肾上腺髓质轴产生大量的儿茶酚胺、肾上腺皮质激素、抗利尿激素、生长激素和胰高血糖素；同时，肾素-血管紧张素-醛固酮系统也被激活。上述三个系统相互协调，共同调节全身各器官功能和代谢，动员机体的代偿能力，以对抗致伤因素的损害作用。

（2）代谢变化：由于神经内分泌系统的作用，伤后机体总体上处于一种分解代谢的状态，表现为基础代谢率增高，能量消耗增加，糖、蛋白质、脂肪分解加速，糖异生增加。

3. 影响创伤愈合的因素

局部因素中伤口感染是最常见的原因。细菌感染可损害细胞和基质，导致局部炎症持久不易消退，甚至形成化脓性病灶等，均不利于组织修复及创伤愈合。损伤范围大、坏死组织多，或有异物存留的伤口，伤口边缘往往不能直接对合，且被新生细胞和基质连接阻隔，必然影响修复。局部血液循环障碍使组织缺血缺氧，或由于采取的措施不当（如局部制动不足，包扎或缝合过紧等）造成组织继发性损伤也不利于愈合。全身因素主要有营养不良、大量使用细胞增生抑制剂（如皮质激素等）、免疫功能低下及全身性严重并发症（如多器官功能不全）等。因此，在创伤处理时，应重视影响创伤愈合的因素，并积极采取相应的措施予以纠正。

4. 并发症

严重创伤后，由于组织或器官损伤，局部及全身器官功能和代谢紊乱，易发生较多的并发症，可影响伤员的伤情及病程的发展和预后。故对创伤并发症应有足够的警惕性，要密切观察，早期诊断，积极采取措施预防和处理。常见的并发症有以下几种。

（1）感染：开放性创伤一般都有污染，如果污染严重，处理不及时或不当，加之免疫功能降低，很容易发生感染。闭合性创伤如累及消化道或呼吸道，也容易发生感染。初期可为局部感染,重者可迅速扩散成全身感染。特别是广泛软组织损伤,伤口较深,并有大量坏死组织存在,且污染较重者,还应注意发生厌氧菌(破伤风或气性坏疽)感染的可能。

(2)休克:早期常为失血性休克,晚期由于感染发生可导致脓毒症,甚至感染性休克。

(3)脂肪栓塞综合征:常见于多发性骨折,主要病变部位是肺,可造成肺通气功能障碍,甚至呼吸功能不全。

(4)应激性溃疡:发生率较高,多见于胃、十二指肠,小肠和食管也可发生。溃疡可为多发性,有的面积较大,且可深至浆膜层,可发生大出血或穿孔。

(5)凝血功能障碍:主要是由于凝血物质消耗、缺乏,抗凝系统活跃,从而易造成出血倾向。

(6)器官功能障碍:与一般的外科疾病相比,创伤有其特殊性,即创伤时多伴有组织的严重损伤,存在大量的坏死组织,可造成机体严重而持久的炎症反应,加之休克、应激、免疫功能紊乱及全身因素的作用,容易并发急性肾功能衰竭、急性呼吸窘迫综合征等严重内脏并发症。

【创伤的诊断】

诊断创伤主要是明确损伤的部位、性质、程度、全身性变化及并发症,特别是原发损伤部位相邻或远处内脏器官是否损伤及其程度。因此,需要详细地了解受伤史,仔细地全身检查,并借助辅助诊断措施等才能得出全面、正确的诊断。

1. 受伤史

1)受伤情况

首先是了解致伤原因,可明确创伤类型、性质和程度。如刺伤,虽伤口较小,但可伤及深部血管、神经或内脏器官;坠落伤不仅可造成软组织伤,还可导致一处或多处骨折,甚至内脏损伤。应了解受伤的时间和地点。对暴力作用致伤,还应了解暴力的大小、着力部位、作用方式(直接或间接)及作用持续时间等。受伤时的体位对诊断也有帮助,如坠落时的首先着地部位。枪弹伤时,受伤时的体位对判断伤道走行具有重要的参考意义。

2)伤后表现及其演变过程

不同部位创伤,伤后表现不尽相同。如神经系统损伤,应了解是否有意识丧失、持续时间及肢体瘫痪等;胸部损伤是否有呼吸困难、咳嗽及咯血等;对腹部创伤应了解最先疼痛的部位,疼痛的程度和性质及疼痛范围扩大等情况。疼痛部位有指示受伤部位或继发损伤的诊断意义。对开放性损伤失血较多者,应询问大致的失血量、失血速度及口渴情况。此外,还应了解伤后的处理情况,包括现场急救,所用药物及采取的措施等,如使用止血带者,应计算使用时间。

3)伤前情况

注意伤员是否饮酒,这对判断意识情况有重要意义。了解有无其他相关疾病,如高血压史者,应根据原有血压水平评估伤后的血压变化。若病人原有糖尿病、肝硬化、慢性尿毒症、血液病等,或长期使用皮质激素类、细胞毒性类药物等,伤后就较易并发感染或延迟愈合,应作为诊治时的参考。对药物过敏史也应了解。

2. 体格检查

(1)全身情况的检查:应注意伤员的精神(心理)状态,适当劝慰以缓解其紧张情绪,取得医患间的合作。注意呼吸、脉搏、血压、体温等生命体征以及意识状态、面容、体位姿势等。如发现下列任何一项或多项表现,必须进一步深入检查:体温过低、意识失常、呼吸急促或困难、脉搏微弱、脉率过快或失律、收缩压或脉压过低、面色苍白或口唇、肢端发绀等。

(2)局部检查:对受伤部位做详细检查。

① 头部伤:需检查头皮、颅骨、瞳孔、耳道、鼻腔、神经反射、肢体运动和肌张力等。

② 腹部伤:需观察触痛、腹肌紧张、反跳痛、移动性浊音、肝区浊音和肠鸣音等。

③ 胸部伤:需注意肋骨叩痛、双侧呼吸音是否对称等。

④ 四肢伤:需检查肿胀、畸形或异常活动、骨擦音或骨导音、肢端脉搏等。

(3)对于开放性损伤,必须仔细观察伤口或创面,注意伤口形状、大小、边缘、深度及污染情况、出血的性状、外露组织、异物存留及伤道位置等。但对伤情较重者,伤口的详细检查应在手术室进行,以保障伤员安全。对投射物(如枪弹、弹片)所致的损伤,应注意寻找入口和出口,有时伤道复杂,入口和出口不在一条线上,甚至偏离入口甚远,或无出口时,应注意内脏多处损伤的可能。

3. 辅助检查

(1)实验室检查:首先是常规检查。血常规和血细胞比容可判断失血或感染情况;尿常规可提示泌尿系统损伤和糖尿病。电解质检查可分析水、电解质和酸碱平衡紊乱的情况。对疑有肾损伤者,可进行肾功能检查;疑有胰腺损伤时,应作血或尿淀粉酶测定等。

(2)穿刺和导管检查:诊断性穿刺是一种简单、安全的辅助方法,可在急诊室内进行。阳性时能迅速确诊,但阴性时不能完全排除组织或器官损伤的可能性,还应注意区分假阳性和假阴性。如腹腔穿刺穿入腹膜后血肿,则为假阳性,可改变穿刺点,或多次穿刺。一般胸腔穿刺可明确血胸或气胸;腹腔穿刺或灌洗,可证实内脏破裂、出血。放置导尿管或灌洗可诊断尿道或膀胱的损伤,留置导尿管可观察每小时尿量,以作补充液体、观察休克变化的参考;监测中心静脉压可辅助判断血容量和心功能;心包穿刺可证实心包积液和积血。

(3)影像学检查:X线平片检查对骨折伤员可明确骨折类型和损伤情况,以便制定治疗措施;怀疑胸部和腹腔脏器损伤者,可明确是否有气胸、血气胸、肺病变或腹腔积气等;还可确定伤处某些异物的大小、形状和位置等。对重症伤员可进行床旁X线平片检查。CT可以诊断颅脑损伤和某些腹部实质器官及腹膜后的损伤。超声检查可发现胸、腹腔的积血和肝、脾的包膜内破裂等。选择性血管造影可帮助确定血管损伤和某些隐蔽的器官损伤。

对严重创伤伤员,还可根据需要采用多种功能监护仪器和其他实验室检查方法,监测心(如心输出量)、肺(如血气)、脑(如颅内压)、肾等重要器官的功能,以利于观察病情变化,及时采取治疗措施。

4. 创伤检查的注意事项

(1)发现危重情况,如窒息、大出血、心搏骤停等,必须立即抢救,不能单纯为了检查而耽误抢救时机。

（2）检查步骤尽量简捷,询问病史和体格检查可同时进行。检查动作必须谨慎轻巧,切勿因检查而加重损伤。

（3）重视症状明显的部位,同时应仔细寻找比较隐蔽的损伤。例如左下胸部伤有肋骨骨折和脾破裂,肋骨骨折疼痛显著,而脾破裂早期症状可能被掩盖,但其后果更加严重。

（4）接收批量伤员时,不可忽视异常安静的病人,因为有窒息、深度休克或昏迷者已不可能呼唤呻吟。

（5）一时难以诊断清楚的损伤,应在对症处理过程中密切观察,争取尽早确诊。

【创伤的处理】

创伤病情一般都比较危重,其处理是否及时和正确直接关系到伤员的生命安全和功能恢复。因此,必须十分重视创伤的处理,特别是早期急救处理。不同的创伤处理方法有所不同,但基本原则是一致的。平时创伤多为交通事故伤、工伤和生活中意外损伤;战时则多为枪弹伤、爆炸（震）伤。本节重点介绍创伤救治的一般原则和措施。

1. 急救

急救的目的是挽救生命,在处理复杂伤情时,应优先解除危及伤员生命的情况,使伤情得到初步控制,然后再进行后续处理,并尽可能稳定伤情,为转送和后续确定性治疗创造条件。必须优先抢救的急症主要包括心跳呼吸骤停、窒息、大出血、张力性气胸和休克等。有些必须在受伤现场进行急救。及时、正确的"住院前创伤救治"和急诊室（车）抢救,能挽救不少危重伤者生命。常用的急救技术主要有复苏、通气、止血、包扎、固定和后送等。

1）复苏

心跳、呼吸骤停时,从现场开始行体外心脏按压及口对口人工呼吸;接着在急诊室（车）用呼吸面罩及手法加压给氧或气管插管接呼吸机支持呼吸;在心电监测下电除颤,开胸心脏按压;药物除颤,并兼顾脑复苏。

2）通气

呼吸道发生阻塞可在很短时间内使伤员窒息死亡,故抢救时必须争分夺秒地解除各种阻塞原因,维持呼吸道的通畅。

造成呼吸道阻塞的原因主要如下。

（1）面、颈部损伤后,血液、血凝块、骨碎片、软组织块、呕出物和分泌物及异物阻塞气道;颈部血管伤形成血肿压迫,或气管直接受损等也可造成气道阻塞。

（2）重型颅脑伤致伤员深度昏迷,下颌及舌根后坠,口腔分泌物和呕吐物吸入或堵塞气道。

（3）吸入性损伤时,喉及气道黏膜水肿。

（4）肺部爆震伤造成的肺出血或气管损伤。根据受伤史和受伤部位,伤员面色及口唇因缺氧而青紫发组、呼吸困难、有痰鸣音或气道阻塞、呼吸急促等,可做出呼吸道阻塞的判断。

对呼吸道阻塞的伤员,必须果断地、以最简单、最迅速有效的方式予以通气。常用的方法如下。

（1）手指掏出:适用于颌面部伤所致的口腔内呼吸道阻塞。有条件时（急诊室）可用吸引管吸出。呼吸道通畅后应将伤员头偏向一侧或取侧卧位。

（2）抬起下颌：适用于颅脑伤舌根后坠及伤员深度昏迷而窒息者。用双手抬起伤员两侧下颌角，即可解除呼吸道阻塞。如仍有呼吸异常音，应迅速用手指打开下颌，掏出或吸出口内分泌物和血液、血凝块等。呼吸道通畅后应将伤员头偏向一侧或取侧卧位。必要时可将舌拉出，用别针或丝线穿过舌尖固定于衣扣上或用口咽通气管。

（3）环甲膜穿刺或切开：在情况特别紧急，或上述两项措施不见效而又有一定抢救设备时（急诊室或车），可用粗针头作环甲膜穿刺，对不能满足通气需要者，可用尖刀片作环甲膜切开，然后放入导管，吸出气道内血液和分泌物。作环甲膜穿刺或切开时，注意勿用力过猛，防止损伤食管等其他组织。

（4）气管插管。

（5）气管切开：可彻底解除上呼吸道阻塞和清除下呼吸道分泌物。

3）止血

大出血可使伤员迅速陷入休克，甚至致死，所以必须及时止血。注意出血的性质有助于出血的处理。动脉出血呈鲜红色，速度快，呈间歇性喷射状；静脉出血多为暗红色，持续涌出；毛细血管损伤多为渗血，呈鲜红色，自伤口缓慢流出。常用的止血方法有指压法、加压包扎法、填塞法和止血带法等。

（1）指压法：用手指压迫动脉经过骨骼表面的部位，达到止血目的。如头颈部大出血，可压迫一侧颈总动脉、颞动脉或颌动脉；上臂出血可根据伤部压迫腋动脉或肱动脉；下肢出血可压迫股动脉等。指压法止血是应急措施，因四肢动脉有侧支循环，故其效果有限，且难以持久。因此，应根据情况适时改用其他止血方法。

（2）加压包扎法：最为常用。一般小动脉和静脉损伤出血均可用此法止血。方法是先将灭菌纱布或敷料填塞或置于伤口，外加纱布垫压，再以绷带加压包扎。包扎的压力要均匀，范围应够大。包扎后将伤肢抬高，以增加静脉回流和减少出血。

（3）填塞法：用于肌肉、骨端等渗血。先用1～2层大的无菌纱布铺盖伤口，以纱布条或绷带充填其中，再加压包扎。此法止血不够彻底，且可能增加感染机会。另外，在清创去除填塞物时，可能由于凝血块随同填塞物同时被取出，又可出现较大出血。

（4）止血带法：一般用于四肢伤大出血，且加压包扎无法止血的情况。使用止血带时，接触面积应较大，以免造成神经损伤。止血带的位置应靠近伤口的最近端。止血带中以局部充气式止血带最好，其副作用小。在紧急情况下，也可使用橡皮管、三角巾或绷带等代替，但应在止血带下放好衬垫物。禁用细绳索或电线等充当止血带。使用止血带应注意以下事项：①不必缚扎过紧，以能止住出血为度；②应每隔1 h放松1～2 min，且使用时间一般不应超过4 h；③上止血带的伤员必须有显著标志，并注明启用时间，优先后送；④松解止血带之前，应先输液或输血，补充血容量，打开伤口，准备好止血用器材，然后再松止血带；⑤因止血带使用时间过长，远端肢体已发生坏死者，应在原止血带的近端加上新止血带，然后再行截肢术。

4）包扎

包扎的目的是保护伤口、减少污染、压迫止血、固定骨折、关节和敷料并止痛。最常用的材料是绷带、三角巾和四头带。无上述物品时，可就地取材用干净毛巾、包袱布、手绢、衣服等代替。绷带有环形包扎、螺旋反折包扎，八字形包扎和帽式包扎等。包扎要掌握"三点一走行",即绷带的起点、止点、着力点(多在伤处)和走行方向顺序。三角巾使用简单、方便、灵活,可用于身体不同部位的包扎,也可作较大面积创伤的包扎,但不便加压,也不够牢固。四头带用于胸、腹部伤包扎时较为方便,用于四肢包扎时也不易滑脱。在进行伤口包扎时,动作要轻巧,松紧要适宜、牢靠,既要保证敷料固定和压迫止血,又不影响肢体血液循环。包扎敷料应超出伤口边缘 5～10 cm。遇有外露污染的骨折断端或腹内脏器,不可轻易还纳。若系腹腔组织脱出,应先用干净器皿保护后再包扎,不要将敷料直接包扎在脱出的组织上面。

5) 固定

骨关节损伤时必须固定制动,以减轻疼痛,避免骨折端损伤血管和神经,并有利于防治休克和搬运后送。较重的软组织损伤,也应局部固定制动。固定前应尽可能牵引伤肢和矫正畸形,然后将伤肢放在适当位置,固定于夹板或其他支持物上(可就地取材如用木板、竹竿、树枝等)。固定范围一般应包括骨折处远和近端的两个关节,既要牢靠不移,又不可过紧。急救中如缺乏固定材料,可行自体固定法,如将上肢固定于胸廓上,受伤的下肢固定于健肢上。伤口出血者,应先止血并包扎,然后再固定。开放性骨折固定时,外露的骨折端不要还纳伤口内,以免造成污染扩散。固定的夹板不可与皮肤直接接触,须垫以衬物,尤其是夹板两端、骨凸出部和悬空部位,以防止组织受压损伤。另外,急救时的固定多为临时固定,在到达救治机构经处理后,应及时行治疗性固定。

6) 搬运

伤员经过初步处理后,需从现场送到医院进一步检查和治疗。正确的搬运可减少伤员痛苦,并获得及时治疗。平时多采用担架或徒手搬运。战时火线上的伤员搬运,必须防避敌方火力,且常不可能使用平时的搬运工具,而一般采用背、夹、拖、架等方法。无论平时或战时,对骨折伤员,特别是脊柱损伤的伤员,搬运时必须保持伤处稳定,切勿弯曲或扭动,以免加重损伤。对昏迷伤员,搬运时必须保持呼吸道通畅,可采用半卧位或侧卧位。

2. 进一步救治

伤员经现场急救被送到一定的救治机构后,即应对其伤情进行判断、分类,然后采取针对性的措施进行救治。有时也需在现场或救护车上对伤员的伤情作出判断。

1) 判断伤情

可根据前述创伤分类方法及指标进行伤情判断和分类,以便把需作紧急手术和心肺监护的伤员与一般伤员区分开来。常常可简单地分为三类:

(1) 第一类:致命性创伤,如危及生命的大出血、窒息、开放性或张力性气胸。对这类伤员,只能作短时的紧急复苏,就应手术治疗。

(2) 第二类:生命体征尚属平稳的伤员,如不会立即影响生命的刺伤、火器伤或胸腹部伤,可观察或复苏 1～2 h,争取时间作好交叉配血及必要的检查,并同时作好手术准备。

(3) 第三类:潜在性创伤,性质尚未明确,有可能需要手术治疗,应继续密切观察,并作进一步检查。

2) 呼吸支持

维持呼吸道通畅,必要时行气管插管或气管切开。张力性气胸穿刺排气或闭式引流;开放性气胸封闭伤口后行闭式引流。如有多根肋骨骨折引起反常呼吸时,先用加垫包扎或肋骨牵引限制部分胸廓浮动,再行肋骨固定。发生外伤性膈疝时,可先插入气管导管行人工呼吸,再行手术整复。另外,应保持足够有效的氧供。

3）循环支持

主要是积极抗休克。对循环不稳定或休克伤员应建立一条以上静脉输液通道,必要时可考虑作锁骨下静脉或颈内静脉穿刺,或周围静脉切开插管。应尽快恢复有效循环血容量,维持循环的稳定。在扩充血容量的基础上,可酌情使用血管活性药物。

髂静脉或下腔静脉损伤以及腹膜后血肿者,禁止经下肢静脉输血或输液,以免伤处出血增加。对心搏骤停者,应立即胸外心脏按压,药物或电除颤起搏。心包填塞者应立即行心包穿刺抽血。

4）镇静止痛和心理治疗

剧烈疼痛可诱发或加重休克,故在不影响病情观察的情况下选用药物镇静止痛。无昏迷和瘫痪的伤员可皮下或肌注哌替啶 75～100 mg 或盐酸吗啡 5～10 mg 止痛。由于伤可有恐惧、焦虑等,甚至个别可发生伤后精神病,故心理治疗很重要,使伤员配合治疗,利于康复。

5）防治感染

遵循无菌术操作原则,使用抗菌药物。开放性创伤需加用破伤风抗毒素。抗菌药在伤后 2～6 h 内使用可起预防作用,延迟用药起治疗作用,并需延长持续用药时间。对抗感染能力低下的伤员,用药时间也需延长,且常需调整药物品种。

6）密切观察

严密注视伤情变化,特别是对严重创伤怀疑有潜在性损伤的病人,必要时进行生命体征的监测和进一步的检查。发现病情变化,应及时处理。

7）支持治疗

主要是维持水、电解质和酸碱平衡,保护重要脏器功能,并给予营养支持。

3. 急救程序

在创伤的急救过程中,遵循一定的程序,可提高工作效率,防止漏诊。其基本原则是先救命,后治伤,可分为五个步骤进行。

（1）把握呼吸、血压、心率、意识和瞳孔等生命体征,视察伤部,迅速评估伤情。

（2）对生命体征的重要改变迅速做出反应,如心肺复苏、抗休克及外出血的紧急止血等;

（3）重点询问受伤史,分析受伤情况,仔细体格检查。

（4）实施各种诊断性穿刺或安排必要的辅助检查。

（5）进行确定性治疗,如各种手术等。

4. 批量伤员的救治

平时的自然灾害(如地震、滑坡、泥石流等)和重大交通事故可发生成批伤员,需医务人员现场急救时,重要的是分清轻、重伤。

对一般轻伤者,就地医疗处理后,即可归队或转有关部门照料,使主要救治力量用以抢救重伤员。重伤员中确定急需优先救治者,给予必要的紧急处理后,按轻重缓急顺序,及时组织后送。在后送前或后送途中要向有关救治机构报告伤情、初步诊断及已作的处理,密切注意伤情变化,作相应的应急处理。救治机构在接收成批伤员后,应进行迅速检伤分类,组织救治力量进行抢救。

5. 闭合性创伤的治疗

(1)浅部软组织挫伤:多因钝性外力碰撞或打击导致部分组织细胞受损,微血管破裂出血,继而发生炎症。临床表现为局部疼痛、肿胀、触痛,或有皮肤发红,继而转为皮下青紫瘀斑。

常用物理疗法治疗,如伤后初期局部可用冷敷,12 h后改用热敷或红外线治疗,或包扎制动,还可服用云南白药等。少数挫伤后有血肿形成时,可加压包扎。如浅部挫伤系由强大暴力所致,须检查深部组织器官有无损伤,以免因漏诊和延误治疗而造成严重后果。

(2)闭合性骨折和脱位:应先予以复位,然后根据情况选用各种外固定或内固定的方法制动。

(3)头部、颈部、胸部、腹部等的闭合性创伤:都可能造成深部组织器官的损伤,甚至危及生命,必须仔细检查诊断和采取相应的治疗措施。

6. 开放性创伤的处理

1)擦伤

擦伤是皮肤受到外力摩擦所致,皮肤被擦破出血或有组织液渗出。创口浅、面积小的擦伤,可用生理盐水或凉开水洗净创口,周围用70%酒精棉球消毒,创口上涂抹紫药水,待干即可,无须包扎但面部擦伤最好不用紫药水涂抹;关节附近的擦伤也不宜使用暴露疗法,以免皮肤干裂而影响关节运动。

创口内若有煤渣、细沙等异物,要用生理盐水或凉开水冲洗干净。否则创口愈合后,皮肤里会留下黑色异物。创口处可用双氧水、创口周围皮肤用酒精棉球消毒,然后用凡士林纱条覆盖创面或撒上消炎粉,再用消毒敷料覆盖并包扎。

2)浅部小伤口(刺伤或切割伤)

浅部的小刺伤,多由木刺、缝针等误伤造成。小刺伤的伤口出血,直接压迫3～5 min即可止血。止血后可用70%酒精或碘附涂擦,包以无菌敷料,保持局部干燥24～48 h。伤口内若有异物存留,应设法拔出,然后消毒和包扎。

浅部切割伤,多为刀刃、玻璃片、铁片等造成,伤口边缘一般比较平整。长径1 cm左右的皮肤、皮下浅层组织伤口,先用等渗盐水棉球蘸干净组织裂隙,再用70%酒精或碘附消毒外周皮肤。可用一条小的蝶形胶布固定创缘使皮肤完全对合,再在皮肤上涂碘附,外加包扎。一周内每日涂碘附一次;10日左右除去胶布。仅有皮肤层裂口,也可用市售的"创可贴",但仍应注意皮肤消毒。

3)污染伤口的处理

开放性伤口常有污染,应行清创术,目的是将污染伤口变成清洁伤口,为组织愈合创造良好条件。清创时间越早越好,伤后 6～8 h 内清创一般都可达到一期愈合。

清创步骤如下。

(1) 用无菌敷料覆盖伤口,用无菌刷和肥皂液清洗周围皮肤。

(2) 去除伤口敷料后可取出明显可见的异物、血块及脱落的组织碎片,用生理盐水反复冲洗。

(3) 常规消毒铺巾。

(4) 沿原伤口切除创缘皮肤 1～2 mm,必要时可扩大伤口,但肢体部位应沿纵轴切开,经关节的切口应作 S 形切开。

(5) 由浅至深,切除失活的组织,清除血肿、凝血块和异物,对损伤的肌腱和神经可酌情进行修复或仅用周围组织掩盖。

(6) 彻底止血。

(7) 再次用生理盐水反复冲洗伤腔,污染重者可用 3% 过氧化氢溶液清洗后再以生理盐水冲洗。

(8) 彻底清创后,伤后时间短和污染轻的伤口可予缝合,但缝合不宜过密、过紧,以伤口边缘对合为度。缝合后消毒皮肤,外加包扎,必要时固定制动。

如果伤口污染较重或处理时间已超过伤后 8～12 h,但尚未发生明显的感染,皮肤的缝线暂不结扎,伤口内留置盐水纱条引流。24～48 h 后伤口仍无明显感染者,可将缝线结扎使创缘对合。如果伤口已感染,则取下缝线按感染伤口处理。

4) 感染伤口的处理

感染伤口先要引流,然后再作其他处理。

用等渗盐水或呋喃西林等药液纱布条敷在伤口内,引流脓液,促使肉芽组织生长。肉芽生长较好时,脓液较少,表面呈粉红色、颗粒状突起,擦之可渗血;同时创缘皮肤有新生,伤口可渐收缩。如肉芽有水肿,可用高渗盐水湿敷。如肉芽生长过多,超过创缘平面而有碍创缘上皮生长,可用 10% 硝酸银液棉签涂肉芽面,随即用等渗盐水棉签擦去。

另外,开放性创伤者应注射破伤风抗毒素治疗,在伤后 12 h 内应用可起到预防作用。污染和感染伤口还要根据伤情和感染程度考虑使用抗菌药。

7. 康复治疗

主要包括物理治疗和功能练习,特别是对骨折和神经损伤者更属必要。

第十节 烧 伤

【概述】

烧伤(burn)是由热力所引起的组织损伤,热力包括火焰、热液、热蒸气、热金属等等。由电、化学物质所致的损伤,也属烧伤范畴,因有某些特性,不在此论述。

【伤情判断】

伤情判断最基本的要求是烧伤面积和深度,还应兼顾呼吸道损伤的程度。

1. 烧伤面积的估算

为便于记忆,按体表面积划分为 n 个 9% 的等份,另加 1%,构成 100% 的体表面积(头颈部 = $1 \times 9\%$；躯干 = $3 \times 9\%$；两上肢 = $2 \times 9\%$；双下肢 = $5 \times 9\%$；共为 $11 \times 9\% + 1\%$)。

不论性别、年龄,病人并指的掌面约占体表面积 1%,如医者的手掌大小与病人相近,可用医者手掌估算,此法测算小面积烧伤比较便捷。

2. 烧伤深度的识别

Ⅰ度烧伤:仅伤及表皮浅层,表面红斑状、干燥,烧灼感。

浅Ⅱ度烧伤:伤及表皮的生发层、真皮乳头层。局部红肿明显,水疱形成,疼痛明显。

深Ⅱ度烧伤:伤及皮肤的真皮层,可有水疱,痛觉较迟钝。

Ⅲ度烧伤:全皮层烧伤甚至达到皮下、肌肉或骨骼。无水疱,呈蜡白或焦黄色甚至炭化,痛觉消失。

3. 烧伤严重性分度

轻度烧伤:Ⅱ度,烧伤面积 9% 以下。

中度烧伤:Ⅱ度,烧伤面积 10%～29% 或Ⅲ度烧伤面积不足 10%。

重度烧伤:烧伤总面积 30%～50%;或Ⅲ度烧伤面积 10%～19%;或烧伤面积虽不到上述百分比,但已发生休克等并发症、呼吸道烧伤或有较重的复合伤。

特重烧伤:烧伤总面积 50% 以上或Ⅲ度烧伤 20% 以上;或已有严重并发症。

4. 吸入性损伤

燃烧时的烟雾含有大量的化学物质,可被吸入至下呼吸道,这些化学物质有局部腐蚀和全身中毒的作用,如 CO 中毒、氰化物等,所以在相对封闭的火灾现场,死于吸入性窒息者多于烧伤,合并严重吸入性损伤者仍为烧伤救治中的突出难题。曾有学者将呼吸道烧伤者按体表面积烧伤 6% 增加,实际上不足以反映其严重程度。

【烧伤病理生理和临床分期】

1. 急性体液渗出期(休克期)

组织烧伤后的立即反应是体液渗出,一般要持续 36～48 h。小面积浅度烧伤,体液的渗出量有限,通过人体的代偿,不致影响全身的有效循环血量。烧伤面积大而深者,由于体液的大量渗出和其他血流动力学的变化,可急剧发生休克。烧伤早期的休克基本属于低血容量休克,但与一般急性失血不同之处在于体液的渗出是逐步的,伤后 2～3 h 最为急剧,8 h 达高峰,随后逐渐减缓,至 48 h 渐趋恢复,渗出于组织间的水肿液开始回收,临床表现为血压趋向稳定,尿液开始增多。根据上述规律,烧伤早期的补液速度应掌握先快后慢的原则。

2. 感染期

烧伤水肿回收期一开始,感染就上升为主要矛盾。浅度烧伤如早期创面处理不当,此时可出现创周炎症(如蜂窝织炎)。严重烧伤者全身免疫功能降低,容易暴发全身性感染。

3. 修复期

组织烧伤后,炎症反应的同时,组织修复也已开始。浅度烧伤多能自行修复,深Ⅱ度靠残存的上皮岛融合修复;Ⅲ度烧伤靠皮肤移植修复。

切除烧伤坏死组织和皮肤移植的工作,目前多数已在感染期进行,修复期实际只对一些残余、零星小创面的补遗性的修复,并对一些关节、功能部位进行防挛缩、畸形的措施与锻炼。大面积深度烧伤的康复过程需要较长的时间,有的还需要做整形手术。

【治疗原则】

1. 小面积浅表烧伤

按外科原则,清创、保护创面,能自然愈合。

2. 大面积深度烧伤

(1) 早期及时补液,维持呼吸道通畅,纠正低血容量休克;

(2) 深度烧伤组织是全身性感染的主要来源,应早期切除,自、异体皮移植覆盖;

(3) 及时纠正休克,控制感染是防治多内脏功能障碍的关键;

(4) 重视形态、功能的恢复。

【现场急救、转送与初期处理】

现场抢救的目标是尽快消除致伤原因,脱离现场和进行危及生命的救治措施。

1. 迅速脱离热源

如火焰烧伤应尽快脱离火场,脱去燃烧衣物,就地翻滚或是跳入水池,熄灭火焰。互救者可就近用非易燃物品(如棉被、毛毯)覆盖,隔绝灭火。忌奔跑呼叫,以免风助火势,烧伤头面部和呼吸道。也要避免双手扑打火焰,造成重要功能的双手烧伤。热液浸渍的衣裤,可以冷水冲淋后剪开取下,强力剥脱易撕脱水疱皮。小面积烧伤立即用清水连续冲洗或浸泡,既可减痛,又可带走余热。

2. 保护受伤部位

在现场附近,创面只求不再污染、不再损伤,可用干净敷料或布类保护,或行简单包扎后送医院处理。避免用有色药物涂抹,增加随后深度判定的困难。

3. 维护呼吸道通畅

火焰烧伤常伴呼吸道受烟雾、热力等损伤,特别应注意保持呼吸道通畅。合并 CO 中毒者应移至通风处,必要时应吸入氧气。

4. 其他救治措施

(1) 大面积严重烧伤:早期应避免长途转送,休克期最好就近输液抗休克或加作气管切开,必须转送者应建立静脉输液通道,途中继续输液,保证呼吸道通畅。高度口渴、烦躁不安者常示休克严重,应加快输液,只可少量口服盐水。转送路程较远者,应留置导尿管,观察尿量。

(2) 安慰和鼓励受伤者,使其情绪稳定。疼痛剧烈可酌情使用地西泮、哌替啶等。

【入院后的初步处理】

(1) 轻度烧伤:主要为创面处理,包括清洁创周健康皮肤,创面可用 1∶1000 苯扎溴胺或 1∶2000 氯己定轻洗、移除异物。浅Ⅱ度水疱皮应予保留,水疱大者,可用消毒空针抽去水疱液。深度烧伤的水疱皮应予清除。如果用包扎疗法,内层用油质纱布,外层用吸水敷料均匀包扎,包扎范围应超过创周 5 cm。面、颈与会阴部烧伤不适合包扎处,则予暴露。一般可不用抗生素。

(2) 中、重度烧伤:①简要了解受伤史后,记录血压、脉搏、呼吸,注意有无呼吸道烧伤及其他合并伤,严重呼吸道烧伤需及早行气管切开。②立即建立静脉输液通道,开始输液。③留置导尿管,观察每小时尿量、比重、pH,并注意有无血红蛋白尿。④清创,估算烧伤面积、深度。⑤按烧伤面积、深度制定第一个 24 h 的输液计划。⑥广泛大面积烧伤一般采用暴露疗法。

(3) 创面污染重或有深度烧伤者,均应注射破伤风抗毒血清,并用抗生素治疗。

【烧伤休克】

烧伤休克可危及生命。液体治疗重在及时,而休克期是否以平稳状态渡过至关重要。烧伤休克的发生时间与烧伤严重程度关系密切,面积越大,深度越深者,休克发生越早越重。休克期渡过不平稳者常由补液延迟、长途转送或因气道通畅问题未予解决等。较长时间的组织缺血缺氧,既容易引发感染,又广泛损害了多个内脏,从而影响全病程的平稳以及能否成功救治。

1. 临床表现

(1) 心率增快、脉搏细弱,听诊心音低弱。

(2) 血压的变化:早期往往表现为脉压变小,随后为血压下降。

(3) 呼吸浅、快。

(4) 尿量减少:是低血容量休克的一个重要标志,成人每小时尿量低于 20 mL 常示血容量不足。

(5) 口渴难忍,在小儿特别明显。

(6) 烦躁不安,是脑组织缺血、缺氧的一种表现。

(7) 周边静脉充盈不良、肢端凉,病人诉畏寒。

(8) 血液化验,常出现血液浓缩(血细胞比容升高)、低血钠、低蛋白、酸中毒。

2. 治疗

液体疗法是防治烧伤休克的主要措施。病人入院后,应立即寻找一条较粗且易于固定的静脉行穿刺或切开,以保持一条通畅的静脉输液通道,这对严重烧伤病人早期救治十分重要。按照病人的烧伤面积和体重计算补液的总量。伤后第一个 24 h,总量的一半应于伤后 8 h 内输入。

【烧伤全身性感染】

1. 原因

(1) 广泛的皮肤屏障的破坏。

（2）大量坏死组织和渗出形成了微生物良好的培养基。

（3）肠源性感染：严重烧伤时，肠黏膜屏障有明显的应激性损害，肠道微生物、内毒素等均可移位，成为内源性感染的来源。

（4）吸入性损伤后，容易继发肺部感染。

2. 临床表现

（1）性格的改变，初始时仅有兴奋、多语，继而可出现幻觉、迫害妄想，甚至大喊大叫；也有表现对周围淡漠。

（2）体温的骤升或骤降，波动幅度较大。体温骤升者，起病时常伴有寒战；体温不升者常示为革兰阴性杆菌感染。

（3）心率加快（成人常在 140 次/分以上）。

（4）呼吸急促。

（5）创面骤变。常可一夜之间出现创面生长停滞、创缘干枯、出血、坏死等。

（6）白细胞计数骤升或骤降。

3. 防治

（1）积极纠正休克，维护机体的防御功能，保护肠黏膜的组织屏障，对防止感染有重要意义。

（2）正确处理创面：烧伤创面特别是深度烧伤创面是主要感染源，对深度烧伤的进行早期切痂、植皮，是防治全身性感染的关键措施。

（3）抗生素的应用：选择抗生素应针对致病菌，在病菌侵入伊始，及时用药。因此，平时应反复作细菌培养以掌握创面的菌群动态和其药敏情况，一旦发生感染，及早用药。

（4）营养支持、水电解质紊乱的纠正、脏器功能的维护等综合措施均很重要。

【创面处理】

（1）Ⅰ度烧伤属红斑性炎症反应，无须特殊处理，能自行消退。如烧灼感重，可涂薄层油脂。

（2）小面积浅Ⅱ度烧伤清创后，如水疱皮完整，应予保存，只需抽去水疱液，消毒包扎，水疱皮可充当生物敷料，保护创面、减痛，且可加速创面愈合。如水疱皮已撕脱，可以无菌油性敷料包扎。除非敷料浸湿、有异味或有其他感染迹象，不必经常换药，以免损伤新生上皮。如创面已感染，应勤换敷料，清除脓性分泌物，保持创面清洁，多能自行愈合。

（3）深度烧伤：由于坏死组织多，组织液化，应正确选择外用抗菌药物。

目前证实有效的外用药有 1% 磺胺嘧啶银霜剂、碘附等。外用抗菌药物只能一定程度抑制细菌生长。烧伤组织由开始的凝固性坏死经液化到与健康组织分离，需要 2～3 周，在这一过程中，随时都有侵入性感染的威胁，为此近年的治疗多采用积极的手术治疗，包括早期切痂（切除深度烧伤组织达深筋膜平面）或削痂（削除坏死组织至健康平面），并立即皮肤移植。早期外科手术能减少全身性感染发病率，提高大面积烧伤的治愈率，并缩短住院日。